Wolfgang von Renteln-Kruse, Ulrike Dapp, Lilli Neumann, Jennifer Anders,
Franz Pröfener, Paul Brieler, Klaus Püschel
Mobilität und Verkehrssicherheit im Alter

Praxiswissen Gerontologie und Geriatrie kompakt

Herausgeber der Reihe:
Adelheid Kuhlmey und Wolfgang von Renteln-Kruse

Band 5

Wolfgang von Renteln-Kruse, Ulrike Dapp,
Lilli Neumann, Jennifer Anders, Franz Pröfener,
Paul Brieler, Klaus Püschel

Mobilität und Verkehrssicherheit im Alter

—

DE GRUYTER

Herausgeber des Bandes
Prof. Dr. med. Wolfgang von Renteln-Kruse
Geriater; Leiter der Forschungsabteilung
Albertinen-Haus
Albertinen-Haus, Zentrum für Geriatrie und
Gerontologie, Wissenschaftliche Einrichtung an
der Universität Hamburg
Sellhopsweg 18–22, 22459 Hamburg
E-Mail: w.renteln-kruse@albertinen.de,
www.geriatrie-forschung.de; www.albertinen.de

Das Buch enthält 20 Abbildungen und 22 Tabellen.

ISBN 978-3-11-037726-2
e-ISBN (PDF) 978-3-11-037832-0
e-ISBN (EPUB) 978-3-11-039234-0

Library of Congress Cataloging-in-Publication data
A CIP catalog record for this book has been applied for at the Library of Congress.

Bibliografische Information der Deutschen Nationalbibliothek
Die Deutsche Nationalbibliothek verzeichnet diese Publikation in der Deutschen National-bibliografie; detaillierte bibliografische Daten sind im Internet über http://dnb.d-nb.de abrufbar.

Der Verlag hat für die Wiedergabe aller in diesem Buch enthaltenen Informationen (Programme, Verfahren, Mengen, Dosierungen, Applikationen etc.) mit Autoren bzw. Herausgebern große Mühe darauf verwandt, diese Angaben genau entsprechend dem Wissensstand bei Fertigstellung des Werkes abzudrucken. Trotz sorgfältiger Manuskriptherstellung und Korrektur des Satzes können Fehler nicht ganz ausgeschlossen werden. Autoren bzw. Herausgeber und Verlag übernehmen infolgedessen keine Verantwortung und keine daraus folgende oder sonstige Haftung, die auf irgendeine Art aus der Benutzung der in dem Werk enthaltenen Informationen oder Teilen davon entsteht.

Die Wiedergabe der Gebrauchsnamen, Handelsnamen, Warenbezeichnungen und dergleichen in diesem Buch berechtigt nicht zu der Annahme, dass solche Namen ohne weiteres von jedermann benutzt werden dürfen. Vielmehr handelt es sich häufig um gesetzlich geschützte, eingetragene Warenzeichen, auch wenn sie nicht eigens als solche gekennzeichnet sind.

© 2017 Walter de Gruyter GmbH, Berlin/Boston
Druck und Bindung: CPI books GmbH, Leck
Einbandabbildung: fulgido72
♾ Gedruckt auf säurefreiem Papier
Printed in Germany
www.degruyter.com

Autorenverzeichnis

Dr. med. Jennifer Anders
Ärztin, aktuell in Weiterbildung
Klinik für Psychiatrie und Psychotherapie, Bethesda Krankenhaus Bergedorf
langjährig tätig in geriatr. Forschung, Lehre, experimenteller und klinischer Versorgung
Glindersweg 80, 21029 Hamburg
E-Mail: janders@bkb.info,
www.klinik-bergedorf.de/psychiatrie_psychotherapie

Dr. rer. medic. Paul Brieler
Diplom Psychologe
IFS Institut für Schulungsmaßnahmen GmbH; Geschäftsführer
Baumeisterstraße 11, 20099 Hamburg
E-Mail: brieler@ifs-seminare.de,
www.ifs-seminare.de/

Dr. rer. nat. Ulrike Dapp
Diplom Geographin (Schwerpunkt: Medizingeographie)
Koordinatorin der Forschungsabteilung Albertinen-Haus und des LUCAS Forschungsverbunds
Albertinen-Haus, Zentrum für Geriatrie und Gerontologie, Wissenschaftliche Einrichtung an der Universität Hamburg
Sellhopsweg 18–22, 22459 Hamburg
E-Mail: ulrike.dapp@albertinen.de,
www.geriatrie-forschung.de;
www.albertinen.de

Lilli Neumann
Diplom Gesundheitsökonomin
Wissenschaftliche Mitarbeiterin der Forschungsabteilung Albertinen-Haus
Albertinen-Haus, Zentrum für Geriatrie und Gerontologie, Wissenschaftliche Einrichtung an der Universität Hamburg
Sellhopsweg 18–22, 22459 Hamburg
E-Mail: lilli.neumann@albertinen.de,
www.geriatrie-forschung.de;
www.albertinen.de

Franz Pröfener, M.A.
Sozialwissenschaftler, Historiker
Projektleitung bzw. –koordination diverser Projekte zur Qualitätssteigerung in der Versorgung älterer Menschen; z.B. Präventive Hausbesuche des LUCAS Forschungsverbunds
Hamburgische Pflegegesellschaft e.V.
Burchardstraße 19, 20095 Hamburg
E-Mail: franz.proefener@hpg-ev.de,
www.hpg-ev.de

Prof. Dr. med. Klaus Püschel
Rechtsmediziner, Direktor des Instituts für Rechtsmedizin
Universitätsklinikum Hamburg Eppendorf
Haus Nord 81 (N81)
Butenfeld 34, 22529 Hamburg
E-Mail: pueschel@uke.de,
www.uke.de/institute/rechtsmedizin/

Prof. Dr. med. Wolfgang von Renteln-Kruse
Geriater; Leiter der Forschungsabteilung Albertinen-Haus
Albertinen-Haus, Zentrum für Geriatrie und Gerontologie, Wissenschaftliche Einrichtung an der Universität Hamburg
Sellhopsweg 18–22, 22459 Hamburg
E-Mail: w.renteln-kruse@albertinen.de,
www.geriatrie-forschung.de;
www.albertinen.de

Vorwort des Herausgebers

Das Wissen über das Alter(n) und damit einhergehende Veränderungen nimmt permanent zu.[1] Den Überblick zu behalten, ist aufgrund raschen Wissenszuwachses nicht einfach. Zudem vergeht i. d. R. erhebliche Zeit, bis Wissen mit Anwendungsbezug im Alltag verfügbar ist und seinen Niederschlag findet. Deshalb werden in der Buchreihe **„Praxiswissen Gerontologie und Geriatrie kompakt"** Themen und aktuelle Wissensbestände dargelegt, die für die tägliche Praxis professioneller Arbeit hohe Bedeutung haben. Die Reihe richtet sich an alle Berufsgruppen, in gesundheitsrelevanten Versorgungsbereichen für ältere und alte Menschen. In Deutschland verfügen jedoch relativ wenige der ca. 2,7 Mio. Mitarbeiterinnen und Mitarbeiter der Gesundheitsberufe über spezielle gerontologisch und/oder geriatrische Aus- oder Weiterbildungen.[2] Um u. a. auch der Forderung nach Verbreitung multiprofessioneller Kompetenz[3] zu entsprechen, werden in dieser Reihe Ergebnisse aus Versorgungs- und Public-Health-Forschung, aus Klinischer- und Grundlagenforschung aufbereitet.

Dieser Band vermittelt Informationen zur „Mobilität" und zur „Verkehrssicherheit im Alter". Diese Themen sind angesichts des anhaltenden demografischen Wandels in Deutschland[4] noch zu selten zusammengenommen Gegenstand der Betrachtung. Mobilität ermöglicht selbstständige Lebensführung sowie Teilhabe. Im höheren Lebensalter ist dies durch i. d. R. gesundheitliche sowie Umwelt-Faktoren häufiger als in jüngeren Jahren gefährdet, eingeschränkt oder verloren gegangen. Die Folgen sind für das Individuum unterschiedlich gravierend, für die Gesellschaft ebenso, setzen doch viele Bereiche familiärer und gesellschaftlicher Teilhabe, wie z. B. ehrenamtliches Engagement auch mobile Flexibilität voraus. Mobilität ist jedoch häufig auch der kritische Faktor, um trotz Multimorbidität und beeinträchtigender Folgen „wie gewohnt" (weiter) leben zu können. Erweiterte Möglichkeiten von Mobilität als Teilbereich instrumenteller Aktivitäten des täglichen Lebens sind wichtig zur Nutzung von Infrastruktur. Insofern sind öffentlicher Nahverkehr und PKW auch essenzielle Mobilitäts-Hilfsmittel älterer Menschen. Letzterem kommt jedoch herausgehobene Bedeutung zu als „des Deutschen liebstes Kind" und als am häufigsten genutztes Fahrzeug des Individualverkehrs.

---

[1] Gruss P. (Hrsg.) Die Zukunft des Alterns. Die Antwort der Wissenschaft – Ein Report der Max-Planck-Gesellschaft. München. C.H. Beck, 2007.
[2] Statistisches Bundesamt 2010. Beschäftigte im Gesundheitswesen. Im Internet unter: http://www.gbe-bund.de [letzter Zugriff: 19. Mai 2016].
[3] Nationale Akademie der Wissenschaften Leopoldina, acatech – Deutsche Akademie der Technikwissenschaften, Union der deutschen Akademien der Wissenschaften (Hrsg.) Medizinische Versorgung im Alter – Welche Evidenz brauchen wir? Halle (Saale), 2015.
[4] Statistisches Bundesamt. Bevölkerung Deutschlands bis 2060. 13. koordinierte Bevölkerungsvorausberechnung. Wiesbaden, 2015.

Im ersten Abschnitt dieses Bandes werden Grundlagen von und Einflüsse auf Mobilität nicht nur in einen gesundheitlichen Bezug gestellt. Dafür wurde Zahlenmaterial gesichtet und aufbereitet, dessen Informationen die zentrale Bedeutung von Mobilität für „das Älterwerden" unterstreichen[5] sowie Sicherheitsaspekte von Mobilität und Verkehrsteilnahme Älterer in den Fokus stellen. Ergänzend wurden Daten der Hamburger Longitudinalen Urbanen Cohorten-Alters-Studie (LUCAS)[6] herangezogen. Diese beleuchten die komplexen Zusammenhänge zwischen Mobilität und funktionalem Altern sowie den Bedingungen bei deutlich begrenzter funktionaler Kompetenz alt gewordener Menschen.

Der zweite Abschnitt ist dem Autofahren gewidmet und informiert über gesetzliche Grundlagen, Fahreignung sowie die Beurteilung der Fahrtauglichkeit. Ergänzt wird dies durch eine Darstellung des Unfallgeschehens, an dem Ältere in relativ charakteristischer Weise besonders häufig beteiligt sind. Schließlich werden die aufs engste miteinander verknüpften psycho-kognitiv-motorischen Funktionen dargestellt, die für das Autofahren erforderlich sind. Zu Störfaktoren zählen besonders demenzielle Erkrankungen, aber auch unerwünschte Medikamentenwirkungen sowie Einflüsse durch Alkohol und Drogen.

Folgende Botschaften sind zu benennen. Mobilität als elementar wichtiger Teil individueller Lebensgestaltung ist auch im höheren Lebensalter ein Gut, das es zu erhalten und zu fördern gilt, im privaten wie im öffentlichen Raum. Der geriatrische Arbeitsansatz mit Screening und Assessment-Verfahren ist dazu geeignet. Ebenfalls auf individueller Ebene wie für das Gemeinwesen sind Sicherheitsaspekte dabei von hoher Bedeutung. Denn Mangel an Mobilität gefährdet zweifellos die Gesundheit sowie fernere Lebenserwartung des einzelnen, älter werdenden Menschen und beschränkt u. U. seine Lebensqualität. Mangelnde Sicherheit gefährdet das Individuum und, im Verkehrsgeschehen, auch andere Menschen. Sowohl dem individuellen als auch öffentlichen Anspruch sollten Maßnahmen zur Förderung und Sicherung von Mobilität Rechnung tragen. Professionelle Personen im Gesundheitswesen, insbesondere aber Ärztinnen und Ärzte sind ermuntert, frühzeitig Mobilitätsprobleme und auch die Verkehrssicherheit/ Fahrtauglichkeit ihrer älteren Patienten pro-aktiv oder anlassbezogen anzusprechen, zur Abklärung beizutragen und diesbezüglich zu beraten.

Dieser Band kann nicht die gesamte Evidenz darlegen und erhebt nicht den Anspruch auf Vollständigkeit. Günstigenfalls könnte er im Einzelfall zu einer angemessenen Beratungs- und Handlungsgrundlage beitragen sowie den Diskurs fördern, der neben Sicherheitsaspekten auch den lebenswichtigen Nutzen von Mobilität berücksichtigt.

---

5 World Health Organization. World report on ageing and health. Geneva, 2015.
6 BMBF Förderung, FKZ: LUCAS I: 01ET0708–12, LUCAS II: 01ET1002 A-D, LUCAS III/ PROLONG HEALTH: 01EL140.

Als Herausgeber danken wir den Autorinnen und Autoren für ihre Kapitel und Frau Lilli Neumann besonders für ihre zusätzliche, umfassend formatierend ordnende Arbeit. Dem Verlag Walter De Gruyter sind wir weiterhin sehr dankbar, dass er unsere Ideen zu dieser interdisziplinären Reihe aufgriff und weiter umsetzt.

Adelheid Kuhlmey und Wolfgang von Renteln-Kruse
Berlin und Hamburg, Juni 2016

Verzeichnis der Formelzeichen und Indizes

> größer
< kleiner
§ Paragraph
‰ Promille
% Prozent

Verzeichnis der Abkürzungen

Abb.	Abbildung	ff.	fortfolgende
Abs.	Absatz	FHH	Freie und Hansestadt Hamburg
ADL	Aktivitäten des täglichen Lebens	gem.	gemäß
AEMIS	Ältere Menschen im Straßenverkehr	ggf.	gegebenenfalls
AGS	American Geriatrics Society	GIS	geographisches Informationssystem
AKB	Allgemeine Bedingungen für die Kfz-Versicherung	HEN	Health Evidence Network
		Hrsg.	Herausgeber
BADL	Basale Aktivitäten des täglichen Lebens	IADL	Instrumentelle Aktivitäten des täglichen Lebens
BAK	Blutalkoholkonzentration	ICD	International Statistical Classification of Diseases and Related Health Problems
BAR	Bundesarbeitsgemeinschaft für Rehabilitation		
BAST	Bundesanstalt für Straßenwesen	ICF	International Classification of Functioning, Disability and Health
BGH	Bundesgerichtshof		
BGV	Behörde für Gesundheit und Verbraucherschutz der Freien und Hansestadt Hamburg	ICIDH	International Classification of Impairments, Disabilities and Handicaps
BMFSFJ	Bundesministerium für Familie, Senioren, Frauen und Jugend	i. d. R.	in der Regel
		inkl.	inklusive
BMI	Body Mass Index	i.V. m.	in Verbindung mit
BMVBS	Bundesministerium für Verkehr, Bau und Stadtentwicklung	KFZ	Kraftfahrzeug
		KIT	Karlsruher Institut für Technologie
bzgl.	bezüglich	Km	Kilometer
bzw.	beziehungsweise	KONTIV	Kontinuierliche Erhebung zum Verkehrsverhalten
ca.	circa		
DEGAM	Deutsche Gesellschaft für Allgemeinmedizin	LKW	Lastkraftwagen
		LSD	Lysergsäurediethylamid
DIMDI	Deutsches Institut für Medizinische Dokumentation und Information	LUCAS	Longitudinale Urbane Cohorten-Alters-Studie
DPP	Deutscher Präventionspreis	MCI	Mild Cognitive Impairment
DSM-IV	Diagnostic and Statistical Manual of Mental Disorders	MDK	Medizinischer Dienst der Krankenkassen
EAMA	European Academy for Medicine of Ageing	MiD	Mobilität in Deutschland (Studie)
		Min.	Minute(n)
EGGA	Erweitertes Geriatrisches-Gerontologisches Assessment	Mio.	Millionen
		MiStra	Mitteilungen in Strafsachen
et al.	et alii (und andere)	MIV	Motorisierter Individualverkehr
EU	Europäische Union	MOP	Deutsches Mobilitätspanel
evtl.	eventuell	n	Anzahl
f.	folgende	NEWS	Neighboorhood Environment Walkability Scale
FeV	Fahrerlaubnisverordnung		

NMIV	Nicht motorisierter Individualverkehr	SCREEMO	Screening-Tests zur Erfassung der Fahrkompetenz älterer Kraftfahrer
Nr.	Nummer		
o. g.	oben genannt	sog.	sogenannte
o. J.	ohne Jahr	StGB	Strafgesetzbuch
o. O.	ohne Ort	StPO	Strafprozeßordnung
ÖPNV	Öffentlicher Personennahverkehr	StVG	Straßenverkehrsgesetz
ÖPV	Öffentlicher Personenverkehr	Tab.	Tabelle
PGGk	Praxis Gerontologie und Geriatrie kompakt	u. a.	unter anderem
		UN	United Nations
PKW	Personenkraftwagen	v. a.	vor allem
PROSA	Profile von Senioren mit Autounfällen	VM	Verkehrsmittel
		vs.	versus
S.	Seite	WHO	World Health Organisation
s.	siehe	z. T.	zum Teil

Gender-Hinweis: In den Bänden der Reihe „Praxiswissen Gerontologie und Geriatrie kompakt" wird generell für alle Personen- und Funktionsbezeichnungen das generische (geschlechtsneutrale) Maskulinum verwendet, welches die weibliche Form einschließt.

Verzeichnis der Symbole

Achtung

Beachte

Fallbeispiel

Frage

Information

Merke

Inhaltsübersicht

Autorenverzeichnis —— V
Vorwort des Herausgebers —— VII
Verzeichnis der Formelzeichen und Indizes —— XI
Verzeichnis der Abkürzungen —— XI
Verzeichnis der Symbole —— XII

Wolfgang von Renteln-Kruse
1 Einleitung in das Thema des Bandes —— 1

Teil I: Mobilität im Alter

Lilli Neumann
2 Grundlagen der Mobilität im Alter —— 7
2.1 Einflüsse der demografischen Entwicklung auf die Mobilität —— 7
2.2 Zusammenhang von Mobilität und raumstrukturellen, soziodemografischen und gesundheitsbezogenen Faktoren —— 10
2.2.1 Raumstrukturelle Faktoren —— 11
2.2.2 Soziodemografische Faktoren —— 11
2.2.3 Gesundheitsbezogene Faktoren —— 12
2.3 Eckdaten zur Mobilität der älteren Bevölkerung —— 14
2.3.1 Mobilitätskennzahlen —— 15
2.3.2 Modal Split —— 18
2.3.3 Wegezwecke —— 22
2.4 Verkehrssicherheit —— 22
2.4.1 Straßenunfallgeschehen von älteren Personen im Überblick und langfristige Entwicklung —— 23
2.4.2 Straßenverkehrsunfälle älterer Personen nach Art der Verkehrsbeteiligung —— 25
2.4.3 Zeitliche Verteilung von Straßenverkehrsunfällen älterer Personen —— 26
2.4.4 Beteiligung älterer Personen an Unfällen mit Personenschaden —— 27
2.4.5 Unfallursachen von Unfällen mit Personenschaden —— 27
2.5 Fazit —— 31

Jennifer Anders
3 Einflüsse auf die Mobilität im Alter —— 34
3.1 Vorbemerkungen —— 34
3.2 Zum Begriff der Mobilität —— 34
3.3 Einflüsse auf die Mobilität im Alter —— 36

Ulrike Dapp
4 Mobilität und funktionale Kompetenz im Alter – Ergebnisse der Longitudinalen Urbanen Cohorten-Alters-Studie (LUCAS) —— 46
4.1 Vorbemerkung zu Funktionsfähigkeit und Mobilität im Raum (ICIDH und ICF) —— 46
4.2 Die Longitudinale Urbane Cohorten-Alters-Studie (LUCAS) in Hamburg —— 47
4.3 Einschätzung der Funktion im Alter: der LUCAS-Funktions-Index —— 49
4.4 Einschätzung der Sturzgefahr im Alter: Das Sturzrisiko-Manual —— 50
4.5 Einflüsse von Funktion und Sturzgefahr auf die Mobilität im Aktionsraum —— 54
4.6 Fazit und Ausblick —— 57

Franz Pröfener
5 Beweglichkeit, soziales Verhalten und Wohlbefinden an Grenzen —— 61
5.1 Gebrechlichkeit —— 61
5.1.1 Wenn die Mobilität auffällig wird —— 61
5.1.2 Klinischer Phänotyp Gebrechlichkeit —— 61
5.1.3 Gestaltbarkeit der Gebrechlichkeit —— 62
5.1.4 Informationsquelle: die LUCAS-Langzeitkohorte in Hamburg —— 63
5.2 Kleine Phänomenologie der Frailty —— 63
5.2.1 Sozio-demografische Merkmale der Gebrechlichkeit —— 63
5.2.2 Körperlich-leibliche Verfassung, Gesundheit, basale Alltagsaktivitäten, Hilfsmittel zu Hause —— 64
5.2.3 Erweiterte Aktivitäten des täglichen Lebens, Hilfe-Arrangements, Aktionsradius, Teilhabe —— 67
5.2.4 Verfügbare und genutzte Verkehrsmittel —— 69
5.2.5 Ziele, Frequenz von Mobilität und gewählte Fortbewegungsart —— 69
5.2.6 Intimität auf Distanz – Häuslichkeit und soziales Netz —— 70
5.2.7 Verantwortung für andere —— 71
5.2.8 Selbstwahrnehmung und Wohlbefinden mit Gebrechlichkeit —— 71
5.3 Einige Schlussfolgerungen zur Mobilität und Verkehrssicherheit bei Gebrechlichkeit —— 73

Ulrike Dapp
6 Gesundheit und Verkehr im urbanen Raum —— 76
6.1 „Daten für Taten" der Longitudinalen Urbanen Cohorten-Alters-Studie (LUCAS) in Hamburg —— 76
6.2 Fazit und Ausblick —— 88

Teil II: Fahrtauglichkeit im Alter

Klaus Püschel
7 Fahrtauglichkeit im Alter —— 99
7.1 Prüfung der Fahrtüchtigkeit und Fahreignung im Alter; Begutachtungsleitlinien —— 99
7.2 Unfalltypen; Verkehrsunfall-Analysen —— 105
7.3 Gesetzliche Grundlagen (z. B. Fahrerlaubnisverordnung, Straßenverkehrsgesetz); Rolle/Bedeutung der Ärzteschaft —— 109

Paul Brieler
8 Fahrtauglichkeit von Menschen mit kognitiven Einschränkungen —— 119
8.1 Was sind kognitive Einschränkungen und welche gibt es? —— 119
8.1.1 Degenerativer Abbau im Alter —— 120
8.1.2 Degenerativer Abbau durch Krankheitsprozesse —— 121
8.1.3 Kognitive Beeinträchtigungen durch andere neurologische Erkrankungen —— 123
8.1.4 Kognitive Beeinträchtigungen durch Alkohol, Drogen oder Medikamente —— 124
8.1.5 Kognitive Beeinträchtigungen durch psychische Erkrankungen —— 128
8.2 Feststellung der psychophysischen Leistungsfähigkeit —— 129
8.3 Defizitkompensierendes Fahrverhalten —— 130
8.4 Bedingte Eignung —— 131

Ulrike Dapp, Jennifer Anders
9 Fahrtauglichkeit im Alter: Ein Blick in andere europäische Länder —— 134
9.1 Befragung von Mitgliedern der Europäischen Akademie für Altersmedizin —— 134
9.2 Fazit und Ausblick —— 142

Teil III: Bewertung von Mobilität und Fahrtauglichkeit im Alter

Wolfgang von Renteln-Kruse
10 Mobilität und Fahrtauglichkeit vor dem Hintergrund geriatrischer Ziele —— 147

Register —— 153

Wolfgang von Renteln-Kruse

1 Einleitung in das Thema des Bandes

Mobil zu sein ist eine Fähigkeit, die grundlegend für selbstständige Lebensführung ist, und zwar ein Leben lang. Sie wird erlernt und erfordert das funktionierende, möglichst störungsfreie Zusammenspiel sehr vieler Organe und integrierender Regelsysteme des menschlichen Körpers. Deshalb kommt Mobilität eine zentrale Bedeutung innerhalb der hierarchischen Ordnung basaler und erweiterter Alltagsaktivitäten zu. Störungen oder Beeinträchtigungen von Mobilität können deshalb auch durch ungemein viele innere und äußere Ursachen bedingt sein. Dies gilt insbesondere für Menschen im fortgeschrittenen Lebensalter, weil sie nicht nur „physiologisch" altern, sondern im Lauf eines langen Lebens ihre Fähigkeit mobil zu sein unterschiedlich nutzen, vielfältigsten Störungen ausgesetzt sind und sich – ebenfalls sehr unterschiedlich – Krankheiten und Krankheitsfolgen zuziehen. Bezüglich der medizinischen Differentialdiagnose von Mobilitätsstörungen wird auf einschlägige Monografien und Abhandlungen hierzu verwiesen.

Angesichts weiterhin kontinuierlich steigender Lebenserwartung [1] widmet sich der vorliegende Band auch Zusammenhängen, die über rein medizinische Aspekte hinausgehen, obwohl Beeinträchtigungen von Mobilität im höheren Lebensalter nicht ausschließlich, aber zunehmend häufig durch Krankheitseinflüsse verursacht sind. Altersmedizinisch ohnehin besonders und aus der Sicht zur Behandlung kommender Patienten als wahrscheinlich eines der „zentralsten Anliegen" überhaupt, nämlich wieder gehen und sich im Alltag bewegen zu können, ist das komplexe Syndrom gestörter Mobilität bzw. Immobilität unter allen Geriatrie typischen Syndromen überdurchschnittlich häufig Gegenstand von Prävention, Diagnostik und Behandlung [2].

Wichtigste Schlüsselfaktoren für Mobilität im Alter sind bekannt, jedoch in ihrem Zusammenwirken weiterhin Gegenstand der Forschung, ebenso mögliche Folgen gestörter Mobilität. In diesen Zusammenhängen stehen dynamische Prozesse sich entwickelnder und manifester Gebrechlichkeit (Frailty) alternder Menschen als gesellschaftlich „problematischste Form des Älterwerdens" [3] im Zentrum wissenschaftlicher Aufmerksamkeit. Nicht überraschend erwiesen sich Mobilitätsstörungen bzw. deren Ursachen nicht als ausschließliche, jedoch zentrale Schlüsselfaktoren der dynamischen Prozesse sich entwickelnder Gebrechlichkeit bzw. dem Verlust funktionaler Kompetenz im Alter. Letztere ist eng verknüpft mit der Fähigkeit zur aktiven Teilnahme am Straßenverkehr, z. B. als Autofahrer, aber insbesondere auch als Fußgänger oder Fahrradfahrer. Die v. a. mit fortschreitender Frailty einhergehende Vulnerabilität im hohen Lebensalter findet ihren Niederschlag u. a. auch in der Häufigkeit und dem Schweregrad der Folgen durch Unfallgeschehen im Straßenverkehr. Parallelen finden sich im mengenmäßig bedeutenderen Bereich häuslicher Unfälle [4, 5]. Beides gilt es möglichst zu minimieren, denn „Mobilität ohne Risiko" gibt es nicht [6], weil nicht alle Stürze und nicht alle Verkehrsunfälle vermeidbar sind. Bekannte Risikokonstellationen haben in vielfältiger Weise gemeinsame funktionale Voraussetzungen für Bewegungsformen wie den Transfer vom Bett zum Stuhl, das Gehen in der Ebene oder das Treppensteigen (Sturzrisiko) sowie auch für die im Alter häufige „erweiterte Mobilitätsform", nämlich dem Autofahren (Unfallrisiko) [7, 8]. Anfang 2008 besaß in Deutschland jeder zweite Haushalt (52 %), in dem ein(e) Haupteinkommensbezieher(in) im Alter über 80 Jahren lebte, einen PKW. In den Haushalten über 70-Jähriger gab es mehr Autos als Fahrräder. Bemerkenswert ist weiter, dass der höchste Anteil Neuwagen an vorhandenen PKWs, nämlich 43 %, in den Haushalten mit Haupteinkommensbezieher (innen) in der Altersgruppe 70 bis 79 Jahre vorhanden war [9]. Dies sagt über den Nutzungsgrad von Automobilen durch die ältere Bevölkerung selbst noch nichts aus. Aber so viel ist deutlich; selbstständiges Autofahren gehört zum Älterwerden – als Teil gewohnter, geschätzter, nützlicher und erforderlicher Alltagsaktivitäten. Allerdings ist relativ wenig bekannt über Auswirkungen durch die Aufgabe des Autofahrens auf Lebensqualität, Teilhabe (Partizipation) und Gesundheit älterer Menschen [10]. Zu bedenken ist ferner, dass Autofahren auch zu subjektiv empfundener sowie objektiver Unabhängigkeit und Freiheit, zu Selbstverwirklichung und zum Selbstbild gerade der Kriegs- und frühen Nachkriegsgenerationen gehört. Die öffentliche Meinung zum Altern ist auch bezüglich der Thematik „Autofahren" keineswegs frei von Stereotypen, die wiederum nicht ohne Auswirkungen auf älter werdende Menschen sind [11].

Es gibt gute Gründe, in einem Band dieser Reihe Mobilität und Aspekte des Autofahrens – als alltagsrelevante Mobilitätsaktivität – im Alter zusammen zu beleuchten. Deshalb werden hier zunächst komplexe Zusammenhänge zwischen funktionalem Altern und Mobilität und dann ausgewählte Aspekte zum Autofahren dargestellt. Dies soll und kann hier nicht erschöpfend sein, soll aber einmal zusammengenommen in den übergreifenden Rahmen der Lebensgestaltung im höheren Lebensalter gestellt und diskutiert werden.

Literatur

[1] Statistisches Bundesamt. Bevölkerung Deutschlands bis 2060. 13. Koordinierte Bevölkerungsvorausberechnung. Wiesbaden, 2015. Im Internet unter: https://www.destatis.de/DE/Publikationen/Thematisch/Bevoelkerung/ VorausberechnungBevoelkerung/BevoelkerungDeutschland2060Presse5124204159004.pdf?__blob=publicationFile (Abruf 04.04.2016).
[2] Renteln-Kruse von W (Hrsg.). Medizin des Alterns und des alten Menschen. 2. Auflage, Darmstadt, Steinkopff Verlag, 2009.
[3] Clegg A, Young J, Iliffe S, Olde Rikkert M, Rockwood K. Frailty in elderly people. The Lancet 2013,381:752–762.
[4] Rolison JL, Hewson PJ, Hellier E, Husband P. Risk of fatal injury in older adult drivers, passengers, and pedestrians. J Am Geriatr Soc 2012,60:1504–1508.
[5] Statistisches Bundesamt. Gesundheit Todesursachen in Deutschland 2013. Wiesbaden, 2014. Im Internet unter: https://www.destatis.de/DE/Publikationen/Thematisch/Gesundheit/

Todesursachen/Todesursachen2120400137004.pdf?__blob=publicationFile (Abruf 26.05.2016).
[6] Fastenmeier W, Gstalter H, Rompe K, Risser R. Selektion oder Befähigung: Wie kann die Mobilität älterer Fahrer aufrechterhalten werden? Stellungnahme namens des Vorstandes der Deutschen Gesellschaft für Verkehrspsychologie e.V. (DGVP). Z. f. Verkehrssicherheit 2015,61:33–42.
[7] Carr DB, Flood KL, Steger-May K, Schechtman KB, Binder EF. Characteristics of frail older adult drivers. J Am Geriatr Soc 2006,54:1125–1129.
[8] Huisingh C, McGwin Jr G, Orman KA, Owsley C. Frequent falling and motor vehicle collision involvement of older drivers. J Am Geriatr Soc 2014,62:123–129.
[9] Statistisches Bundesamt. Ältere Menschen in Deutschland und der EU. Wiesbaden, 2011. Im Internet unter: https://www.destatis.de/DE/Publikationen/Thematisch/Bevoelkerung/Bevoelkerungsstand/BlickpunktAeltereMenschen1021221119004.pdf?__blob=publicationFile (Abruf 26.05.2016).
[10] Chihuri S, Mielenz TJ, DiMaggio CJ, Betz ME, DiGuiseppi C, Jones VC, Li G. Driving cessation and health outcomes in older adults. J Am Geriatr Soc 2016,64:332–341.
[11] Ferring D, Tournier I, Mancini D. „The closer you get …": age, attitudes and self-serving evaluations about older drivers. Eur J Ageing 2015,12:229–238.

Teil I: **Mobilität im Alter**

Lilli Neumann

2 Grundlagen der Mobilität im Alter

2.1 Einflüsse der demografischen Entwicklung auf die Mobilität

Untersuchungen zur demografischen Entwicklung einer Gesellschaft liefern wichtige Information, um bereits angelegte Strukturen der Bevölkerungszusammensetzung und erkennbare Veränderungen auf die künftige Bevölkerung abzuschätzen. Diese Ergebnisse sind somit von Nutzen, um den Einfluss demografischer Veränderungen auf die heutige und künftige Mobilität und Verkehrssicherheit zu analysieren. So untersucht auch das statistische Bundesamt die vergangene und gegenwärtige Bevölkerungszusammensetzung. Auf Basis von Annahmen zur Entwicklung von Lebenserwartung, Geburtenrate und Zuwanderung, die die wesentlich bestimmenden Faktoren darstellen, können darüber hinaus Einschätzungen über die zukünftige Bevölkerungsentwicklung gemacht werden [1].

Analysen zur altersstrukturellen Zusammensetzung der Bevölkerung in Deutschland zeigen, dass der Anteil der älteren Bevölkerung (65-Jährige und Ältere) absolut und relativ zugenommen hat und weiter ansteigen wird. Im Jahr 2013 bestand die Bevölkerung in Deutschland zu 20 % aus Personen die 65 Jahre und älter waren, zu 61 % aus Personen zwischen 20 – 65 Jahren sowie zu 18 % aus Kindern und jungen Personen unter 20 Jahren. Diese Entwicklung wird sich verstärken. So wird erwartet, dass der Anteil der 65-Jährigen und Älteren im Jahr 2060 ein Drittel der Gesamtbevölkerung ausmacht, die Zahl der Erwachsen zwischen 20 – 65 Jahren 51 % beträgt und der Anteil der jungen Personen in der Gesamtbevölkerung auf 16 % sinken wird (s. Tabelle 2.1) [1].

Insbesondere zeigt sich eine Zunahme bei den Hochbetagten (80-Jährige und Ältere). 2013 waren 4,4 Millionen (5 %) Personen der Gesamtbevölkerung mindestens 80 Jahre alt, wobei ein weiterer Anstieg bis 2050 erwartet wird (s. Abbildung 2.1). Für das Jahr 2060 werden gemäß der Bevölkerungsvorausberechnung die Hochbetagten 13 % der Gesamtbevölkerung ausmachen [1].

Ursächlich für diese Entwicklung ist neben dem Rückgang der Geburtenrate, auf den im Rahmen dieses Buches nicht näher eingegangen wird, die steigende Lebenserwartung. Im Vergleich zu 2010/2012 wird bis 2060 für Frauen eine zusätzliche Lebenserwartung von 6,0 Jahren und für Männer von 7,0 Jahren erwartet. Somit ergäbe sich in 2060 eine Lebenserwartung bei Geburt von 88,8 Jahren für Frauen und 84,8 Jahren für Männer. Auch die fernere Lebenserwartung ab 65 Jahren wird sich erhöhen. Für Frauen beträgt diese dann noch 25,0 Jahre und für Männer 22,0 Jahre. Dies ist ein Zuwachs von 4,3 Jahren für Frauen und 4,5 Jahren für Männer im Vergleich zu 2010/2012 [1].

2 Grundlagen der Mobilität im Alter

Tab. 2.1: Bevölkerung nach Altersgruppen 2013, 2030 und 2060 [1].[a]

Alter in Jahren von ... bis unter ...	2013	2030		2060	
			Veränderung zu 2013		Veränderung zu 2013
	Millionen Personen (%)				
0 bis unter 20	14,7 (18)	13,8 (17)	−0,8 (−6)	10,9 (16)	−3,8 (−26)
20 bis unter 30	9,7 (12)	7,7 (10)	−2,0 (−20)	6,4 (10)	−3,3 (−34)
30 bis unter 50	22,0 (27)	20,0 (25)	−2,1 (−9)	15,6 (23)	−6,4 (−29)
50 bis unter 65	17,5 (22)	15,9 (20)	−1,6 (−9)	12,3 (18)	−5,2 (−30)
65 bis unter 80	12,5 (15)	15,6 (20)	3,1 (25)	13,5 (20)	1,0 (8)
80 und älter	4,4 (5)	6,2 (8)	1,9 (42)	8,8 (13)	4,5 (102)
Insgesamt	80,8 (100)	79,2 (100)	−1,5 (−2)	67,6 (100)	−13,2 (−16)

[a] Hinweis: Für die Bevölkerungsvorausberechnung des Statistischen Bundesamtes werden verschiedene Varianten berechnet. Dieser Abbildung liegt die Variante 1 (G1–L1–W1) zugrunde. Für weitere Informationen zu den Annahmen der Variante 1 s. [1, S. 13–14].

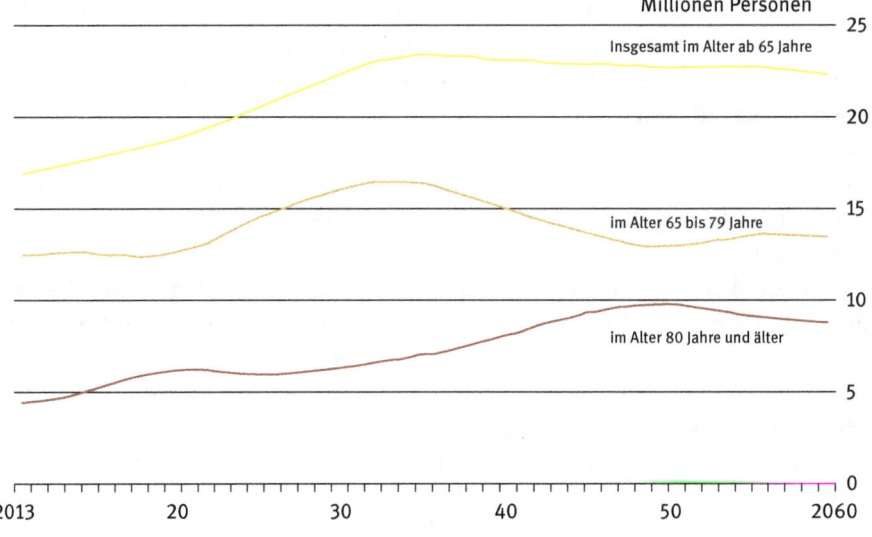

Abb. 2.1: Entwicklung der Bevölkerung in Deutschland ab 65 Jahren [1].[a]
[a] Hinweis: Für die Bevölkerungsvorausberechnung des Statistischen Bundesamtes werden verschiedene Varianten berechnet. Dieser Abbildung liegt die Variante 1 (G1–L1–W1) zugrunde. Für weitere Informationen zu den Annahmen der Variante 1 s. [1, S. 13–14].

Ob diese gewonnenen Lebensjahre auch in Gesundheit, behinderungs- und beschwerdefrei, verlebt werden, ist Gegenstand der wissenschaftlichen Literatur. Im Wesentlichen werden dabei drei Hypothesen zur Entwicklung von Überleben, Morbidität und Behinderung diskutiert:
- Die **Expansionsthese** nach GRUENBERG beschreibt eine durch den medizinisch-technischen Fortschritt bedingte Ausweitung der in Morbidität verbrachten Lebensjahre. Medizinisch-technische Entwicklungen führen zwar dazu, dass Krankheiten kontrolliert werden können, dadurch jedoch die Prävalenz chronischer Erkrankungen und Behinderung steigt. Unter Annahme jährlich gleichbleibender altersspezifischer Inzidenzen verlängert sich die durchschnittliche Dauer, die in Krankheit und Behinderung verlebt wird. Es kommt zu einer Expansion der Morbidität [2].
- Die **Hypothese der Morbiditätskompression** nach FRIES beschreibt die Reduktion der kumulativen Lebenszeit-Morbidität. Chronische Krankheiten und Behinderung treten normalerweise mit zunehmendem Lebensalter auf. Durch Prävention, gesündere Lebensführung, geringere Arbeitsbelastung, medizinisch-technischen Fortschritt ließe sich der Beginn chronischer Erkrankungen in spätere Lebensjahre verschieben. Somit steigt das Alter beginnender Behinderung stärker an, als der Zugewinn an Lebenszeit. Es kommt zu einer Verdichtung von Krankheit und Morbidität auf die letzten Lebensjahre kurz vor dem Tod. Dies führt dazu, dass weniger Jahre in Behinderung verbracht werden mit der Folge einer geringeren kumulativen Lebenszeit-Morbidität [3].
- MANTON nimmt in seiner **Hypothese des Dynamischen Equilibriums** an, dass sich die Prävalenz von Erkrankungen (Krankheitslast) erhöht, jedoch die durchschnittliche Schwere der Erkrankungen zurückgeht (dynamisches Gleichgewicht). Durch eine Verringerung der Mortalität kommt es zu einer Verlängerung der Überlebenszeit in Behinderung und in Krankheit. Er prognostiziert jedoch, dass sich chronische Krankheiten und Behinderungen („Disability") aufgrund des medizinisch-technischen Fortschritts und präventiver Maßnahmen erst zu einem späteren Zeitpunkt manifestieren, und dadurch die Schwere chronischer Erkrankungen und Behinderung zurückgehen werden [4].

Bisher gibt es keine klare Evidenz, die das Zutreffen einer der drei Hypothesen eindeutig belegt. Aufgrund widersprüchlicher Ergebnisse aus Langzeitstudien zogen die Wissenschaftler ROBINE und MICHEL den Schluss, dass die Hypothesen zur Entwicklung von Mortalität, Morbidität und Behinderung nebeneinander ko-existieren. Demnach können parallel
- die Überlebensrate kranker Personen zunehmen (Expansion der Morbidität),
- die Progression chronischer Krankheiten und die damit assoziierten Beeinträchtigungen kontrolliert werden (dynamisches Equilibrium),
- eine Verbesserung der Gesundheitsbedingungen und des Gesundheitsverhaltens nachalternder Kohorten erfolgen (Kompression der Morbidität) sowie
- eine Zunahme sehr alter und gebrechlicher Populationen zu einer neuen Expansion der Morbidität führen [5].

2.2 Zusammenhang von Mobilität und raumstrukturellen, soziodemografischen und gesundheitsbezogenen Faktoren

Inwiefern die erhöhte Lebenserwartung älterer Personen und ihre Gesundheit Einfluss auf die Aktivität haben, wird in dem vorliegenden Band „Mobilität und Verkehrssicherheit im Alter" beleuchtet. Ausgehend von einem Modell, das Wechselwirkungen zwischen raumstrukturellen, soziodemografischen und gesundheitsbezogenen Faktoren darstellt, wird deren Einfluss auf das Mobilitätsverhalten und die Verkehrssicherheit abgebildet (s. Abbildung 2.2).

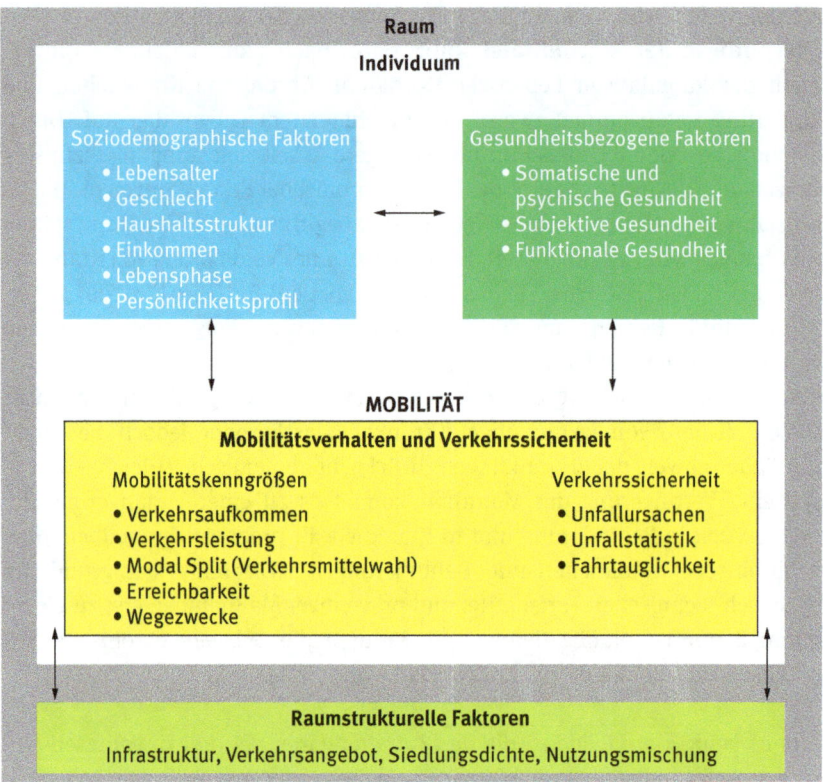

Abb. 2.2: Mobilitätsmodell inkl. Wechselwirkungen zwischen raumstrukturellen, soziodemografischen und gesundheitsbezogenen Faktoren. Eigene Darstellung nach [6].

Mobilität, inklusive Mobilitätsverhalten und Verkehrssicherheit, steht im Zentrum des in der Abbildung 2.2 dargestellten Modells. Sie wird durch soziodemografische, gesundheitsbezogene und raumstrukturelle Faktoren wesentlich mitbestimmt.

Im weiteren Verständnis kann **Mobilität** definiert werden als „Mittel zum Zweck", das dazu dient, Distanzen zwischen verschiedenen Orten im Raum zu überwinden. Das Aufsuchen verschiedener Orte dient dabei der Befriedigung von Bedürfnissen (Wegezweck), zum Beispiel um Freizeitinteressen zu verfolgen, am Berufsleben teilzunehmen oder auch (Alltags-) Erledigungen zu machen [6].

Weitere grundlegende Definitionen essentieller Mobilitätsbegriffe bzw. -kenngrößen sind in dem nachstehenden Informationskasten festgehalten [6].

Verkehr	ist die Möglichkeit, Ortsveränderung von Personen und/oder Gütern vornehmen zu können [6].
Verkehrsaufkommen	beschreibt die Anzahl der zurückgelegten Wege aller betrachteten Personen [7].
Verkehrsleistung	sind die zurückgelegten Personenkilometer [7].
Modal Split	beschreibt den Anteil der verwendeten Verkehrsmittel am Verkehrsaufkommen oder an der Verkehrsleistung [7].
Erreichbarkeit	meint die Möglichkeit, konkrete im Raum verteilte Standorte zur Ausübung von Aktivitäten aufsuchen zu können [6].
Wegezweck	Anlass für die Mobilität bzw. den Ort zu wechseln [7].

Weiterführende Informationen:
www.forschungsinformationssystem.de/servlet/is/115712 (Abruf 04.04.2016)

2.2.1 Raumstrukturelle Faktoren

Der Raum in dem sich ein Individuum bewegt, wird durch raumstrukturelle Faktoren, wie z. B. Infrastruktur, Verkehrsangebot, Siedlungsdichte und Nutzungsmischung charakterisiert. Auf diese wird in diesem Band jedoch nur am Rande eingegangen. So wird beispielsweise die Wahl des Verkehrsmittels durch die Siedlungsstruktur, in dem ein Individuum lebt, beeinflusst [6]. Hinsichtlich der Siedlungsstruktur kann dabei zwischen Kernstädten (Kreisfreie Städte über 100.000 Einwohner), verdichtetem Umland (Kreise mit einer Dichte über 150 Einwohner/km²) und ländlichen Räumen (Kreise/Kreisregionen mit einer Dichte unter 150 Einwohner/km²) unterschieden werden [7]. Weiterführende Informationen finden sich auf der Internetseite: http://www.raumbeobachtung.de (Abruf 04.04.2016).

Je höher die Siedlungsdichte ist, desto größer ist in der Regel das Angebot seinen Bedürfnissen nachzugehen. Entsprechend verkürzen sich die zu überwindenden Distanzen, und auch das Angebot öffentlichen Personennahverkehrs nimmt in der Regel zu [6].

2.2.2 Soziodemografische Faktoren

Daneben bestimmen individuelle soziodemografische Faktoren das Mobilitätsverhalten. Neben dem Geschlecht und dem Lebensalter sind in diesem Zusammenhang

Haushaltsstruktur, Einkommen, Lebensphase und Persönlichkeitsprofil zentral. Die Haushaltsgröße, in dem das Individuum lebt, beeinflusst die Mobilität. So besteht in Mehrpersonenhalten ein höherer Versorgungsbedarf als in Einzelhaushalten. Das Einkommen ist ebenso ein wichtiger soziodemografischer Faktor, der insbesondere die Verfügbarkeit von Verkehrsmitteln, insbesondere eines Personenkraftwagens (PKW), bestimmt. Auch die Lebensphase, in der sich ein Individuum befindet, beeinflusst die Mobilität und z. B. die Frage, welchem Wegzwecke – einer Ausbildung nachgehen, einen Beruf ausüben, Freizeit zu gestalten oder Erledigungen zu tätigen – nachgegangen wird. Das Persönlichkeitsprofil beinhaltet grundlegende Wert- und politische Vorstellungen, persönliche Erfahrungen, die das Mobilitätsverhalten determinieren. So können beispielsweise schlechte Erfahrungen mit einem Verkehrsmittel zu einem Verzicht führen und somit einen Einfluss auf die Verkehrsmittelwahl haben [6].

2.2.3 Gesundheitsbezogene Faktoren

Im speziellen Fokus dieses Bandes schließlich stehen gesundheitsbezogene Faktoren, die Mobilität, Mobilitätsverhalten und Verkehrssicherheit bestimmen [6]. Gesundheitsbezogene Faktoren lassen sich einteilen in Aspekte der objektiven Gesundheit, der subjektiven Gesundheit und der funktionalen Gesundheit.

Somatische und psychische Gesundheit bzw. Krankheit werden typischerweise direkt in Verbindung gebracht mit dem Diagnoseklassifikationssystem „International Statistical Classification of Diseases and Related Health Problems" (ICD-Katalog). Aufgrund altersphysiologischer Veränderungen von Organen und Organsystemen ergeben sich dabei besondere Merkmale für Krankheiten im Alter. Typisch sind z. T. unspezifische Ursachen von Gesundheitsproblemen, verlängerte Latenzzeiten für das Auftreten von Krankheiten, das Vorliegen untypischer Symptome, verlängerter Krankheitsverlauf sowie verzögerte Genesung. Zum einen kann dies dazu führen, dass betroffene ältere Menschen Verschlechterungen und Gesundheitsstörungen auf den üblichen „Abbau im Alter" zurückführen. Zum anderen erschwert sich dadurch die Erkennung und Behandlung von Krankheiten und Gesundheitsproblemen im Alter [8].

Subjektive Gesundheit dagegen beschreibt die Bewertung des individuellen Gesundheitszustands durch die betroffene Person selbst. Neben der körperlichen Gesundheit bilden sich auch Personen- und Umweltmerkmale (z. B. Lebenszufriedenheit, psychische und soziale Ressourcen) ab. Obwohl die subjektive Gesundheit durch die objektive Gesundheit beeinflusst wird, sind beide Größen nicht deckungsgleich, sondern weisen lediglich eine Übereinstimmung von bis zu 30 % auf [9]. Die subjektive Gesundheit stellt einen Indikator für die Entwicklung von Langlebigkeit bzw. Sterblichkeit dar und hat im Gegensatz zur objektiven Gesundheit eine höhere Prognostizität. Auch im Hinblick auf die Entwicklung der funktionalen Gesundheit (s. u.) hat die Bewertung der subjektiven Gesundheit Vorhersagecharakter für das Aufrechterhalten funktionaler Fähigkeiten und die Entwicklung von Beeinträchtigungen. Dies gilt insbesondere im höheren Lebensalter, weshalb die subjektive Gesundheit eine wichtige Kenngröße der Altersmedizin ist [10].

Funktionale Gesundheit beschreibt die Fähigkeiten von Personen, Alltagsanforderungen zu erfüllen. Dazu zählen zum einen die Fähigkeiten, selbstständig eigenen Grundbedürfnissen nachzugehen, z. B. Körperpflege zu betreiben oder zu essen, und zum anderen erweiterte alltägliche Aufgaben auszuüben, z. B. einzukaufen oder Mahlzeiten zuzubereiten [11]. Einschränkungen funktionaler Gesundheit können dazu führen, dass Alltagsanforderungen erschwert oder gar nicht mehr geleistet werden können und ggf. Hilfs- und Pflegebedürftigkeit eintritt. Nach Definition der „International Classification of Functioning, Disability and Health" (ICF) der Weltgesundheitsorganisation (WHO) gilt eine Person als funktional gesund, wenn:
- ihre körperlichen Funktionen, einschließlich des mentalen Bereichs, denen einer gesunden Person entsprechen (Konzept der Körperfunktionen und -strukturen),
- sie nach Art und Umfang das tut oder tun kann, was von einer Person ohne gesundheitliche Probleme erwartet werden kann (Konzept der Aktivität) und
- sie ihr Dasein in allen Lebensbereichen, die ihr wichtig sind, in der Art und in dem Umfang entfalten kann, wie es von einer Person, ohne gesundheitsbedingte Beeinträchtigung der Körperfunktionen und/oder -strukturen und Aktivitätseinschränkungen erwartet wird (Konzept der Partizipation) [12].

Dieses biopsychosoziale Modell der funktionalen Gesundheit bildet den Lebenskontext einer Person ab und beinhaltet deshalb sowohl medizinische als auch soziale Aspekte. Dazu werden Umweltfaktoren (materielle, soziale und verhaltensbezogene Faktoren sowie z. B. Faktoren der Stadt- und Regionalplanung) und personenbezogene Faktoren (Alter, Geschlecht, Lebensstil) und ihre dynamisch-komplexen Wechselwirkungen in das Modell einbezogen (s. Abbildung 2.3) [13].

Hauptursachen schlechter funktionaler Gesundheit im höheren Alter sind chronische Erkrankungen (z. B. Diabetes mellitus, Bluthochdruck) sowie Multimorbidität und häufig in der Folge auftretende sogenannte geriatrische Syndrome. Klassischerweise zählen dazu die sog. „4 Giganten" Instabilität (Sturzneigung), Immobilität, Inkontinenz sowie intellektueller Abbau. Weitere wichtige geriatrische Syndrome sind u. a. iatrogene Störungen, Dekubitusgefährdung, Delir, Malnutrition, Schmerz, Schwindel, Isolation sowie „Frailty" (Gebrechlichkeit) und Sarkopenie [15]. Mit zunehmendem Lebensalter kann es somit zu funktionalen Einschränkungen bzw. funktionalen Verlusten kommen. Beeinträchtigungen der funktionalen Kompetenz betreffen insbesondere sensorische Fähigkeiten (Hören, Sehen), die Fähigkeit Aktivitäten des täglichen Lebens durchführen, die kognitive Leistung und die Mobilität [16]. Somit kommt der funktionalen Gesundheit im vorliegenden Band eine herausragende Rolle zuteil.

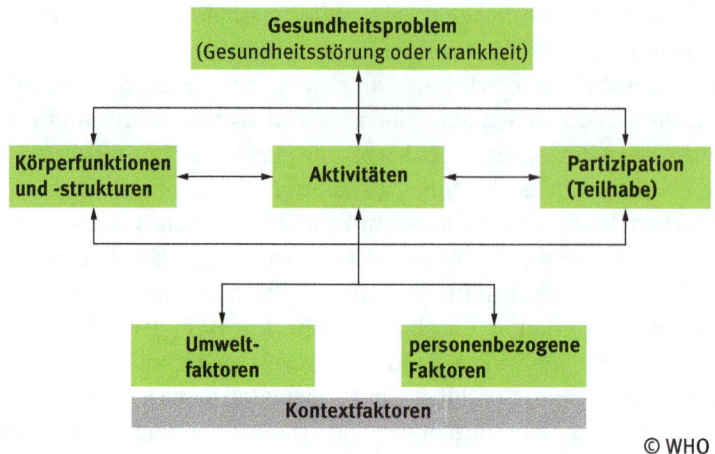

Abb. 2.3: Konzept der funktionalen Gesundheit [13, 14].[a,b]
[a] Hinweis: Abdruck aus: WHO – World Health Organization. Towards a Common Language for Functioning, Disability and Health: ICF. The International Classification of Functioning, Disability and Health. Geneva, 2002. Kapitel: The model of ICF, S. 9, 2001 [13].
[b] Hinweis: Abdruck und Übersetzung mit Erlaubnis des Herausgebers aus: WHO – World Health Organisation. Internationale Klassifikation der Funktionsfähigkeit, Behinderung und Gesundheit. DIMDI – Deutsches Institut für Medizinische Dokumentation und Information, DIMDI-WHO-Kooperationszentrum für das System Internationaler Klassifikationen (Hrsg.). Genf, 2005. Kapitel: Einführung, 5. Modell der Funktionsfähigkeit und Behinderung, 5.1 Der Prozess der Funktionsfähigkeit und Behinderung, Abbildung 1, S. 23, 2005 [14].

Ein Überblick über bestehende öffentliche Statistiken zu Mobilität, Mobilitätsverhalten (Kapitel 2.3) und Unfallgeschehen (Kapitel 2.4) in Abhängigkeit zu raumstrukturellen, soziodemografischen und gesundheitsbezogenen Faktoren in Deutschland werden in den folgenden Kapiteln dargestellt. Diese Informationen sind wichtige infrastrukturelle Planungsgrößen, um Mobilität und Teilhabe für die zukünftig immer älter werdende Bevölkerung zu ermöglichen.

2.3 Eckdaten zur Mobilität der älteren Bevölkerung

Die Alltagsmobilität und das Mobilitätsverhalten der in Deutschland lebenden Personen werden im Auftrag des Bundesverkehrsministeriums regelmäßig in der Studie zur „Mobilität in Deutschland" (MiD) untersucht. Da eine grundlegende Definition des Begriffs „Mobilität" in dieser Erhebung nicht aufgeführt wird, wird Mobilität dabei im Sinne der oben aufgeführten Definition verstanden.

Kernfragen der Untersuchungen „Mobilität in Deutschland 2008" waren:
- Wie oft sind die in Deutschland lebenden Menschen unterwegs?
- Welche Verkehrsmittel werden verwendet?
- Zu welchem Zweck sind die in Deutschland lebenden Menschen unterwegs?

– Wie weit sind die zurück gelegten Wege und wie viel Zeit wird für diese Wege benötigt?

Daneben wurden ergänzend soziodemografische (s. Kapitel 2.2) und gesundheitsbezogene Faktoren erhoben, die Aufschluss über Mobilitätsvoraussetzungen geben [7].

Die Untersuchung **„Mobilität in Deutschland"** findet bereits seit 1976 statt. Damals wurde unter dem Namen „Kontinuierliche Erhebung zum Verkehrsverhalten" (KONTIV 1976) die Mobilität für die westdeutsche Bundesrepublik erfasst. Folgeuntersuchungen waren die KONTIV 1981 und KONTIV 1989. Im wiedervereinten Deutschland fand die erste Erhebung 2002 statt. In diesem Zusammenhang wurde der neue Titel „Mobilität in Deutschland" festgelegt [7]. Die letzte Befragung fand im Jahr 2008 statt, und die im Jahr 2010 veröffentlichten Ergebnisse liegen diesem Kapitel zugrunde. Aktuell wird die neue Befragungswelle „MiD 2016" durchgeführt. Erste Ergebnisse werden zu Ende des Jahres 2017 erwartet.
    Weitere Informationen liefert die Internetseite: http://www.mobilitaet-in-deutschland.de/. Dort kann auch der Ergebnisbericht sowie der Tabellenband kostenlos heruntergeladen werden.
    Für Zwecke der Verkehrspolitik und Verkehrsplanung veröffentlicht das Institut für Verkehrswesen des Karlsruher Instituts für Technologie (KIT) regelmäßig Informationen zum Verkehrsgeschehen und dem Mobilitätsverhalten in Deutschland unter den Titel des **„Deutschen Mobilitätspanels"** (MOP).
    Nähere Informationen bietet die Internetseite: http://mobilitaetspanel.ifv.kit.edu/.

Die zentralen Ergebnisse der MiD 2008 zu Mobilitätskennzahlen, Verkehrsmittelwahl und Wegezweck unterschieden nach soziodemografischen (Geschlecht, Haushaltsgröße sowie Personen ab 60 Jahren) und gesundheitsbezogen Faktoren werden nachstehend vorgestellt.

2.3.1 Mobilitätskennzahlen

Die Mobilitätskennzahlen – Anteil mobiler Personen, Unterwegszeit, Tagesstrecke sowie Wegeanzahl – der MiD 2008 sind für die Gesamterhebung sowie nach Geschlecht, Alter ab 60 Jahren, Haushaltsgröße und gesundheitlichen Einschränkungen in Tabelle 2.2 angegeben.
    Der Anteil aller mobilen Personen betrug in der MiD 2008 90 %, die an einem durchschnittlichen Tag aus dem Haus gehen. Dabei wurden im Mittel 3,4 Wege pro Person und pro Tag bestritten [7].
    Im Vergleich zu jüngeren Altersgruppen zeigte sich in der MiD 2008, dass der Anteil mobiler Personen ab einem Lebensalter von 60 Jahren abnahm; der Anteil mobiler Personen im Alter zwischen 60–64 Jahren betrug 89 %, zwischen 65–74 Jahren 86 % und ab 74 Jahren noch 74 %. Die tägliche Unterwegszeit und die durchschnittlich zurückgelegte Tagestrecke reduzierten sich jedoch erst deutlich bei über 74-Jährigen. Der Vergleich zwischen Männern und Frauen zeigte darüber hinaus, dass Frauen weniger mobil waren als Männer. Sie legten kürzere Tagesstrecken zurück, waren aber vergleichsweise lange unterwegs. Dies zeigte sich insbesondere, wenn

Tab. 2.2: Mobilitätskennzahlen nach soziodemographischen Merkmalen und Vorhandensein von Gesundheitseinschränkungen [7].[a]

Mobilitäts-kennzahlen	Gesamt	Geschlecht		Alter			Haushaltsgröße			Gesundheitliche Einschränkung	
		Frauen	Männer	60–64 Jahre	65–74 Jahre	> 74 Jahre	Einpersonen-haushalt mit einem Erwachsenen 60+	Zweipersonen-haushalt mit zwei Erwachsenen 60+	Vorhanden, Personen 60+	Nicht vorhanden, Personen 60+	
Anteil mobiler Personen (in %)	90	89	91	89	86	74	82	85	78	87
Durchschnittliche Unterwegszeit in Min. pro Tag	79	76	81	83	81	58	75	77	65	82
Tagesstrecke in km	39	33	46	35	28	16	21	28	18	29
Durchschnittliche Wege-anzahl pro Person und Tag	3,4	3,3	3,5	3,5	3,2	2,3	3,1	3,0	2,7	3,4

[a] Hinweis: Quelle: Mobilität in Deutschland 2008. Ergebnisbericht [7]; Daten für Gesamt s. S. 24, 28; Geschlecht s. S. 79; Altersgruppen s. S. 75; Haushaltsgröße s. S. 63, 64 sowie Gesundheitliche Einschränkungen s. S. 86.

innerhalb der Gruppe der älteren Personen weiter nach Geschlecht differenziert wurde (s. Tabelle 2.3) [7].

Tab. 2.3: Wegecharakteristika bei Frauen und Männern ab 60 Jahren [7].

Altersgruppen	60–64 Jahre		65–74 Jahre		> 74 Jahre	
Geschlecht	Frauen	Männer	Frauen	Männer	Frauen	Männer
Unterwegszeit in Min. pro Tag	80	85	75	87	50	69
Tagesstrecke in km	33	37	23	33	12	20
Durchschnittliche Wegeanzahl pro Tag	3,3	3,7	3,0	3,5	2,0	2,7

Die Anzahl der Einpersonenhaushalte hat sich zur MiD 2002 weiter erhöht. In der Folge stieg auch der Anteil der Einpersonenhaushalte an den Gesamthaushalten in Deutschland. Diese Entwicklung ist insbesondere auf den Wandel der Altersstruktur (s. Kapitel 2.1) zurückzuführen. Das stärkste Wachstum an Einpersonenhaushalten war bei über 60-Jährigen Personen, insbesondere bei Frauen, zu verzeichnen. Die Auswertungen zeigten, dass Personen ab 60 Jahre, die in einem Einpersonenhaushalt lebten eine geringere Mobilität aufwiesen als Erwachsene ab 60 Jahren, die in einem Zweipersonenhaushalt lebten (s. Tabelle 2.2). In einem Mehrpersonenhaushallt zu leben wirkt sich offenbar positiv auf die Mobilität und Verkehrsteilnahme aus [7].

Neben den soziodemografischen Faktoren des Alters, des Geschlechts und der Haushaltsgröße bestimmen gesundheitsbezogene Faktoren die Mobilität und die Möglichkeit am Verkehr teilzunehmen. In der MiD 2008 wurde dieser Aspekt abgebildet, indem die Befragten Informationen zu gesundheitlichen Einschränkungen (Gehbehinderung, Sehbehinderung und Sonstige) angaben. 13 % der Befragten gaben an, davon betroffen zu sein, wovon sich wiederum hiervon 58 % dadurch in ihrer Mobilität beeinträchtigt sahen. Erwartungsgemäß stieg die Anzahl genannter gesundheitlicher Beeinträchtigungen mit dem Lebensalter an. Im Vergleich zur Vorgängerbefragung der MiD 2002 zeigte sich jedoch eine abnehmende Tendenz. So gaben bei der MiD 2002: 22 % der 60–64 Jährigen, 28 % der 64–74-Jährigen sowie 47 % der über 74-Jährigen an, an gesundheitlichen Einschränkungen zu leiden. In der MiD 2008 betrugen die Anteile dagegen: 60–64 Jahre: 24 %, 65–74 Jahre: 25 % sowie > 74 Jahre: 45 %. Dies wurde als Indiz für eine bessere Gesundheit und besserer körperlicher Fitness interpretiert [7].

Gegenüber der Vorgängerbefragung MiD 2002 erhöhte sich die Anzahl der Wege um 0,1 Prozentpunkte, was ein leichtes Wachstum der Mobilität darstellte. Die altersspezifische Entwicklung der Mobilität der MiD 2002 im Vergleich zur MiD 2008 zeigte in nahezu allen Altersklassen eine Zunahme; insbesondere für Personen ab 60 Jahren. So nahm beispielsweise der Anteil der über 65-Jährigen von 2002 zu 2008 um 16 % zu, der Anteil der Mobilität über 65-Jähriger stieg allerdings überproportional um 31 %. So wurde in der MiD 2008 auch eine größere Anzahl an Wegen als in der MiD 2002 zurückgelegt, allerdings gab es nur geringfügige Änderungen in der Tagesstrecke. Personen zwischen 65 – 74 Jahre wiesen einen Zuwachs von 2,8 Wegen in der MiD 2002 auf 3,2 in der MiD 2008 auf. Personen ab 74 Jahren verzeichneten einen Anstieg von 2,0 Wegen in der MiD 2002 auf 2,3 Wege in der MiD 2008. Weiterführende Kohortenanalysen ergaben, dass Veränderungen insbesondere auf biografische Effekte zurückzuführen waren; so waren ältere Generationen in der MiD 2008 bedingt durch ihre Lebensumstände mobiler als ältere Personen früherer Kohorten. Die Zunahme der Mobilität ist somit maßgeblich auf den Anstieg aktiverer älterer Personen zurückzuführen [7].

2.3.2 Modal Split

Neben den Mobilitätskennzahlen liefert das Modal Split, die Analyse zu den verwendeten Verkehrsmitteln zur Bestreitung der Wege, planungsrelevante Informationen für die infrastrukturelle Ausstattung des Raums. Die Tabelle 2.4 stellt die Modal Split Ergebnisse der MiD 2008 für die Gesamterhebung nach Alter, Haushaltsgröße sowie gesundheitliche Einschränkungen dar. Die Verkehrsmittel werden in diesem Zusammenhang aufgeschlüsselt nach dem sogenannten „Motorisierten Individualverkehr" (MIV) und dem „Nicht Individualisierten Individualverkehr" (NMIV). Zu erstem zählt insbesondere der Personenkraftwagen (PKW) als auch das Motorrad, das Moped und der Lastkraftwagen (LKW). Der NMIV setzt sich zusammen aus „Zu Fuß gehen" und „Fahrradfahren". Zusammen mit dem Öffentlichen Personenverkehr (ÖPV) bilden sie den sogenannten „Umweltverbund".

Die Auswertungen zur Verkehrsmittelwahl (Modal Split) zeigten, dass der PKW, der zu 43 % der Befragten als Selbstfahrer und zu 15 % durch Mitfahrer genutzt wurde, nach wie vor das häufigste Verkehrsmittel darstellt. Der PKW wurde häufiger von Männern als von Frauen verwendet (Unterschiede nach Geschlecht in Tabelle 2.4 nicht dargestellt). Trotz der hohen Bedeutung des PKWs über alle Altersgruppen nahm die Inspruchnahme als Selbstfahrer bei 60-jährigen und älteren Personen ab. Dennoch blieb der PKW auch im höheren Alter das am häufigsten genutzte Verkehrsmittel. Im höheren Alter spielte die Nutzung des PKW als Mitfahrer eine zunehmende Rolle; so ließ sich sowohl bei Frauen als auch bei Männern im höheren Alter eine Zunahme der Nutzung des PKW als MIV-Mitfahrer feststellen. Die Bedeutung des PKWs bildete sich ebenso in der Entwicklung des Führerscheinbesitzes ab. Ein zunehmender Anteil älterer Personen verfügte über einen Führerschein, und der Anteil Frauen mit Führerschein stieg in allen Altersgruppen [7].

Die Tabelle 2.4 zeigt auch, dass die Wahl des Verkehrsmittels (Modal Split) sich mit zunehmendem Alter auf das Zufußgehen verlagert. So wurden bei Personen ab 74 Jahren beispielsweise 38 % der Alltagswege zu Fuß zurückgelegt. Ein deutlicher Geschlechterunterschied war erkennbar: Im Alter zwischen 65 – 74 Jahre gingen 36 % der Frauen und 28 % der Männer, ab 75 Jahren 43 % der Frauen und 34 % der Männer zu Fuß. Auch die Siedlungsstruktur beeinflusste das Zufußgehen: in Kreisstädten gingen

Tab. 2.4: Modal Split (Verkehrsaufkommen) nach Alter, Haushaltsgröße und Vorhandensein von Gesundheitseinschränkungen [7].[a,b]

Modal Split (in %)	Gesamt	Alter			Haushaltsgröße			Gesundheitliche Einschränkung[c]	
		60–64 Jahre	65–74 Jahre	> 74 Jahre	Einpersonenhaushalt mit einem Erwachsenen 60+	Zweipersonenhaushalt mit zwei Erwachsenen 60+		Vorhanden, Personen 60+	Nicht vorhanden, Personen 60+
ÖPV	9	5	6	11	11	6		9	7
MIV (Fahrer)	43	47	39	31	33	40		39	40
MIV (Mitfahrer)	15	11	12	12	6	15		12	10
Fahrrad	10	11	10	7	10	10		8	11
Zu Fuß	24	26	32	38	39	30		33	33

[a] Hinweis: Quelle: Mobilität in Deutschland 2008. Ergebnisbericht [7]; Daten für Gesamt: s. S. 77; Altersgruppen s. S. 77; Haushaltsgröße s. S. 66 sowie Gesundheitliche Einschränkungen s. S. 86.
[b] Hinweis: Informationen zum Modal Split nach Geschlecht nicht im Ergebnisbericht oder im Tabellenband nach dieser Kategorisierung verfügbar.
[c] Hinweis: Keine Angabe, ob Modal Split nach Verkehrsaufkommen oder Verkehrsleistung.

41 % zu Fuß, in verdichteten und ländlichen Kreisen dagegen nur 37 %. In Abhängigkeit vom ökonomischen Status und dem Alter (über 75-Jährige) gingen 37 % mit sehr niedrigem Status zu Fuß, 49 % mit niedrigem Status, 37 % mit mittlerem Status, 39 % mit hohem Status und 33 % mit sehr hohem ökonomischen Status (nähere Informationen zur Kategorisierung des ökonomischen Status, s. [7], S. 17).

In Deutschland besitzen 82 % der Haushalte mindestens ein Fahrrad; in 30 % der Haushalte stehen sogar drei oder mehr Fahrräder zur Verfügung. Somit hat sich im Vergleich zur Vorgängerbefragung MiD 2002 auch die Fahrradnutzung leicht erhöht. Im Vergleich zu jüngeren Altersgruppen gewann das Fahrradfahren an Bedeutung. Dennoch ließ das Fahrradfahren mit zunehmendem Alter nach. Ein Einfluss des Geschlechts auf das Fahrradfahren im höheren Alter ließ sich jedoch nicht erkennen [7].

Nach wie vor ist die Wahl des Verkehrsmittels auch geschlechtsspezifisch geprägt. So nutzten auch ältere Frauen den ÖPV häufiger als ältere Männer. Der Anteil an Personen zwischen 64–74 Jahren betrug bei den Frauen 8 %, bei den Männern 4 %; über 74-Jährige: Frauen 15 %, Männer 8 %. Erwartungsgemäß war die Nutzung des ÖPV in dichter besiedelten Regionen, insbesondere in Kernstädten, deutlich ausgeprägter. Allerdings wurde eine vermehrte Nutzung des ÖPV nicht für die regelmäßige, sondern für die Gelegenheitsnutzung beobachtet. Ein deutlicher Zusammenhang zwischen Nutzung des ÖPV und ökonomischem Status (gemessen am Einkommen) wurde nicht festgestellt.

Im Vergleich zu Haushalten mit jüngeren Personen zeigte sich, dass der Gesamtanteil der PKW-Nutzung am geringsten in Haushalten mit Personen über 60 Jahren war. Dies war insbesondere auf die geringere Verfügbarkeit eines PKWs zurückzuführen. Sofern jedoch ein PKW im Haushalt zur Verfügung stand, wurde dieser auch überwiegend als Selbstfahrer genutzt.

Der Vergleich der Verkehrsmittelwahl bei älteren Personen mit und ohne gesundheitliche Einschränkungen zeigte, dass der Anteil der Personen, die einen PKW als Verkehrsmittel (MIV Fahrer, Mitfahrer) wählten bei Personen mit gesundheitlichen Einschränkungen höher war als bei Personen ohne Einschränkungen. Fahrradfahren und die Nutzung des ÖPV dagegen wurden im Vergleich zu den anderen Fortbewegungsmitteln, weniger häufig gewählt. Der PKW aber auch das Fahrrad können in diesem Zusammenhang als Hilfsmittel interpretiert werden, die es trotz gesundheitlicher Einschränkungen ermöglichen, mobil zu bleiben. Überlegungen zu obligatorischen Überprüfung der Fahrtauglichkeit im höheren Lebensalter (s. Kapitel 7 und 8) sollten dies berücksichtigen und sicherstellen, dass Mobilität auch bei Verzicht des Führerscheins gewährleistet ist.

Tab. 2.5: Wegezweck nach Geschlecht, Alter und Haushaltsgröße [7, 17].[a,b,c]

Wegezweck (in %)	Gesamt[a]	Geschlecht[a]		Alter[b]			Haushaltsgröße[b]	
		Frauen	Männer	60–64 Jahre	65–74 Jahre	> 74 Jahre	Einpersonenhaushalt mit einem Erwachsenen 60+	Zweipersonenhaushalt mit zwei Erwachsenen 60+
Freizeit	32	33	32	33	39	37	37	38
Einkauf	21	23	18	30	33	37	35	34
Private Erledigungen	12	13	12	18	21	24	23	21
Begleitung	8	10	7	5	4	2	2	4
Dienstlich	7	3	10	5	1	–	1	1
Ausbildung	6	6	6	–	–	–	–	–
Arbeit	14	12	15	9	2	1	2	2

[a] Hinweis: Quelle: Mobilität in Deutschland 2008. Tabellenband, Wegetabellen [17]; Daten für Gesamt s. S. 3 sowie Geschlecht s. S. 3
[b] Hinweis: Quelle: Mobilität in Deutschland 2008. Ergebnisbericht [7]; Daten für Altersgruppen s. S. 76 sowie Haushaltsgröße s. S. 65.
[c] Hinweis: Informationen zum Wegezweck für Personen mit gesundheitlichen Einschränkungen nicht für diese Wegezweck-Kategorien verfügbar.

2.3.3 Wegezwecke

Die Wahl des Verkehrsmittels (Modal Split s. o.) ist wesentlich davon geprägt, welcher Aktivität nachgegangen wird. So wurden in der MiD 2008 folgende Wegezwecke unterschieden: Freizeit, Einkauf, private Erledigungen, Begleitung, dienstlich, Ausbildung oder Arbeit. Gemessen am Hauptzweck des Weges weist Tabelle 2.5 diese Wegezwecke unterschieden nach Geschlecht, Alter und Haushaltsgröße aus. Informationen zu Personen mit gesundheitlichen Einschränkungen lagen in dieser Kategorisierung leider nicht vor.

Die geschlechtsspezifische Analyse der Wegezwecke verdeutlicht, dass über alle Altersgruppen hinweg Frauen einen höheren Anteil an Begleit- und Einkaufswegen als Männer haben, letztere dagegen eher dienstliche und Arbeitswege aufweisen. Die Daten verdeutlichen, dass mit zunehmendem Lebensalter die Wegezwecke „Freizeit" und „Einkaufen" an Bedeutung gewinnen. Dieser Befund bestätigte sich auch im Kohortenvergleich. Die Bedeutung der berufsbezogenen Wegezwecke (Ausbildung, Arbeit, dienstlich) sind im Vergleich zu den Gesamtbefragten erwartungsgemäß von geringerer Bedeutung. In der Zusammenschau mit der durchschnittlichen Wegezahl pro Tag (s. Tabelle 2.2) steigt somit die Konzentration auf Wege, die dem Zweck der alltäglichen Versorgung dienen (s. dazu auch Kapitel 4–6). Ein entsprechendes Bild liefern die Daten nach Haushalten mit Personen ab 60 Jahren; auch hier stellten Einkaufs-, Erledigungs- und Freizeitwege die häufigsten Wegezwecke (Tabelle 2.5).

2.4 Verkehrssicherheit

Die Gruppe der älteren Menschen ist sehr heterogen, insbesondere hinsichtlich ihrer funktionalen Fähigkeiten bzw. Einschränkungen (s. Kapitel 2.2.3). Entsprechend determiniert die funktionale Kompetenz auch Art, Dauer und Häufigkeit der Verkehrsteilnahme älterer Personen, die sich deutlich von jüngeren Personen unterscheiden kann, aber nicht muss! Inwiefern sich funktionale Fähigkeiten und Einschränkungen auf das Unfallgeschehen in Deutschland auswirken, wird im folgenden Unterkapitel anhand der vom Statistischen Bundesamt veröffentlichten Unfallstatistik 2014 – Unfälle von Senioren im Straßenverkehr 2014 dargestellt. Wesentliche Eckdaten zum Unfallgeschehen älterer Personen ab einem Lebensalter von 65 Jahren oder älter werden umrissen. Die Publikation legt dabei folgende Definitionen zu Grunde:

Begriffe der Straßenunfallstatistik

Unfälle mit Personenschaden	Unfälle, bei denen Personen verletzt oder getötet wurden, unabhängig von der Höhe des Sachschadens [18].
Beteiligte	Fußgänger oder Fahrzeugführer, die selbst oder deren Fahrzeug Schäden erlitten oder hervorgerufen haben. Nicht dazu zählen verunglückte Mitfahrer [18].
Hauptverursacher	ist der Beteiligte, der nach Einschätzung der Polizei die Hauptschuld am Unfall trägt [18].
Verunglückte	umfassen Personen – auch Mitfahrer – die bei einem Unfall verletzt oder getötet wurden: Weiter wird differenziert zwischen Getöteten (Personen, die aufgrund der Unfallfolgen innerhalb von 30 Tagen nach einem Unfall verstarben), Schwerverletzten (Personen, die unmittelbar in einem Krankenhaus zur stationären Behandlung für mindestens 24 Stunden aufgenommen wurden) sowie Leichtverletzten (alle übrigen Verletzten, die nicht zu den Getöteten oder den Schwerverletzten zählen) [18].
Unfallursachen	durch die Polizei unmittelbar festgestellte Ursachen und Umstände, die zu einem Unfall führten. Unterschieden wird zwischen allgemeinen Unfallursachen (z. B. Witterungs- und Straßenverhältnisse, Hindernisse) und personenbezogenem Fehlverhalten (z. B. Vorfahrtsmissachtung, zu schnelles Fahren) [18].

Hinweis: Das Statistische Bundesamt veröffentlicht regelmäßig und kostenlos eine Unfallstatistik über das Unfallgeschehen von Senioren im Straßenverkehr im Internet: https://www.destatis.de/DE/Zahlen Fakten/Wirtschaftsbereiche/TransportVerkehr/Verkehrsunfaelle/Verkehrsunfaelle.html. (04.04.2016)

Im Berichtsjahr 2014 waren 70.856 ältere Menschen an Unfällen mit Personenschäden beteiligt. Der Anteil der älteren Menschen an Unfällen mit Personenschäden entspricht damit 12,6 %. Unter Berücksichtigung des Bevölkerungsanteils älterer Menschen (s. Kapitel 2.1) haben diese somit eine unterproportionale Unfallbeteiligung. Ursächlich dafür ist die geringe Beteiligung am Straßenverkehr, insbesondere als Fahrzeugführer im Vergleich zu jüngeren Personen (s. Kapitel 2.3). Es darf jedoch aus diesen Zahlen nicht geschlossen werden, dass ältere Personen die sichereren Fahrer sind [18].

Im Vergleich zu früheren Generationen führen ältere Personen ein aktiveres Leben (s. Kapitel 2.3). Dies macht sich deutlich bemerkbar in der Verwendung eines PKWs durch ältere Personen, die in den letzten Jahren angestiegen ist. Allerdings bleibt die durchschnittliche Fahrleistung pro PKW und Jahr unter der der jüngeren Altersgruppen. Eine Ursache ist, dass ältere im Vergleich zu jüngeren Personen eine geringere Verfügbarkeit von PKWs verzeichnen. Dies gilt insbesondere für ältere Frauen [18].

2.4.1 Straßenunfallgeschehen von älteren Personen im Überblick und langfristige Entwicklung

Der Anteil der älteren Personen an den gesamten Personen, die im Straßenverkehr verunglückten, betrug im Berichtsjahr 12,1 %; bei den Todesopfern dagegen war ihr Anteil mit 29,2 % wesentlich höher. Das durchschnittliche Unfallrisiko lag in der

Gesamtbevölkerung bei 486 Verunglückten je 100.000 Einwohner. Im Vergleich dazu war jedoch das Risiko älterer Personen zu verunglücken deutlich geringer: 283 Verunglückte je 100.000 Einwohner (Tabelle 2.6) [18].

Tab. 2.6: Eckdaten von Verkehrsunfällen älterer Personen (65+ Jahre) im Jahr 2014 [18].

	2014	Veränderung zu 2013
	n	in %
Verunglückte je 100.000 Einwohner	283	+6,9
Getötete je 1 Mio. Einwohner	59	-1,6
Verunglückte	47.611	+7,3
Leichtverletzte	34.427	+7,2
Schwerverletzte	12.197	+8,5
Getötete	987	-1,2
Bezugszahlen		
Bevölkerung (1.000)[b]	16.824	+0,4
Frauen	9.582	+0,2
Männer	7.243	+0,6

[a] Hinweis: Quelle: Verkehrsunfälle. Unfälle von Senioren im Straßenverkehr 2014 [18]; s. S. 13 ff.
[b] Hinweis: Basis ist die Zensusfortschreibung Stand 31.12.2013.

Die Analyse der Verletzungsschwere und die Gefahr aufgrund eines Verkehrsunfalls zu versterben zeigte jedoch, dass der Anteil der Schwerverletzten und Getöteten bei den älteren Personen im Vergleich zu den unter 65-Jährigen höher war: 65-Jährige und ältere: Anteil der Schwerstverletzten: 25,6 %; Risiko getötet zu werden: 2,1 % vs. unter 65-Jährige: Anteil der Schwerstverletzten: 16,1 %; Risiko getötet zu werden: 0,7 % [18].

Diese Ergebnisse indizieren zum einen, dass mit zunehmendem Lebensalter nachlassende physische Widerstandskraft vorhanden ist. Zum anderen ist das höhere Sterberisiko auch durch die Art der Verkehrsteilnahme determiniert. Beispielsweise nehmen ältere Personen häufiger als Fußgänger am Straßenverkehr teil (s. Kapitel 2.3) und sind somit einem höheren Risiko ausgesetzt, bei Unfällen schwerwiegende Verletzungen zu erleiden [18].

In der Zusammenschau vorheriger Unfallstatistiken älterer Personen zeigte sich, dass seit dem Jahr 1980 die Gesamtzahl der im Straßenverkehr verunglückten Personen um 28,3 % anstieg. In der Altersgruppe der über 65-Jährigen ist jedoch der Anteil der Getöteten um -69,1 % zurückgegangen. Entsprechend ist das bevölkerungsbezogene Risiko älterer Personen bei einem Verkehrsunfall getötet zu werden im Vergleich von 1980 zu 2014 um 77,6 % gesunken: bei einem Verkehrsunfall Getötete: 1980: 262 Personen je 1 Mio. Einwohner; 2014: 59 Personen je 1 Mio. Einwohner [18].

Auch das Risiko im Straßenverkehr zu verunglücken ist unter Berücksichtigung der Gesamtanzahl der älteren Bevölkerung (ab 65 Jahren) von 1980 auf 2014 gesunken. So verunglückten 304 Personen je 100.000 Einwohner in 1980; im Jahr 2014: 283 je 100.000 Personen. Eine nach Art der Verkehrsteilnahme (Modal Split) differenzierte Analyse der Verunglückten zeigte allerdings, dass das bevölkerungsbezogene Risiko älterer Personen in einem PKW zu verunglücken seit 1980 um 20,8 %, bei Verwendung eines Fahrrads sogar um 67,9 % angestiegen ist. Andererseits ist das Risiko als Fußgänger zu verunglücken um 64,2 % gesunken. Als Ursache wird diskutiert, dass „ältere Personen von heute" häufiger über einen PKW und/oder ein Fahrrad verfügen und diese auch benutzen als im Jahr 1980 [18].

2.4.2 Straßenverkehrsunfälle älterer Personen nach Art der Verkehrsbeteiligung

Die nachstehende Tabelle 2.7 gibt einen Überblick über ältere Personen, die in einem Straßenverkehrsunfall zu Schaden gekommen sind. Neben der Art der Verkehrsbeteiligung, werden eine geschlechtsspezifische Differenzierung vorgenommen und ältere Personen weiter nach jüngeren alten Personen (65 – 74 Jahre) und älteren alten Personen (> 74 Jahre) aufgeteilt.

Die Tabelle 2.7 zeigt, dass etwas weniger als die Hälfte der verunglückten älteren Personen als PKW-Insasse zu Schaden kam 21.823/47.611 (45,8 %). Im Unterschied dazu betrug dieser Anteil unter allen Altersgruppen 55,2 % (nicht in Tabelle ausgewiesen). Die Verletzungsschwere dagegen war bei älteren Personen besonders hoch, so verstarben 249/6.890 (3,6 %) der älteren Fußgänger, in den Altersgruppen unter 65-Jahren jedoch nur 1,1 % (nicht in Tabelle ausgewiesen) [18].

Der geschlechtsspezifische Vergleich unter den 65-Jährigen und älteren weist auf Unterschiede hin. So verstarben 393/987 (39,8 %) der älteren Frauen und 594/987 (60,2 %) der älteren Männer infolge eines Straßenverkehrsunfalls. Bevölkerungsbasierte Vergleiche zwischen verunglückten älteren Frauen und Männern zeigten weiter, dass 337 Männer je 100.000 Personen und 242 Frauen je 100.000 Personen verunglückten und 82 Männer je 1 Mio. Personen und 41 Frauen je 1 Mio. Personen verstarben [18].

Als Ursache wurde in diesem Zusammenhang unterschiedliches Verkehrsverhalten von Frauen und Männern diskutiert. So neigen Frauen im Vergleich zu Männern eher zu einer defensiveren und vorsichtigeren Teilnahme am Straßenverkehr [18].

Tab. 2.7: Verunglückte ältere Personen bei Straßenverkehrsunfällen nach Art der Verkehrsbeteiligung, Altersgruppe und Geschlecht [18] [a]

Verunglückte ältere Personen (n)	Verunglückte (Leicht- und Schwerverletzte, Getötete)					Darunter Getötete				
	Insgesamt[b]	Geschlecht		Alter		Insgesamt	Geschlecht		Alter	
		Frauen	Männer	65–74 Jahre	>74 Jahre		Frauen	Männer	65–74 Jahre	>74 Jahre
PKWs	21.823	11.275	10.545	12.002	9.821	402	170	232	160	242
Fahrräder[c]	13.545	5.785	7.760	7.718	5.827	226	72	154	88	138
Fußgänger[d]	6.890	4.345	2.545	2.837	4.053	249	132	117	62	187
Übrige[e]	5.353	1.803	3.549	3.261	2.092	110	19	91	54	56
Gesamt	47.611	23.208	24.399	25.818	21.793	987	393	594	364	623

[a] Hinweis: Quelle: Verkehrsunfälle. Unfälle von Senioren im Straßenverkehr 2014 [18]; S. 14–15 sowie 18–19.
[b] Insgesamt: Einschließlich Angabe ohne Geschlecht.
[c] Einschließlich Pedelacs.
[d] Einschließlich Fußgänger mit Sport- und Spielgeräten.
[e] Übrige: z. B. Motorräder.
[f] Hinweis: „Übrige" für Differenzierung nach Männern und Frauen nicht ausgewiesen; hier Annahme Differenz „Insgesamt nach Geschlecht" – „PKW, Fahrräder, Fußgänger".

2.4.3 Zeitliche Verteilung von Straßenverkehrsunfällen älterer Personen

Die Analyse der zeitlichen Verteilung von Straßenverkehrsunfällen bei älteren Senioren korrespondiert mit dem Lebensrhythmus (s. Abbildung 2.4). Die Spitzenzeiten der Straßenverkehrsbeteiligung liegen insbesondere am Vormittag und zu den „klassischen" Zeiten des Berufsverkehrs [18].

Von den älteren Personen kamen 28,0 % zwischen 09:00–12:00 Uhr; 10,5 % zwischen 11:00–12:00 zu schaden. Über die Mittagszeit schwankte der Anteil an geschädigten Personen zwischen 8,5 % und 9,5 %. In den Abend- und Nachtstunden dagegen wurde der geringste Anteil an älteren Personen registriert, die verunglückten (5,1 %). Die Analyse der Wochentage verdeutlicht, dass die meisten älteren Personen an einem Donnerstag oder einem Freitag verunglückten (16,1 %), die wenigsten dagegen an einem Sonntag (9,2 %) [18].

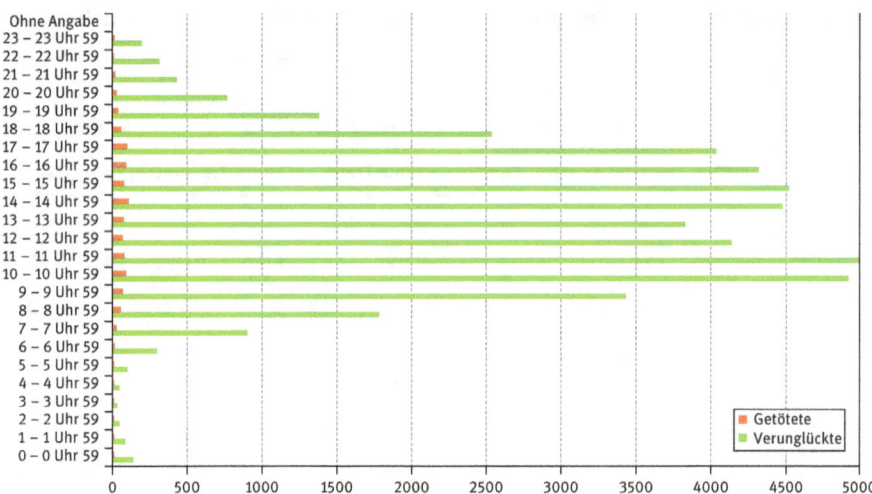

Abb. 2.4: Verunglückte Personen ab 65 Jahren nach Geschlecht und Art der Verkehrsbeteiligung im Jahr 2014 [18].

2.4.4 Beteiligung älterer Personen an Unfällen mit Personenschaden

Die Analyse der Beteiligten an Straßenverkehrsunfällen zeigte, dass ältere Personen an Unfällen mit Personenschaden überwiegend als PKW Fahrer (63,1 %), als Radfahrer (19,8 %) sowie als Fußgänger (10,0 %) beteiligt waren [18].

Der Anteil ab 65-Jähriger an Unfällen mit Personenschäden betrug 12,1 % (PKW: 12,1 %, Radfahrer: 16,4 %, Fußgänger 21,1 %) [18].

Sofern ältere Personen in einen Unfall mit Personenschaden beteiligt waren, trugen sie überwiegend die Hauptschuld (66,9 %), bei mindestens 75-Jährige gar zu 74,9 %. Geschlechtsspezifische Analysen zeigten weiter, dass in allen Altersgruppen bis 60 Jahren männliche im Gegensatz zu weiblichen PKW-Fahrern häufiger Hauptverursacher von Unfällen waren; ab 60 Jahren dagegen, sind häufiger die Frauen verantwortlich (s. Tabelle 2.8) [18].

2.4.5 Unfallursachen von Unfällen mit Personenschaden

Die Analyse der Unfallursachen von Unfällen mit Personenschaden verdeutlicht, dass ältere Menschen im Vergleich zu jüngeren in komplexen Straßenverkehrssituationen schneller den Überblick verlieren (s. Tabelle 2.9) und spiegeln wahrscheinlich altersbedingte Einschränkungen der Wahrnehmungsfähigkeit wider. Leichtsinniges Straßenverkehrsverhalten dagegen spielte eine untergeordnete Rolle [18].

Tab. 2.8: Fehlverhalten älterer Fahrzeugführer bei Unfällen mit Personenschaden 2014 [18].[a]

	Insgesamt	Alter								
		65–70 Jahre			70–75 Jahre			> 75 Jahre		
		Gesamt	Frauen	Männer	Gesamt	Frauen	Männer	Gesamt	Frauen	Männer
Alle Beteiligte (n)										
PKW	371.095	12.569	4.105	8.464	13.100	4.103	8.996	19.074	5.326	13.747
Übrige Kraftfahrzeuge[b, c]	88.609	1.978	104	1.874	1.471	89	1.382	1.182	90	1.092
Fahrräder[d]	85.199	3.623	1.537	2.086	4.430	1.939	2.490	5.962	2.421	3.541
Fußgänger[e]	33.522	1.270	701	569	1.669	1.010	659	4.123	2.711	1.412
Übrige	6.291	85	27	58	95	36	59	225	114	111
Insgesamt	584.716	19.525	6.474	13.051	20.765	7.177	13.586	30.566	10.662	19.903
Darunter Hauptverursacher in n (%)										
PKW	206.637 (55,7)	7.274 (57,9)	2.413 (58,8)	4.861 (57,4)	8.382 (64,0)	2.740 (66,8)	5.641 (62,7)	14.287 (74,9)	4.083 (76,7)	10.203 (74,2)
Übrige Kraftfahrzeuge[b, c]	47.460 (53,6)	1.047 (52,9)	51 (49,0)	996 (53,1)	823 (55,9)	48 (53,9)	775 (56,1)	686 (58,0)	48 (53,3)	638 (58,4)
Fahrräder[d]	35.801 (42,0)	1.441 (39,8)	563 (36,6)	878 (42,1)	1.796 (40,5)	775 (40,0)	1.020 (41,0)	2.793 (46,8)	1.067 (44,1)	1.726 (48,7)
Fußgänger[e]	8.907 (26,6)	200 (15,7)	90 (12,8)	110 (19,3)	278 (16,7)	147 (14,6)	131 (19,9)	618 (15,0)	338 (12,5)	280 (19,8)
Übrige	3.630 (57,7)	46 (54,1)	10 (37,0)	36 (62,1)	45 (47,4)	10 (27,8)	35 (59,3)	115 (51,1)	51 (44,7)	64 (57,7)
Insgesamt	302.435 (51,7)	10.008 (51,3)	3.127 (48,3)	6.881 (52,7)	11.324 (54,5)	3.720 (51,8)	7.602 (56,0)	18.499 (60,5)	5.587 (52,4)	12.911 (64,9)

[a] Hinweis: Quelle: Verkehrsunfälle. Unfälle von Senioren im Straßenverkehr 2014 [18]; S. 21.
[b] Hinweis: Berechnung „Übrige Kraftfahrzeuge": = „Kraftfahrzeuge zusammen" − „PKW"
[c] Einschließlich E-Bikes, und drei-und leichten vierädrigen Kfz.
[d] Einschließlich Pedelacs.
[e] Einschließlich Fußgänger mit Sport- und Spielgeräten.

So sind die häufigsten Unfallursachen bei älteren Personen das Begehen eines Vorfahrtsfehlers sowie Fehler bei Abbiegen, Wenden, Rückwärtsfahren, Ein- und Anfahren. Auch im Durchschnitt werden diese Fehler häufiger älteren Personen im Vergleich zu jüngeren Altersgruppen angelastet. Im Gegensatz zu jüngeren Straßenverkehrsteilnehmern wurden jedoch Abstandsfehler, nicht angepasste Geschwindigkeit, falsche Straßenbenutzung, Fehler beim Überholen sowie Alkoholeinfluss bei

Tab. 2.9: Fehlverhalten älterer Fahrzeugführer bei Unfällen mit Personenschaden 2014 [18].[a]

Fehlverhalten von Fahrzeugführern in n (%)	Gesamt				PKW				Fahrrad			
	Gesamt	<64 Jahre	Alter 65–74 Jahre	>74 Jahre	Gesamt	<64 Jahre	Alter 65–74 Jahre	>74 Jahre	Gesamt	<64 Jahre	Alter 65–74 Jahre	>74 Jahre
Gesamt	361.935 (100)	293.907 (100)	25.173 (100)	21.148 (100)	248.712 (100)	204.566 (100)	18.425 (100)	16.643 (100)	51.796 (100)	34.905 (100)	4.422 (100)	3.590 (100)
Verkehrstüchtigkeit	20.101 (5,6)	17.546 (6,0)	1.341 (5,3)	1.171 (5,5)	13.244 (5,3)	11.417 (5,6)	904 (4,9)	909 (5,5)	4.267 (8,2)	3.736 (10,7)	299 (6,8)	208 (5,8)
Alkoholeinfluss	13.011 (3,6)	12.238 (4,2)	575 (2,3)	180 (0,9)	7.775 (3,1)	7.397 (3,6)	276 (1,5)	91 (0,5)	3.532 (6,8)	3.240 (9,3)	220 (5,0)	67 (1,9)
Einfluss anderer berauschender Mittel	1.509 (0,4)	1.459 (0,5)	23 (0,1)	26 (0,1)	1.046 (0,4)	1.001 (0,5)	19 (0,1)	26 (0,2)	235 (0,5)	232 (0,7)	2 (0,0)	0 (0,0)
Falsche Straßenbenutzung	24.997 (6,9)	18.397 (6,3)	1.712 (6,8)	1.413 (6,7)	9.867 (4,0)	7.469 (3,7)	719 (3,9)	787 (4,7)	11.732 (22,7)	8.237 (23,6)	859 (19,4)	577 (16,1)
Nicht angepasste Geschwindigkeit	45.888 (12,7)	41.810 (14,2)	1.751 (7,0)	1.281 (6,1)	30.489 (12,3)	27.997 (13,7)	1.120 (6,1)	986 (5,9)	3.885 (7,5)	2.858 (8,2)	331 (7,5)	185 (5,2)
Abstand	49.522 (13,7)	43.901 (14,9)	2.586 (10,3)	1.938 (9,2)	38.906 (15,6)	34.361 (16,8)	2.184 (11,9)	1.809 (10,9)	1.694 (3,3)	1.196 (3,4)	113 (2,6)	51 (1,4)
Überholen	13.084 (3,6)	9.993 (3,4)	762 (3,0)	556 (2,6)	7.777 (3,1)	5.790 (2,8)	537 (2,9)	465 (2,8)	1.288 (2,5)	897 (2,6)	91 (2,1)	59 (1,6)
Vorbeifahren	1.021 (0,3)	774 (0,3)	66 (0,3)	60 (0,3)	724 (0,3)	551 (0,3)	55 (0,3)	45 (0,3)	108 (0,2)	73 (0,2)	4 (0,1)	11 (0,3)

Tab. 2.9: Fehlverhalten älterer Fahrzeugführer bei Unfällen mit Personenschaden 2014 [18].[a] *(Fortsetzung)*

Fehlverhalten von Fahrzeugführern in n (%)	Gesamt	Alter			PKW				Fahrrad			
					Gesamt	Alter			Gesamt	Alter		
		< 64 Jahre	65–74 Jahre	> 74 Jahre		< 64 Jahre	65–74 Jahre	> 74 Jahre		< 64 Jahre	65–74 Jahre	> 74 Jahre
Nebeneinanderfahren	6.031 (1,7)	4.795 (1,6)	357 (1,4)	191 (0,9)	4.133 (1,7)	3.252 (1,6)	282 (1,5)	154 (0,9)	220 (0,4)	156 (0,4)	25 (0,6)	23 (0,6)
Vorfahrt, Vorrang	53.947 (14,9)	41.921 (14,3)	4.770 (18,9)	4.510 (21,3)	43.722 (17,6)	34.395 (16,8)	4.112 (22,3)	3.901 (23,4)	5.082 (9,8)	3.099 (8,9)	434 (9,8)	483 (13,5)
Abbiegen, Wenden, Rückwärtsfahren, Ein- und Anfahren	58.178 (16,1)	45.602 (15,5)	4.847 (19,3)	3.985 (18,8)	46.145 (18,6)	36.905 (18,0)	4.136 (22,4)	3.403 (20,4)	5.428 (10,5)	2.962 (8,5)	434 (9,8)	474 (13,2)
Falsches Verhalten gegenüber Fußgängern	15.979 (4,4)	10.904 (3,7)	1.556 (6,2)	1.301 (6,2)	12.598 (5,1)	8.716 (4,3)	1.392 (7,6)	1.235 (7,4)	1.591 (3,1)	932 (2,7)	78 (1,8)	39 (1,1)
Ruhender Verkehr, Verkehrssicherung	4.010 (1,1)	3.245 (1,1)	297 (1,2)	140 (0,7)	3.459 (1,4)	2.776 (1,4)	277 (1,5)	131 (0,8)	10 (0,0)	5 (0,0)	1 (0,0)	3 (0,1)
Nichtbeachtung der Beleuchtungsvorschriften	422 (0,1)	327 (0,1)	14 (0,1)	12 (0,1)	76 (0,0)	40 (0,0)	8 (0,0)	6 (0,0)	279 (0,5)	235 (0,7)	5 (0,1)	6 (0,2)
Ladung, Besetzung	783 (0,2)	567 (0,2)	37 (0,1)	27 (0,1)	165 (0,1)	135 (0,1)	13 (0,1)	7 (0,0)	210 (0,4)	149 (0,4)	14 (0,3)	16 (0,4)
Andere Fehler beim Fahrzeugführer	67.972 (18,8)	54.125 (18,4)	5.077 (20,2)	4.563 (21,6)	37.407 (15,0)	30.762 (15,0)	2.686 (14,6)	2.805 (16,9)	16.002 (30,9)	10.370 (29,7)	1.734 (39,2)	1.455 (40,5)

[a] Hinweis: Quelle: Verkehrsunfälle. Unfälle von Senioren im Straßenverkehr 2014 [18]; S. 22–23.
[b] Insgesamt: Einschließlich ohne Altersangabe

älteren Personen weniger als Ursache eines Straßenverkehrsfehlverhaltens registriert [18].

Ergänzende Analysen zum Straßenverkehrsverhalten älterer Menschen wiesen aus, dass in 80 % falsches Verhalten beim Überschreiten der Fahrbahn Unfallursache war; so wurde in 65 % der Fälle die Fahrbahn überschritten, ohne auf den Straßenverkehr zu achten [18].

2.5 Fazit

Die Statistiken der MiD 2008 verdeutlichen, dass Mobilität durch raumstrukturelle, soziodemografische und gesundheitsbezogene Faktoren beeinflusst wird. Änderungen im Mobilitätsverhalten sind maßgeblich determiniert von der Verfügbarkeit ökonomischer und zeitlicher Ressourcen, individuellen Fähigkeiten (Wissen, Lernen, Erfahrungen) sowie der körperlichen Leistungsfähigkeit. Aufgrund der absoluten und relativen Zunahme älterer Personen in der Gesellschaft sind Verhaltensänderungen zu erwarten, da sich die Verfügbarkeit eines PKWs verbessert hat und ein Rückgang gesundheitlicher Einschränkungen bei älteren Personen verzeichnet wurde. Allerdings liefert die MiD keine vertiefende Darstellung zur Bedeutung gesundheitsbezogener Faktoren und den Zusammenhängen dieser Faktoren zu raumstrukturellen- und soziodemographischen Faktoren, die die Mobilität beeinflussen (s. Abbildung 2.2).

Aus diesem Grund wird in den Kapiteln 3 – 6 die Longitudinale Urbane Cohorten-Alters-Studie (LUCAS) vorgestellt (Internetseite www.geriatrie-forschung.de, Abruf 04.04.2016). Die repräsentative LUCAS Studie wird seit dem Jahr 2000 in der Metropolregion Hamburg durchgeführt. Schwerpunktthemen sind Förderung und Erhalt der Mobilität im Alter. Dafür wird Mobilität im Kontext der funktionalen Gesundheit betrachtet. Grundlage dafür ist das Verständnis der Mobilität aus der altersmedizinischen Betrachtung heraus, die im folgenden Kapitel dargestellt wird. Des Weiteren wird der sogenannte LUCAS Funktions-Index eingeführt, der es ermöglicht, die heterogene Gruppe der älteren Bevölkerung nach ihrer funktionalen Kompetenz zu unterschieden.

Auch die Daten zum Unfallgeschehen (Verkehrssicherheit) älterer Personen zeigen, dass die Gruppe älterer Personen sehr heterogen ist (s. Kapitel 4 – 6). Unterschiede in funktionaler Gesundheit (z. B. Seh- und Hörvermögen) sowie in unterschiedlicher Wahrnehmungs- und Leistungsfähigkeit (z. B. Reaktionsgeschwindigkeit) determinieren, wie sicher am Straßenverkehr teilgenommen werden kann. Möglichkeiten die Fahrtauglichkeit älterer Personen zu beurteilen und daraus folgende Konsequenzen werden in Kapitel 7 sowie auch in Bezug auf kognitive Beeinträchtigungen in Kapitel 8 vorgestellt.

Literatur

[1] Statistisches Bundesamt. Bevölkerung Deutschlands bis 2060. 13. Koordinierte Bevölkerungsvorausberechnung. Wiesbaden, 2015. Im Internet unter: https://www.destatis.de/DE/Publikationen/Thematisch/Bevoelkerung/ VorausberechnungBevoelkerung/BevoelkerungDeutschland2060Presse5124204159004.pdf?__blob=publicationFile (Abruf 04.04.2016).
[2] Gruenberg EM. The failures of success. Milbank Mem Fund Q Health Soc 1977,55:3–24.
[3] Fries JF. Aging, natural death, and the compression of morbidity. N Engl J Med 1980,303:130–5.
[4] Manton KG. Changing concepts of morbidity and mortality in the elderly population. Milbank Mem Fund Q Health Soc 1982,60:183–244.
[5] Robine JM, Michel JP. Looking forward to a general theory on population aging. J Gerontol A Biol Sci Med Sci 2004,59:M590–7.
[6] Altenburg S, Gaffron P, Gertz C. Teilhabe zu ermöglichen bedeutet Mobilität zu ermöglichen. Diskussionspapier des Arbeitskreises Innovative Verkehrspolitik der Friedrich Ebert Stiftung. In: Abteilung Wirtschafts- und Sozialpolitik der Friedrich-Ebert Stiftung (Hrsg.). WISO Diskurs Expertisen und Dokumentationen zur Wirtschafts- und Sozialpolitik, Bonn, 2009. Im Internet unter: http://library.fes.de/pdf-files/wiso/06482.pdf (Abruf 04.04.2016).
[7] infas Institut für angewandte Sozialwissenschaft GmbH, Deutsches Zentrum für Luft- und Raumfahrt e.V. – Institut für Verkehrsforschung. Mobilität in Deutschland 2008. Ergebnisbericht. Struktur – Aufkommen – Emissionen – Trends. Beauftragt vom Bundesministerium für Verkehr, Bau und Stadtentwicklung, Berlin, Bonn, 2010. Im Internet unter: http://www.mobilitaet-in-deutschland.de/pdf/MiD2008_Abschlussbericht_I.pdf (Abruf 04.04.2016).
[8] Renteln-Kruse W von, Frilling B, Neumann L. Arzneimittel im Alter. In: Kuhlmey A, von Renteln-Kruse W (Hrsg.). Praxiswissen Gerontologie und Geriatrie Kompakt Band 1. Berlin, Boston, Walter de Gruyter GmbH, 2014.
[9] Wurm S, Lampert T, Menning S. Subjektive Gesundheit. In: Böhm K, Tesch-Römer C, Ziese T (Hrsg.). Gesundheit und Krankheit im Alter. Beiträge zur Gesundheitsberichterstattung des Bundes. Robert Koch-Institut Berlin, 2009, S. 79–91.
[10] Tesch-Römer C, Wurm S. Wer sind die Alten? Theoretische Positionen zum Alter und Altern. In: Böhm K, Tesch-Römer C, Ziese T (Hrsg.). Gesundheit und Krankheit im Alter. Beiträge zur Gesundheitsberichterstattung des Bundes. Robert Koch-Institut, Berlin, 2009, S. 7–20.
[11] Dapp U. Gesundheitsförderung und Prävention selbständig lebender älterer Menschen. Eine medizinisch-geographische Untersuchung. 1. Auflage, Stuttgart, Verlag W. Kohlhammer, 2008.
[12] Menning S, Hoffmann E. Funktionale Gesundheit und Pflegebedürftigkeit. In: Böhm K, Tesch-Römer C, Ziese T (Hrsg.). Gesundheit und Krankheit im Alter. Beiträge zur Gesundheitsberichterstattung des Bundes. Robert Koch-Institut, Berlin, 2009, S. 62–78.
[13] WHO – World Health Organization. Towards a Common Language for Functioning, Disability and Health: ICF. The International Classification of Functioning, Disability and Health. Geneva, 2002. Im Internet unter http://www.who.int/classifications/icf/icfbeginnersguide.pdf?ua=1 (Abruf 27.05.2016).
[14] WHO – World Health Organisation. Internationale Klassifikation der Funktionsfähigkeit, Behinderung und Gesundheit. DIMDI – Deutsches Institut für Medizinische Dokumentation und Information, DIMDI (Hrsg.), Genf, 2005. Im Internet unter: http://www.dimdi.de/dynamic/de/klassi/downloadcenter/icf/stand2005/ (Abruf 27.05.2014).
[15] Bollheimer C, Lüttje D. Geriatrie. In: Pantel J, Schröder J, Bollheimer C, Sieber C, Kruse A (Hrsg.). Praxishandbuch Altersmedizin. Geriatrie – Gerontopsychiatrie – Gerontologie. 1. Auflage, Stuttgart, Verlag W. Kohlhammer, 2014, S. 50–54.

[16] Fuchs J, Busch MA, Gößwald A, Hölling H, Kuhnert R, Scheidt-Nave C. Körperliche und geistige Funktionsfähigkeit bei Personen im Alter von 65 bis 79 Jahren in Deutschland Ergebnisse der Studie zur Gesundheit Erwachsener in Deutschland (DEGS1). Bundesgesundheitsbl 2013, 56:723–732.

[17] infas Institut für angewandte Sozialwissenschaft GmbH, Deutsches Zentrum für Luft- und Raumfahrt e.V. – Institut für Verkehrsforschung. Mobilität in Deutschland 2008. Tabellenband. Beauftragt vom Bundesministerium für Verkehr, Bau und Stadtentwicklung, Berlin, Bonn 2010. Im Internet unter: http://www.mobilitaet-in-deutschland.de/pdf/MiD2008_Tabellenband.pdf (Abruf 04.04.2016).

[18] Statistisches Bundesamt. Verkehrsunfälle. Unfälle von Senioren im Straßenverkehr. Statistisches Bundesamt, Wiesbaden 2015. Im Internet unter: https://www.destatis.de/DE/Publikationen/Thematisch/TransportVerkehr/Verkehrsunfaelle/UnfaelleSenioren5462409147004.pdf?__blob=publicationFile (Abruf 28.04.2016).

Jennifer Anders

3 Einflüsse auf die Mobilität im Alter

3.1 Vorbemerkungen

Diese Buchreihe richtet sich an alle Gesundheitsberufe, die direkt in der Versorgung älterer Menschen tätig sind – oder an alle, die mehr über diese Lebensphase wissen wollen. Dazu wurden aktuelle Ergebnisse der Versorgungsforschung und klinischer Forschung für die Umsetzung in der Praxis der Patientenversorgung aufbereitet.

Dieses Buch ist Teil einer Reihe von Publikationen, die neben wissenschaftlichen Artikeln in Fachzeitschriften einer breiten Leserschaft Ergebnisse und praktische Anwendungen der Hamburger Langzeitstudie zum Älterwerden nahe bringen soll. Eine Übersicht dazu findet sich auf der Homepage der Studie im Internet unter www.geriatrie-forschung/LUCAS.de. LUCAS, die Longitudinale Urbane Cohorten-Alters-Studie, verfolgt bereits seit dem Jahr 2000 den Alterungsprozess einer repräsentativen Kohorte älterer Hamburger Bürgerinnen und Bürger [1]. Dabei sind neben langer Beobachtungszeit die Komplexität der erfassten Einflüsse auf das Wohlergehen der älteren Teilnehmer und ihre interdisziplinäre Interpretation besondere Merkmale der Studie [2]. Auch erlauben unter kontrollierten Bedingungen eingebettete Interventionen an bestimmten Stichproben der Kohorte umfassende Einsichten in die Thematik und insbesondere die zeitnahe Umsetzung in praktische Angebote zur Gesundheitsförderung und gezielten medizinischen Begleitung älterer Menschen [3].

3.2 Zum Begriff der Mobilität

Der vorliegende Band widmet sich dem Schwerpunkt Mobilität im Alter. Dazu seien einige Vorbemerkungen gestattet. Bereits auf zellulärer Ebene ist die Fähigkeit zur (gezielten) Fortbewegung neben denen zur Ernährung und Vermehrung eine von drei obligaten Anforderungen an eigenständige Lebensformen vom Bakterium bis zu den höheren Organismen wie den Wirbeltieren. Mit der Komplexität eines Organismus nimmt auch die Komplexität dieser drei Grundeigenschaften zu.

Auf den Menschen angewandt, ermöglichen sie flexible Anpassung auch an schwierige oder wechselnde Umweltbedingungen, den Erhalt der Homöostase und persönlichen Autonomie über das Überleben hinaus als handelndes Subjekt innerhalb einer sozialen Gemeinschaft mit den Möglichkeiten persönlicher Entfaltung und Sinnfindung, Kommunikation und Weitergabe von Gefühlen, Wertvorstellung und Fähigkeiten [4].

Intakte Mobilität ist nicht immer Voraussetzung, aber erleichtert diese Fähigkeiten zumindest wesentlich. Diese bezieht auch psychische „Beweglichkeit" mit ein, da im Unterschied zum Tierreich ältere Menschen auch nach der Phase der organisch-körperlichen Vermehrung die emotionale und bildende Fürsorge für die jüngeren Nachkommen als existenzielle Merkmale unserer Spezies wahrnehmen. Gerade die älteren Generationen sind bei nachlassenden körperlichen Kräften aufgrund der in Kriegszeiten fast regelhaft erlittenen Traumata in Verbindung mit persönlichen Schicksalsschlägen wie Scheidung oder Verwitwung psychisch vulnerabler [5].

„Mobilität" ist ein Begriff, der im jeweiligen Kontext einer Fachsprache unterschiedliche Bedeutungen annehmen kann. Mobilität (vom lateinischen „mobilitas"-„Beweglichkeit") umschreibt die Fähigkeit von Menschen (oder Lebewesen), ihren Standort zwischen verschiedenen Zuständen in ihrer natürlichen oder sozialen Umwelt zu verändern [6].

So meint soziale Mobilität den Wechsel von Personen zwischen sozialen Positionen, oder die intergenerationale Mobilität beschreibt den Schichtwechsel in der Generationenfolge [7]. Arbeitgeber setzen eine Bereitschaft des Wohnortwechsels zugunsten des Arbeitsmarktes oft mit dem Begriff flexible Mobilität des Arbeitnehmers gleich.

Im allgemeinen Sprachgebrauch wird der Begriff Mobilität oft in einer missverständlich verkürzten Weise verstanden, so etwa, über ein Auto zu verfügen oder über ein Mobiltelefon (immer und überall) erreichbar zu sein. Obwohl beide Punkte wichtige Facetten von Mobilität im modernen Leben darstellen [8], sind sie ungeeignet, Komplexität und Bedeutung des Themas für alternde Menschen zu erklären. Im Gegenteil, gerade die erwähnten Punkte verlieren im Alter teils an Bedeutung, wogegen körperliche Gesichtspunkte wie die Fähigkeit zur Bewegung eines Gelenkes im Sinne der Mobilität einer Extremität entscheidend Einfluss nehmen können.

Im Kontext von Betrachtungen zum Alter und deren wissenschaftlicher Begründung im Rahmen von LUCAS ist **Mobilität** ein Schlüsselthema. Folgende **Definition** hat sich dazu bewährt: Mobilität bedeutet die Fortbewegung zur Planung und Durchführung von Aktivitäten im Handlungsraum einer Person aus eigener Kraft und Antrieb in Anpassung an die Umweltbedingungen.

Dieser Ansatz bezieht sich auf andere Definitionen, die die aktive Mobilität (etwa die Fortbewegung mit dem Rad oder zu Fuß) von Formen der passiven Mobilität (sich fahren lassen) abgrenzt [9]. Auch sind alle endogenen, das heißt, dem Menschen innewohnenden Einflüsse wie Motivation, kognitive Fähigkeit zur Planung oder psychischer Antrieb neben den physischen Voraussetzungen wie einem bestimmten Maß an Muskelkraft primär mit erfasst. Die Gegebenheiten der Umwelt, etwa Barrieren wie Stufen, werden erst sekundär betrachtet – nämlich wenn sie aufgrund eingeschränkter primärer Möglichkeiten zum Problem werden und den Betroffenen zur Suche nach alternativen Bewältigungsstrategien zwingen. Erst dann stehen tertiäre Ansätze wie Hilfsmittel oder personelle Unterstützung im Fokus. Diese Definition wendet dabei Modelle der Medizin ebenso auf den Begriff Mobilität an wie das internationale Modell zur Klassifizierung von Funktionen sowie einzelner Aktivitäten mit ihren Auswirkungen auf die soziale Teilhabe [10, 11].

Dies ist sinnvoll, weil so einerseits alle wesentlichen, meist endogenen Einflüsse auf die Fortbewegung und Aktivität älterer Menschen erfasst werden. Andererseits erlaubt die Einordnung in das ICF–Modell (s. Kapitel 2.2.3 sowie 4.1) die Anwendung etablierter, altersmedizinischer Methoden zur Diagnostik und Therapie etwaiger Störungen. So würde etwa in der Praxis ein Fitnessprogramm für ältere Menschen scheitern, wenn es nicht auch die Frage der Motivation dieser Zielgruppe zu körperlichem Training mit anspräche [12]. Das Führen eines Kraftfahrzeuges und die Fahreignung hängen im Alter neben vermeidbaren und vorübergehenden Beeinträchtigungen etwa durch Alkohol im Wesentlichen auch von der weniger gut zu beeinflussenden individuellen kognitiven Entwicklung ab. Und die Verordnung einer Gehhilfe bei einer im Alter auftauchenden Gangstörung ohne diagnostische Klärung der Ursachen sowie therapeutischer Optionen stellt eine medizinische Fehlversorgung älterer Menschen dar – möglicherweise mit nicht zu unterschätzenden Folgen. Auf diese kurz angeführten Punkte wird hier im Einzelnen eingegangen.

Der Neurophysiologe LURIJA definierte eine Teilfunktion von Mobilität, nämlich die menschliche Motorik, einmal als Produkt von Motivation, Planung und Durchführung einer Bewegung. Die Verwendung weniger Begriffe darf dabei nicht über die komplexen Abläufe hinwegtäuschen, die erforderlich sind, etwa einen Arm zielgerichtet zu bewegen und ein Objekt wie eine Tasse sinnvoll zu verwenden. Erst wenn die Voraussetzungen dazu gestört sind, erschließen sich die vielfältigen Voraussetzungen dazu. Noch anspruchsvoller als die Bewegung eines Körperteiles im Raum ist aber die Fortbewegung der Person selber, und zwar nicht als Selbstzweck, sondern wiederum im Dienst höherer Funktionen wie etwa eigenständiger Haushaltsführung oder der Erleichterung sozialer Teilhabe (Treffen mit anderen Menschen). Von dieser Warte betrachtet, ergibt sich eine enge Verzahnung der Mobilität im Alter mit dem Grad an Freiheit, die ein älterer Mensch sich einräumen kann [13].

3.3 Einflüsse auf die Mobilität im Alter

Aus den einleitenden Überlegungen geht hervor, dass Mobilität eine komplexe Leistung darstellt deren Beeinträchtigung immer, aber besonders im Alter bei verminderten Möglichkeiten der Kompensation, beträchtliche Konsequenzen wie Einschränkungen sozialer Teilhabe oder Beanspruchung personeller Unterstützung als Ausdruck manifester Pflegebedürftigkeit nach sich ziehen kann.

Zu berücksichtigen sind bei der Beurteilung der (Fähigkeit zur) Mobilität im Alter alle Einflüsse, die Mobilität im Sinne des erweiterten altersmedizinischen Verständnisses direkt beeinträchtigen oder kompensierende Möglichkeiten reduzieren.

Eine körperlich unbeeinträchtigte, aber demenziell erkrankte Person etwa kann sich beispielsweise ungehindert im Raum bewegen, sich aber eventuell nicht mehr räumlich oder zeitlich orientieren oder eine Ampelanlage adäquat nutzen. Dagegen ist eine durch körperliche Erkrankungen wie fortgeschrittene Arthrosen (Gelenkverschleiß) betroffene Person zunächst in der motorischen Fortbewegung eingeschränkt, kann aber durch Planung, Nutzung von Hilfen wie Behindertentransporte oder Hilfsmittel sowie Einnahme von Schmerzmitteln diese Einschränkungen soweit ausgleichen, dass individuelle Lebensqualität, soziale Teilhabe und selbstständige Lebensführung erhalten bleiben [14].

Eher die Ausnahme ist ein Mobilitätsproblem im Alter, das Folge einer isolierten (dann oft sehr schweren) Erkrankung ist. So hat eine Querschnittsverletzung des Rückenmarkes dramatische Folgen für junge und ältere Betroffene. Eine depressive Erkrankung kann Patienten jeden Alters jeglichen Antrieb rauben [15].

Tab. 3.1: Einflüsse auf die Mobilität im Alter.

Schützende Faktoren	Schädigende Faktoren
Ernährung mit natürlichen Nährstoffen (ausreichend proteinhaltige Nahrungsmittel, Gemüse, Mineralien)	Fehl- und Mangelernährung
Körperliche Aktivität (Kraft- und Balancetraining)	Inaktiver Lebensstil, passive Fortbewegung
Aktiver Alltag	Servicedienste
Ehrenamt, Fürsorge für Andere	Alleinige Pflege von Anderen
Soziale Bindungen	Verluste von Angehörigen, Freunden
Lebenslange Bildung	Routinen
Präventivmedizin Zahnvorsorge, Früherkennung und medikamentöse Behandlung von Diabetes mellitus oder Hypertonus, Impfungen (gem. STIKO)	Noxen wie Alkohol, Nikotin, Multimedikation mit ungeeigneten Medikamenten
Regeneration von Reserven, Rehabilitation nach Erkrankungsschüben	Erkrankungen des Bewegungsapparates, maligne, rheumatische und neurodegenerative Erkrankungen sowie psychische Erkrankungen
Biografie-Arbeit, Psychotherapie	Schwere psychische Traumata in der Biografie

Alterstypisch dagegen ist die Kumulation von (streng für sich genommen wenig wirksamen) Problemen und krankmachenden Einflüssen. Diese verhindern die bisher selbstverständliche Nutzung individueller Fähigkeiten und zehren an den Reserven, bis Körper, Psyche und das soziale Umfeld an die Grenzen der Belastbarkeit gelangen, woraus massivere Folgeprobleme entstehen können. Es sind zunächst unspezifische Symptome, die auf einer Vielzahl spezifischer Erkrankungen beruhen können. Typisch ist dabei eine zunächst schleichende Entwicklung unter Beteiligung von biografischen Erfahrungen und Lebensstilführung, die im Laufe des Lebens erworben wurden mit einer teils dramatisch beschleunigten Pathogenese gegen Ende der Entwicklung [16].

Die Abbildung 3.1 unterteilt mögliche, zur Beeinträchtigung von Mobilität führenden Faktoren im Alter. Dabei wurde wegen der Übersichtlichkeit auf die Darstellung von Wechselwirkungen verzichtet. Wechselwirkungen aber machen Probleme der Mobilität im Alter zur Herausforderung.

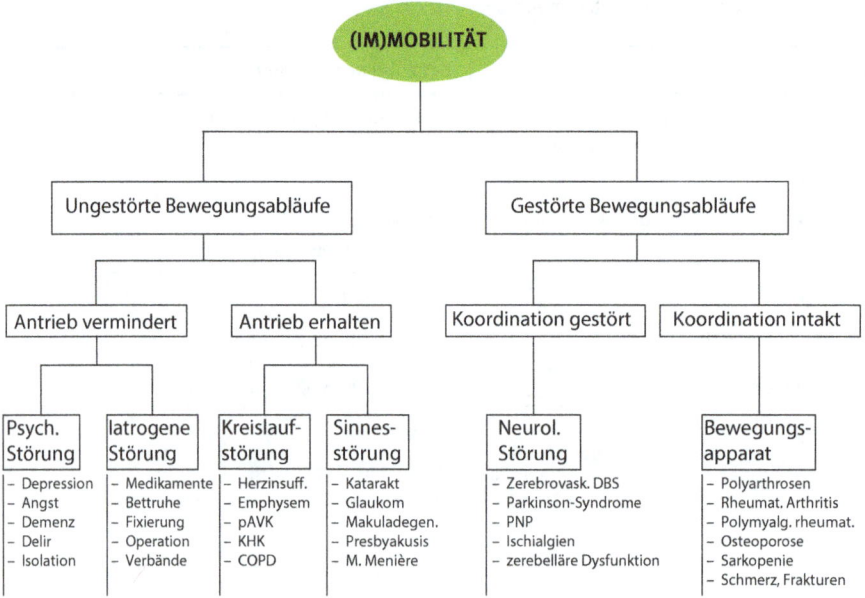

Abb. 3.1: Mobilität im Alter und Immobilitätssyndrom. Darstellung nach [17].

Durch Laien wird oft nur diese Zuspitzung wahrgenommen und dann wie folgt geschildert: „Großmutter war immer rüstig, Herz und Hand der Familie, hat überall angepackt. Aber von dem Oberschenkelhalsbruch im Winter hat sie sich nie mehr richtig erholt. Da ging es rasch bergab, Krankenhaus, Pflegeheim – vor Ostern war sie dann verstorben!"

Fallbeispiel Ia
Bei näherer Betrachtung dieses Falles ergeben sich viele Faktoren, die zunächst verkannt und letztendlich wie schicksalshaft gewirkt haben. Die Großmutter litt seit einer Knochentuberkulose in der Jugend an einer deformierten Hüfte mit eingeschränkter Gelenkbeweglichkeit. Sie wusste sich lange durch angepasste Bewegungsabläufe zu behelfen, mied aber längere Gehstrecken zu Fuß oder auf dem Rad. Dadurch nahm langsam die Kondition ab. In Verbindung mit einer kohlehydratreichen (energiereichen) Ernährung bildeten sich Ablagerungen in den Gefäßen und in der Folge Durchblutungsstörungen der Nieren und im Gehirn. Nach dem Tod ihres Ehemannes verzichtete die Großmutter öfter auf Fleisch, ohne sich bewusst vegetarisch zu ernähren. Die Muskelmasse nahm ab, gleichzeitig verschleierte die geringe Menge anfallender Abbauprodukte des Proteinstoffwechsels (Kreatinin) das Ausmaß der Nierenschädigung. Immer öfter traten Schwindelsymptome auf, die Großmutter versuchte, mit einem Pflanzenextrakt selbst zu behandeln. Dieser lag allerdings in stark alkoholischer Lösung vor und verstärkte so die Gleichgewichtsprobleme. Die ältere Dame fühlte sich zunehmend unsicher auf den Beinen. Sie vermied daher körperlich anstrengende Gänge und gab ihr Ehrenamt in der Kindergruppe ihrer Kirchengemeinde auf. Zeitgleich trat die Enkeltochter, eine wichtige Bezugsperson, ihr Studium in einer anderen Stadt an, und die letzte gleichaltrige Vertraute starb. Schließlich kam es zu Stolperstürzen noch ohne Verletzung, aber mit Auslösung von Sturzangst. Teils aus Scham, teils aus einem falschen Nihilismus heraus („das ist das Alter, da kann man eh nichts mehr machen") vertraute sich die ältere Dame ihrem Hausarzt nicht an. Im Gegenteil, sie versuchte bei Besuchen in der Hausarztpraxis und gegenüber Angehörigen eine heitere, äußerlich gepflegte Fassade aufrecht zu erhalten. So fand sich eine Friseuse, die auch Hausbesuche machte. In Verbindung mit der Sorge um die subjektiv empfundene körperliche Verunsicherung und die seelischen Verluste stellte sich eine Depression ein. Diese wurde verstärkt durch die Reaktivierung traumatischer Erfahrungen in der Kindheit (lange Hospitalisierung und Trennung von der Familie im Rahmen der Tuberkulose). Zum Zeitpunkt des Sturzes auf die Hüfte mit Frakturfolge litt die Großmutter an einer latenten Malnutrition, schweren Depression, massiver Sturzangst bei Gangunsicherheit und beginnenden kognitiven Schwierigkeiten aufgrund der zentralen Durchblutungsstörungen. Eine Abfang- und Schutzreaktion blieb aus, Wundheilungsstörung und eine septische Thrombembolie führten trotz sofortiger chirurgischer Versorgung der Fraktur mit einer Endoprothese zu deliranten Symptomen und schließlich zum Tode. In den letzten Wochen bestand Pflegebedürftigkeit.

Aus diesem Beispiel geht hervor, dass Probleme in mehreren gesundheitlichen Bereichen sich gegenseitig verstärken und die Mobilität massiv schädigen.

Dies gilt nicht nur für den Moment, sondern beeinträchtigt die Prognose der älteren Person auch in der Zukunft durch die Initiation eines Teufelskreislaufes, der zu beschleunigtem funktionellen Abbau, Störung des Stoffwechsels bis zu frühzeitigem Tod führen kann. Ein Beispiel für eine solch bedrohliche Entwicklung ist das Syndrom der (vorzeitigen) Gebrechlichkeit (**Frailty-Syndrom**) [18, 19], dem das nächste Kapitel gewidmet ist.

Durch die Klärung von Beschwerden aufgrund chronischer oder neu erkannter Erkrankungen, Gefahrensituationen und Gangunsicherheit bis zur Sturzneigung können gesundheitliche Reserven (aktive Teilhabe, freiwilliges Engagement, soziale oder geschlechtliche Rollenfunktion) erhalten oder ausgebaut werden. Dies betrifft insbesondere die aktive Mobilität als Schlüsselfunktion. Screening-Verfahren und umfassendes geriatrisches Assessment dienen diesem Zweck.

Einfache Filterverfahren durch kurze Selbstausfüllerfragebögen, Interviewfragen (wahlweise in Eigen- oder Fremdanamnese) sowie kurze Tests erlauben heute die Identifikation älterer Personen mit Risikofaktoren für Mobilitätsprobleme in verschiedenen Settings (Fitnessstudio, Hausarztpraxis, Notaufnahme, Klinik oder Pflegeheim). Insbesondere neu aufgetretene Risiken oder Probleme sollten dann Anlass zu weiterführender Klärung sein [20].

> Das vertiefende geriatrische Assessment beschreibt Schweregrad der Probleme und Auswirkungen auf einzelne Bereiche von Gesundheit respektive Mobilität. Außerdem können medizinische Differentialdiagnosen als mehr oder weniger wahrscheinlich eingeordnet und weiterführende Diagnostik sowie Therapie (oder nach deren Ausschöpfung kompensierende Maßnahmen) zielführend geplant werden.

Auch Einzelmaßnahmen wie die Substitution mit Vitamin D bei Einschränkung der Mobilität außer Haus und erhöhtem Sturzrisiko können durch Besserung der neuromuskulären Koordination in Verbindung mit einer Übungsbehandlung zur Wiederbefähigung (Rehabilitation) führen und ältere Patienten durch die Erfahrung von Selbstwirksamkeit und körperlicher Besserung auch zu psychischer Wiederherstellung führen. Fachgerechte Behandlung einer Depression trägt so zum Erhalt körperlicher Reserven und zur Nutzung des sozialen Potentials bei. Anhand des Fallbeispieles Ia wäre Förderung der Mobilität und entlastende Begleitung der älteren Patientin zu verschiedenen Zeitpunkten möglich gewesen:

Fallbeispiel Ib (idealtypischer Verlauf)
Die Großmutter litt seit einer Knochentuberkulose in der Jugend an einer deformierten Hüfte mit eingeschränkter Gelenkbeweglichkeit: die begleitende Teilnahme an einer Gelenk-Sportgruppe für Ältere mit abwechslungsreichem Training hätte so lange wie möglich einen angepassten Bewegungsablauf und die Kondition erhalten. Der Austausch mit anderen Betroffenen ihrer Generation erweiterte das soziale Umfeld der älteren Dame und ihre psychische Abwehr (Resilienz). Die rechtzeitige Indikation zum Gelenkersatz (elektiv, also zu einem sorgfältig gewählten Termin und nicht unter Notfallbedingungen) in Verbindung mit nährstoff- und proteinreicher (Baustoffe) Ernährung würde perioperativ Abwehr und Muskulatur stärken. Die Rehabilitation nach dem operativen Eingriff hätte die Ressourcen wieder ausbauen und ein Maximum an funktioneller (aktiv-auszuübender) Mobilität erreichen können. Nach dem Tod des Ehemannes der Patientin traten Schwindelsymptome auf, die Ausdruck einer Konfrontation mit dem Tod und der eigenen menschlichen Unsicherheit sowie der körperlichen Gangunsicherheit sein könnten. Statt riskanter Selbstmedikation begleitet der Hausarzt seine Patientin mit ärztlichem Rat und einer Verordnung von Heilmitteln (Stärkung des körperlichen Gleichgewichts) und ggf. Vermittlung einer psychotherapeutischen Krisenintervention (Auseinandersetzung mit dem inneren Ungleichgewicht, existenziellen Ängsten). Neben stützenden Angeboten der Medizin würde mit der Patientin geprüft, wo sie sich noch fordern kann und sollte. Körperlich zu anstrengende Gänge könnten durch den Fahrdienst ihrer Gemeinde „entschärft" und so ihre Erfahrung in der Kinderarbeit ihrer Kirchengemeinde erhalten bleiben. Durch Zuordnung einer jüngeren (robuster, aber unerfahren) Ehrenamtlichen ergäbe sich ein für beide Frauen wertvoller Austausch. Dadurch fiele es der älteren Dame leichter, über den Austausch mit der jüngeren Generation und modernen Medien in Kontakt mit ihrer fernab studierenden Enkeltochter zu bleiben. Käme es zu Zeichen funktioneller Verluste wie Stolpererlebnissen, könnte sich die Patientin in Kenntnis der medizinischen Zusammenhänge aus einschlägigen Gesprächen und Broschüren Hausarzt und Familie anvertrauen. Durch

umfassendes geriatrisches Assessment kann abgeleitet werden, wann und wo eine medizinisch-geriatrische Komplexbehandlung Risiken abwenden und Restressourcen erhalten kann oder ob, zu einem späteren Zeitpunkt, eine Behandlung mit palliativer Zielsetzung die Lebensqualität der Patientin und ein Sterben in Würde wahren könnte. Eigene Vorstellungen dazu hätte die Patientin in vorausverfügenden Dokumenten wie Patientenverfügung und Vorsorgevollmacht hinterlegt.

Wo rehabilitative Behandlung der Mobilitätsprobleme aufgrund schwerer Mehrfachbeinträchtigungen längerfristig nicht möglich ist, ist daher eine ehrliche Ansprache und würdigende Begleitung des älteren Menschen unter Betonung seiner emotionalen Kompetenz Aufgabe und Herausforderung für professionell beteiligte Personen (s. Kapitel 5).

Die ganzheitliche Sicht sowohl in palliativer Betreuung als auch präventiv-medizinischer Versorgung verhindert die Vernachlässigung von individuell bedeutsamen Einflüssen auf Mobilität und Gesundheit im Alter, impliziert aber auch die Nutzung interdisziplinärer Kompetenz. Das geriatrische Assessment erleichtert die Absprache innerhalb eines Teams und die Organisation der nötigen Maßnahmen [21].

Genauso wegweisend ist, dass im Verlauf der Frailty-Kaskade (s. Kapitel 4), einhergehend mit zunehmender Immobilisierung, anscheinend ein „Point of Hard-Return" erreicht wird, der ambulant nicht mehr oder nur mit stärkeren Interventionen (vollstationär) behandelbar ist. Erkenntnisse aus den verschiedenen LUCAS-Teilprojekten sowie der internationalen Frailty-Forschung deuten an, dass die Behandlung des Vollbildes aufwendig und schwierig ist und hohe Komplikationsraten drohen. Patienten im Stadium preFRAILTY sind überwiegend ambulant abzuklären und zu behandeln (inklusive geriatrischer Ambulanzen, ambulanter Psychotherapie und ambulanter Rehabilitation).

Die diagnostizierte Frailty im fortgeschrittenen Stadium rechtfertigt unter Beachtung des Prinzips „Reha vor Pflege" (§ 31 SGB XI) voll- oder teilstationäre Behandlung – unter Bedingungen der medizinisch-geriatrischen Komplexbehandlung.

Es geht dann um die konsequente, tertiärpräventive Nutzung bestehender Strukturen [22] während die bisher nicht in einem systematisch angelegten Versorgungspfad aufgenommene Zielgruppe „preFRAIL" über drei wesentliche Strategien erreichbar wäre.
1. Basis-geriatrische Qualifizierung der Hausärzte mit Erweiterung der Basis-Curricula um Wissen zum Frailty Prozess inklusive Bereitstellung des LUCAS Funktions-Index (engl. LUCAS Functional Ability Index) in Form eines (grafisch und didaktisch) aufbereiteten Screeningtools. Das Screening könnte als Selbstausfüller erfolgen, z. B. als Check Up 60plus. Eigene Lehrbücher widmen sich der Hausarztpraxis als primärer Anlaufstelle älterer Menschen im deutschsprachigen Raum [23].

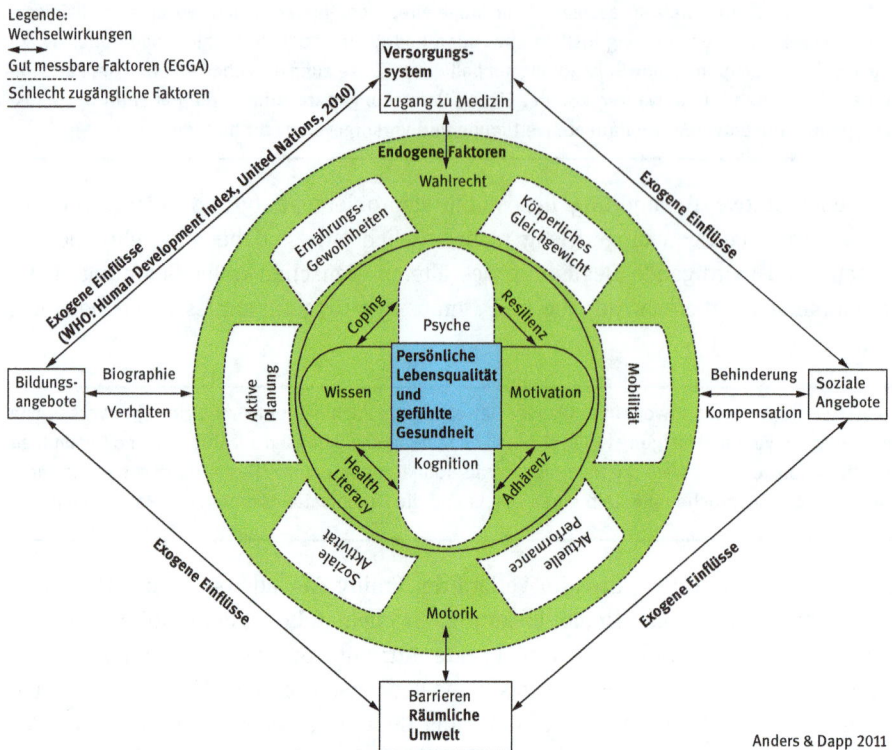

Abb. 3.2: Umfassende und frühe Abklärung von Mobilitätsproblemen älterer Menschen in der Geriatrischen Institutsambulanz unter Berücksichtigung der Messbarkeit von endogenen und exogenen Einflüssen auf Gesundheit und Mobilität mittels EGGA (Erweitertes-Geriatrisch-Gerontologisches Assessment) [29].

2. Ergänzung des hausärztlichen Basis-Assessment um Instrumente ohne Ceiling-Effekte wie den Sturzrisiko-Manual („Sicher gehen, weiter sehen" oder das Ernährungs-Toolkit „Essen mit Genuss – Schwung für das Alter" inkl. vereinfachtem Test auf Proteinmalnutrition). (http://www.hamburg.de/contentblob/4367722/data/essen-mit-genuss-download.pdf) [24, 25].
3. Einrichtung von geriatrischen Institutsambulanzen (§ 118a SGB V) mit besonderer Aufmerksamkeit für neu-gebrechliche Patienten aus dem ambulanten Versorgungsbereich. Eine Multicenter-Evaluation an geeigneten, geriatrischen Kliniken mit zusätzlicher wissenschaftlicher Expertise könnte die Anwendung näher abbilden [26].

Solchermaßen spezialisierte Einrichtungen unter geriatrischer Leitung ermöglichen nachgeordnet zur Identifikation von älteren Menschen mit dem Risiko der schleichenden Immobilisierung die differentialdiagnostische Klärung der Ursachen, beteiligter Wirkfaktoren und Erstellung eines individuellen Therapieplanes. Das hierzu notwendige Handwerkszeug ist gegenwärtig noch in Entwicklung bzw. Erprobung. Es ist in der Abbildung 3.2 unter dem Synonym EGGA (Erweitertes

Geriatrisch-Gerontologisches Assessment) bezeichnet. Schematisch sichtbar werden dabei Funktionen, die praktikabel, reliabel, valide und mit prognostischem Wert messbar sind. Durch die multidimensionale Betrachtung erschließen sich indirekt oder in Teilen auch weitere Einflüsse wie z. B. psychische Resilienz.
4. Verbesserter Zugang älterer Menschen zu verschiedenen Formen der Psychotherapie, um „primär psychogene Frailty" durch Depression oder Trauma-Reaktivierung sowie „sekundär psychogene Frailty" im Sinne der Verhaltensändernden Sturzangst (englisch „postfall syndrom") behandeln zu können [27, 28].

Zufriedenes Altern ist trotz bestehender Erkrankungen möglich, wenn funktionelle Integrität und gesellschaftliche Integration gefördert werden. Dafür ist die Mobilität ein explizites Beispiel.

Literatur

[1] Dapp U, Anders J, Renteln-Kruse von W, Golgert S, Meier-Baumgartner HP, Minder CE. The Longitudinal Urban Cohort Ageing Study (LUCAS): study protocol and participation in the first decade. BMC Geriatr 2012,12:35.

[2] Renteln-Kruse von W, Dapp U, Anders J, Pröfener F, Schmidt S, Deneke C, Fertmann R, Hasford J, Minder C. The LUCAS* consortium: objectives of interdisciplinary research on selected aspects of ageing and health care for older people in an urban community. Z Gerontol Geriat 2011,44:250–5.

[3] Dapp U, Anders J, Renteln-Kruse von W, Minder CE, Meier-Baumgartner HP, Swift CG, Gillmann G, Egger M, Beck JC, Stuck AE. For the PRO-AGE Study Group. A Randomized Trial of Effects of Health Risk Appraisal Combined With Group Sessions or Home Visits on Preventive Behaviors in Older Adults. J Gerontol A Biol Sci Med Sci 2011 66 A:591–8.

[4] Baltes PB. Die unvollendete Architektur der menschlichen Ontogenese. Implikationen für die Zukunft des vierten Lebensalters. Psychologische Rundschau 1997,48:191–210.

[5] Strauss K, Dapp U, Anders J, Renteln-Kruse von W, Schmidt S. Range and specificity of war-related trauma to posttraumatic stress; depression and general health perception: displaced former World War II children in late life. J Affect Disord 2011,128:267–276.

[6] o.A. Mobilität. In: Wirtschaftslexikon. Im Internet unter: http://www.wirtschaftslexikon.co/d/mobilitaet/mobilitaet.htm (Abruf 06.05.2016).

[7] Schäfers B, Zapf W (Hrsg.). Handwörterbuch zur Gesellschaft Deutschlands. Opladen, Leske und Budrich, 1998,575 ff.

[8] Lewis SL, Maslin MA. Defining the anthropocene. Nature 2015;519:171–80.

[9] Held M, Neun M, Schindler J. Mobilitätspyramide und Active – Mobility -Index (AMI) – Soziale Innovationen des Netzwerks Slowmotion. Verkehrszeichen 2013,1:o.S.

[10] World Health Organization. Towards a Common Language for Functioning, Disability and Health: ICF. The International Classification of Functioning, Disability and Health. Genf, 2002. Im Internet unter http://www.who.int/classifications/icf/icfbeginnersguide.pdf?ua=1 (Abruf 04.04.2016).

[11] World Health Organisation. Internationale Klassifikation der Funktionsfähigkeit, Behinderung und Gesundheit. Deutschen Institut für Medizinische Dokumentation und Information, DIMDI (Hrsg.), Genf, 2005. Im Internet unter: http://www.dimdi.de/dynamic/de/klassi/ downloadcenter/icf/endfassung/ icf_endfassung-2005–10–01.pdf (Abruf 04.04.2014).

[12] Meier-Baumgartner HP, Dapp U, Anders J. Aktive Gesundheitsförderung im Alter: ein neuartiges Präventionsprogramm für Senioren. 2., aktualisierte und erweiterte Auflage, Stuttgart, W. Kohlhammer Verlag, 2006.

[13] Sacks O. Folgen von Lurijas Konzeption für eine veränderte Praxis in der Rehabilitation von Hirnschädigungen. In: Jantzen, W. (Hrsg.). Die neuronalen Verstrickungen des Bewußtseins. Zur Aktualität von A. R. Lurijas Neuropsychologie, Münster, LIT Verlag, 1994, 108–124.

[14] Petrella JK, Cress ME. Daily ambulation activity and task performance in community-dwelling older adults aged 63–71 years with preclinical disability. J Gerontol A Biol Sci Med Sci 2004,59:264–7.

[15] Iezzoni L, McCarthy EP, Davis RB, Siebens H. Mobility difficulties are not only a problem of old age. Gen Intern Med 2001,16:235–243.

[16] Anders J, Pröfener F, Dapp U, Golgert S, Daubmann A, Wegscheider K, Renteln-Kruse von W, Minder CE. Grauzonen von Gesundheit und Handlungsfähigkeit. Z Gerontol Geriat 2012,45:271–8.

[17] Anders J. Mobilität im Alter und Immobilitätssyndrom. In: von Renteln-Kruse W (Hrsg.). Medizin des Alterns und des alten Menschen. 2. Auflage, Darmstadt, Steinkopff Verlag, 2009, 84–97.

[18] Morley JE, Perry HM 3rd, Miller DK. Editorial: Something about frailty. J Gerontol A Biol Sci Med Sci 2002,57:M698–704.

[19] Sieber C. Frailty. In: Stoppe G, Mann E (Hrsg.) Geriatrie für Hausärzte. Bern, Huber Verlag, 2009, 246–252.

[20] Anders J, Kowalewski V, Golgert S, Dapp U, von Renteln-Kruse W. Früherkennung physischer, kognitiver und psychischer Risikofaktoren für das Frailty-Syndrom in der geriatrischen Mobilitäts-Ambulanz. In: Stoppe G (Hrsg.). Die Versorgung psychisch kranker alter Menschen. In: Fuchs C, Kurth BM, Scriba PC (Hrsg.) Report Versorgungsforschung der Bundesärztekammer. Band 3. Köln, Deutscher Ärzteverlag, 2010, 77–85.

[21] Renteln-Kruse von W, Anders J, Dapp U. Rehabilitation vor Pflege. Stand und zukünftiger Bedarf geriatrischer Rehabilitation. Bundesgesundheitsblatt Gesundheitsforschung Gesundheitsschutz 2011,54:489–95.

[22] CME. e.Curriculum Geriatrie. Im Internet unter: http://www.springermedizin.de/ecurriculum-geriatrie (Abruf 11.05.2016).

[23] von der Damerau-Dambrowski V. Hausarzt und Geriatrie in Deutschland. In: Stoppe G, Mann E (Hrsg.) Geriatrie für Hausärzte. Bern, Huber Verlag, 2009, 29–34.

[24] BGV – Behörde für Gesundheit und Verbraucherschutz der Freien und Hansestadt Hamburg (Hrsg.). Sicher gehen – weiter sehen. Selbsttest zur Sturzgefahr im Alter. 7. Auflage, Hamburg, 2015. Im Internet unter: http://www.hamburg.de/contentblob/895024/data/sicher-gehen-broschuere-2008.pdf (Abruf 06.05.2016).

[25] BGV – Behörde für Gesundheit und Verbraucherschutz der Freien und Hansestadt Hamburg (Hrsg.). Essen mit Genuss. Schwung für das Alter. 1. Auflage, Hamburg, 2014. Im Internet unter: http://www.hamburg.de/contentblob/4367722/484da968746dd1c6a3a061d44f43d7a4/data/essen-mit-genuss-download.pdf (Abruf 06.05.2016).

[26] Anders J, Dapp U, Golgert S, Minder C, von Renteln-Kruse W: Ganglabor, Mobilitätssprechstunde, Geriatrische Institutsambulanz: Daten und praktische Erfahrungen aus der Longitudinalen Urbanen Cohorten-Alters-Studie LUCAS. Z Gerontol Geriatr 2015,48 (Suppl 1):24. Im Internet unter: http://www.dggeriatrie.de/images/stories/pdf/Abstract-Band_Frankfurt_2015.pdf (Abruf 06.05.2014).

[27] Anders J, Schmidt S. Wenn die Erinnerungen leibhaftig werden. Der interdisziplinäre LUCAS-Forschungsverbund untersucht das Altern aus verschiedenen Blickwinkeln. ProAlter 2013,05(9/10):27–31.

[28] Lindner R, Hummel J (Hrsg.). Psychotherapie in der Geriatrie – Aktuelle psychodynamische und verhaltenstherapeutische Ansätze. Stuttgart, W. Kohlhammer Verlag, 2014.

[29] Anders J, Dapp Ulrike, Golgert S, Haller B, Kowalewski V, Rohn C, Minder C, von Renteln-Kruse Wolfgang. Schlussbericht LUCAS (Longitudinale Urbane Cohorent Alterns Studie) Teilprojekt 3: Mobile Senioren in der Metropolregion (FIT). Hamburg, 2011.

Rechtsquellen

SGB: Sozialgesetzbuch (SGB) – Elftes Buch (XI) – Soziale Pflegeversicherung (Artikel 1 des Gesetzes vom 26. Mai 1994, BGBl. I S. 1014). § 31 SGB XI Vorrang der Rehabilitation vor Pflege. Im Internet unter: https://www.gesetze-im-internet.de/sgb_11/__31.html (Abruf: 06.05.2016).

SGB: Sozialgesetzbuch (SGB) – Fünftes Buch (V) – Gesetzliche Krankenversicherung – (Artikel 1 des Gesetzes v. 20. Dezember 1988, BGBl. I S. 2477). § 118a SGB V Geriatrische Institutsambulanzen. Im Internet unter: https://www.gesetze-im-internet.de/sgb_5/__118a.html (Abruf: 06.05.2016).

Ulrike Dapp

4 Mobilität und funktionale Kompetenz im Alter – Ergebnisse der Longitudinalen Urbanen Cohorten-Alters-Studie (LUCAS)

4.1 Vorbemerkung zu Funktionsfähigkeit und Mobilität im Raum (ICIDH und ICF)

In der Altersmedizin stehen Krankheiten im Vordergrund, die in besonderem Maße Mobilität und Selbstständigkeit im Alter beeinträchtigen wie Schlaganfall, Erkrankungen des Bewegungsapparates, periphere Gefäßerkrankungen, Diabetes mellitus und andere Stoffwechselkrankheiten mit ihren Folgeerscheinungen und neurologische Erkrankungen (z. B. Morbus Parkinson). Als Begleiterkrankungen sind häufig psychische Erkrankungen, insbesondere Depression und kognitive Störungen, vorhanden. Eine Reihe von Merkmalskomplexen dieser Krankheiten haben Schädigungen (Impairment), Fähigkeitsstörungen (Disability) und Beeinträchtigungen (Handicap) der körperlichen und/oder der geistigen Aktivität zur Folge (International Classification of Impairments, Disabilities and Handicaps, ICIDH) [1]. Zu diesen Merkmalskomplexen (geriatrische Syndrome) gehören Immobilität, Sturzneigung, Schwindel, Inkontinenz, Fehl- und Mangelernährung, Störungen im Flüssigkeitshaushalt, kognitive Defizite, Depression, Angststörung, chronische Schmerzen, Sensibilitätsstörungen, herabgesetzte körperliche Belastbarkeit, starke Sehbehinderung oder ausgeprägte Schwerhörigkeit [2,]. Sie beeinträchtigen die funktionale Kompetenz (Funktionsfähigkeit, die alle Aspekte der funktionalen Gesundheit umfasst) und den Grad der individuellen Mobilität zuhause sowie außer Haus in sehr unterschiedlichem Ausmaß.

Auf diesem Defizit-orientierten Krankheitsfolgenmodell der ICIDH baut das Ressourcen- und Defizit-orientierte Modell der ICF, der internationalen Klassifikation der Funktionsfähigkeit, Behinderung und Gesundheit (International Classification of Functioning, Disability and Health, ICF) auf [3]. Als Grundverständnis für dieses Kapitel ist zu berücksichtigen, dass die ICF ein erweitertes Modell darstellt, das auch geographische Faktoren von Raum und Zeit (Umweltfaktoren) sowie den Lebenshintergrund der Betroffenen (personenbezogene Faktoren) mit einbezieht. Diese sog. Kontextfaktoren stehen in Wechselwirkung mit dem Individuum (mit Gesundheitsproblem) und bestimmen das Ausmaß der Funktionsfähigkeit dieses Menschen. Die Umweltfaktoren liegen außerhalb des Individuums (Rechtssystem, Einstellungen der Gesellschaft, materielle, soziale und architektonische Umwelt, in der der Mensch lebt). Zu berücksichtigende personenbezogene Faktoren umfassen Alter, Geschlecht, Lebensstil, Gewohnheiten, sozialer Hintergrund, Bildung, Erfahrung, Bewältigungsstrategien und andere derartige Faktoren. Das gegenwärtige Verständnis der Wechselwirkungen zwischen den Komponenten der ICF zeigt Abbildung 2.3 in Kapitel 2.2.3 und ist im Detail nachzulesen [3, dort Abbildung 1].

4.2 Die Longitudinale Urbane Cohorten-Alters-Studie (LUCAS) in Hamburg

Ausgehend von dem Verständnis, dass es wirksame Strategien gibt, die funktionale Gesundheit (s. ICF Konzepte der Körperfunktionen, Aktivitäten und Partizipation/Teilhabe) der älteren Bevölkerung zu fördern und Mobilität zu erhalten, wurden und werden in der Forschungsabteilung des Albertinen-Hauses seit Mitte der 1990er Jahre unterschiedliche altersmedizinische Fragestellungen für unterschiedliche Zielgruppen innerhalb der wachsenden und heterogenen älteren Bevölkerung kontinuierlich bearbeitet. Damals war wenig bekannt über den „normalen" Verlauf des Alterns und Einflussfaktoren auf das „natürliche" Altern, da vorherrschende Statistiken und Studienbefunde aus Krankenhäusern, Pflegeheimen und Krebsregistern eher das Ergebnis krankhaften Alterns widerspiegelten [4]. Eine einfache, aber in der Realität schwer umzusetzende Idee stand daher am Anfang der im Jahr 2000 am Albertinen-Haus begonnenen Longitudinalen Urbanen Cohorten-Alters-Studie (LUCAS): Wer Altern verstehen will, muss eine möglichst repräsentative Gruppe älterer Menschen in unterschiedlichen Lebenslagen erfassen und dieselben Personen wiederholend, zeitnah über einen insgesamt möglichst langen Zeitraum aus verschiedenen Blickwinkeln multidimensional beobachten und die Befunde Individuums-bezogen in einer Langzeit-Kohortenstudie dokumentieren.

LUCAS wurde in einem interdisziplinären Prozess im urbanen Raum Hamburg entwickelt, um individuelle Alternsverläufe bei initial selbstständig lebenden älteren Menschen kontinuierlich bis heute zu erfassen [5]. Basis der LUCAS-Langzeitkohorte bilden 3.326 selbstständig lebende Menschen ab 60 Jahren, die im Jahr 2000 über ihre Hamburger Hausarztpraxen rekrutiert wurden. Vorab wurden von den Hausarztpraxen alle Patientinnen und Patientinnen ausgeschlossen, die bereits in ihrer körperlichen und/oder geistigen Aktivität beeinträchtigt waren (Handicap, s. ICIDH) wie Pflegestufe (gemäß Begutachtung des Medizinischen Dienstes der Krankenversicherungen, MDK), Abhängigkeit in den basalen Aktivitäten des täglichen Lebens (BADL), kognitive Auffälligkeiten (gemessen anhand Mini Mental Status Test ≤24 Punkte [6]) oder terminale Erkrankung. Allen relevanten Personen (gemäß Einschlusskriterien) wurde die Teilnahme angeboten (Informationsschreiben, Einwilligungsformular). Die Rekrutierungszeit umfasste 9 Monate. Der Vergleich zwischen den teilnehmenden und ablehnenden Personen einer der 21 Hausarztpraxen ergab keine signifikanten Unterschiede bezüglich Alter, Geschlecht und Komorbidität (metabolisches Syndrom) [7].

LUCAS Ziele sind u. a. die Generierung prä-klinischer Marker sich entwickelnder Verluste von Mobilität sowie die Validierung von Verfahren zur Erkennung verschiedener Grade funktioneller Kompetenz (s. Kapitel 4.3) und des Risikos zu stürzen (s. Kapitel 4.4). Deshalb fokussiert die multidimensionale Variablenerhebung im LUCAS-Langzeitverlauf nicht singuläre Erkrankungen (Diagnosen), sondern gesundheitsrelevante Dimensionen zum Altern, die bekannte Risikofaktoren für die Verschlechterung des funktionellen Status selbstständig lebender älterer Menschen darstellen. Hierzu gehören insbesondere die in Kapitel 3 genannten Syndrome sowie geringe körperliche Aktivität, Fehlernährung, Rauchen, soziale Isolation und Sehminderung [8].

In der ersten LUCAS Befragungswelle wurde ein standardisierter Fragebogen (Health Risk Appraisal) eingesetzt, der sprachlich und kulturell an die Gegebenheiten in Deutschland angepasst wurde [9]. In den nachfolgenden LUCAS-Wellen wurden Fragebögen verwendet, die weiterhin alle ursprünglichen Themenbereiche umfassten, jedoch um jeweilige Forschungsschwerpunkte der verschiedenen LUCAS-Wellen erweitert wurden. Informationen zu Mobilität und Verkehrssicherheit im urbanen Raum umfassen beispielsweise neben soziodemografischen Angaben und funktionellem Status auch Informationen zu Aktivitäten im näheren Wohnumfeld und der gesamten Stadt, Verkehrsmittelverfügbarkeit und -nutzung (PKW Selbst- oder Mitfahrer, Öffentlicher Personennahverkehr, Fahrrad, zu Fuß), Gesundheitsverhalten und -vorsorge, Arztkontakte, Krankenhausaufenthalte, Einstellungen zur Gesundheit sowie biographische Aspekte. Ein Satz an Kernfragen verbleibt im LUCAS-Langzeitverlauf stets unverändert. Die Variablen jeder LUCAS-Welle, deren Zuordnung zu gesundheitsrelevanten Dimensionen sowie die quantitativ hohe Beteiligung im Langzeitverlauf (Ausfallprozess) wurden im Detail beschrieben [10]. Die Datenbasis der LUCAS-Kohorte beinhaltet Informationen von 3.326 Personen über bisher maximal 14 Jahre (entspricht ca. 32.000 Personenjahren). Informationen zur jeweiligen Teilnahme-Rate der einzelnen LUCAS-Wellen 1–5 enthält Abbildung 4.1.

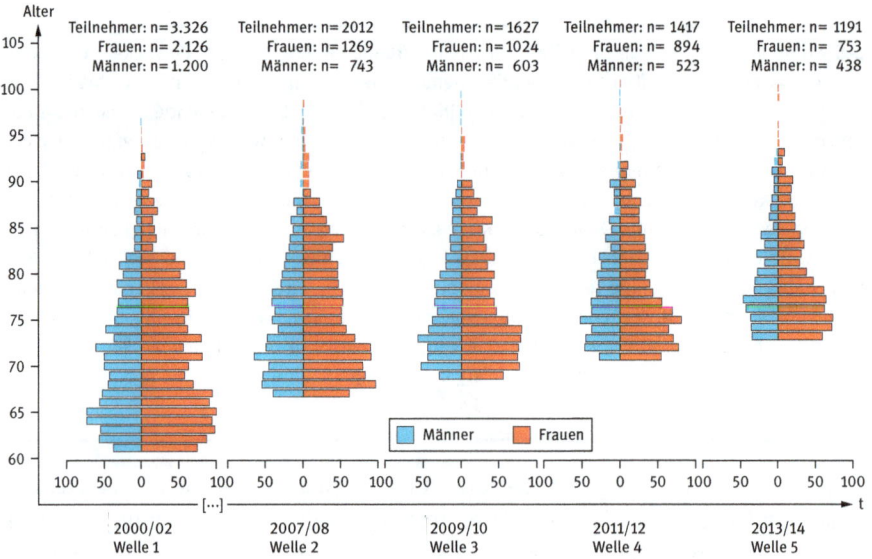

Abb. 4.1: Erhebungswellen 1–5 der LUCAS Langzeit-Kohortenstudie 2000–2013.

Obwohl zu Studienbeginn im Jahr 2000 die älteren Menschen über Hausarztpraxen rekrutiert wurden, zeigen Analysen, dass die im LUCAS-Verlauf erhobenen Daten repräsentativ sind im Vergleich mit Bevölkerungsdaten des Statistikamts Nord sowie im Vergleich mit Hamburger Datenquellen (Querschnitt-Befragungen), die über repräsentative Stichprobenziehungen des Einwohnermelderegisters generiert wurden [11].

4.3 Einschätzung der Funktion im Alter: der LUCAS-Funktions-Index

LUCAS verfolgt auch das Ziel, funktionale Kompetenz und Selbstständigkeit bis ins hohe Lebensalter zu erhalten bzw. wiederherzustellen. Hierfür wurde ein Instrument zur Einteilung der großen und heterogenen Gruppe selbstständig lebender älterer Menschen mit dem Ziel entwickelt, frühzeitig Gebrechlichkeit zu erkennen und Pflegebedürftigkeit vorzubeugen, denn der progressive Verlust von Reserven bei gleichzeitig beschleunigtem funktionalen Abbau im Sinne von Frailty [12, 13] erfolgt oft schleichend, der Eintritt in Pflegebedürftigkeit findet umso dramatischer statt. Frailty ist ein Syndrom, gekennzeichnet durch einen kumulierenden Abbau von Reserven, Widerstandskräften und Funktionen in mehreren Systemen mit erhöhter Anfälligkeit für Erkrankungen, Verletzungen, Behinderung und schwerwiegende Folgeerscheinungen [14]. Eine Herausforderung für die Erforschung von Frailty ist, dass eine Reihe von kritischen Funktionssystemen und Organen in der Frailty-Kaskade in unterschiedlichem Ausmaß, nicht synchron und in unterschiedlichen Kombinationen dysfunktional werden können. Dadurch ist es schwierig, Frailty zu definieren und Personen frühzeitig für passgenaue Therapieansätze zu erkennen [15–17]. Einigkeit über die Definition von Frailty besteht nicht [18]. Einige Autoren benutzen Einschränkungen und Verluste der Aktivitäten des täglichen Lebens (ADL) als Frailty-Marker (z. B. Defizit-Akkumulationsmodell nach Rockwood und Kollegen [19]), während andere Autoren ADL-Einschränkungen als Endpunkte einer „Frailty-Karriere" betrachten (z. B. physischer Frailty-Phänotyp nach Fried und Kollegen). Kennzeichen hierfür sind u. a. körperliche Inaktivität, langsame Gehgeschwindigkeit, Schwäche (z. B. gemessen als Handkraft), schnelle Erschöpfung sowie ungewollter Gewichtsverlust [20]. Je nach Operationalisierung und Frailty-Instrument zeigten sich Studienergebnisse prädiktiv für die Entwicklung von Stürzen, Hospitalisierung, Behinderung und Pflegebedürftigkeit sowie Tod, was per se über das kalendarische Lebensalter nicht möglich ist [21].

Gebräuchliche Verfahren zur Erkennung von Frailty fokussieren auf Risiken oder ADL-Defizite und nutzen hierfür (Performance-)Testungen im klinischen Setting [22]. In LUCAS hingegen wurde untersucht, ob der beginnende Frailty-Prozess frühzeitig (prä-klinisch) und kostengünstig über ein Selbstausfüller-Screening in der Primärversorgung erkannt werden kann. Der entwickelte Funktions-Index (LUCAS-FI) nutzt die Selbstauskünfte älterer Menschen und erfasst nicht nur Risiken, die alltagsrelevanten Funktionsverlusten (ADL) vorausgehen [nach Fried et al. 20], sondern gleichzeitig und zu gleichen Anteilen auch funktionale Reserven [23].

Die sechs LUCAS-FI-Risiken sind [23]:
- Unbeabsichtigt ≥ 5 Kg abgenommen? (ja)
- Art und Weise verändert, 1 km zu Fuß zu gehen? (ja)
- Art und Weise verändert, 10 Treppenstufen zu steigen? (ja)
- Art und Weise verändert, in ein Auto, in einen Bus/Zug einzusteigen? (ja)
- An maximal 2 Tagen der vergangenen Woche zu Fuß unterwegs? (ja)
- In den letzten 12 Monaten hingefallen? (ja)

Die sechs LUCAS-FI-Reserven sind [23]:
- 500 m Gehstrecke selbstständig und ohne Probleme möglich? (ja)
- An mindestens 3 Tagen der vergangenen Woche zu Fuß unterwegs? (ja)
- Mindestens 1×/Woche mäßig anstrengender Sport? (ja)
- Mindestens 1×/Woche stärker anstrengender Sport? (ja)
- Ehrenamtliche Tätigkeit? (ja)
- Vermeidung von Tätigkeiten wegen Sturzangst? (nein)

Dies ermöglicht – im Unterschied zu anderen Frailty-Instrumenten – die Einteilung in vier Funktions-Klassen: ROBUST (viele Reserven & kaum Risiken), postROBUST (viele Reserven & viele Risiken), preFRAIL (kaum Risiken & kaum Reserven) und FRAIL (viele Risiken & kaum Reserven). Darüber hinaus zeigten Zeit-Analysen im 8-Jahres-Verlauf hochsignifikante Unterschiede zwischen diesen Funktionsklassen. Die eingangs ROBUSTEN zeigten die längste, Personen der Klasse FRAIL die kürzeste Überlebenszeit (Datum gem. Einwohnermeldeamt); gleiches erwies sich analog für die Zeitspanne vor dem Eintritt von Pflegebedürftigkeit (Datum gem. MDK-Einstufung). Auch nach Adjustierung für Alter und Geschlecht blieben die Befunde hochsignifikant und zeigen damit die Dynamik von Gebrechlichkeit (Frailty-Syndrom), Pflegebedürftigkeit und Überleben im Langzeitverlauf [23].

Die Abbildung 4.2 zeigt den theoretischen Rahmen des allmählichen Verlusts von Reserven bei gleichzeitig beschleunigtem funktionalen Abbau im Sinne von Frailty [12, 13] unterfüttert mit den in der LUCAS Kohortenstudie tatsächlich ermittelten Funktions-Klassen durch Einsatz des LUCAS Funktions-Index (Ressourcen und Risiken).

4.4 Einschätzung der Sturzgefahr im Alter: Das Sturzrisiko-Manual

Frailty und Stürze zeigen viele übereinstimmende Charakteristika. Beide führen zu schwerwiegenden Gesundheitsproblemen im Alter, haben multifaktorielle Ursachen und beide stellen instabile komplexe Systeme dar, die mit schlechtem Gesundheits-Outcome assoziiert sind. Es gibt aber auch Unterschiede. Stürze werden im Allgemeinen von Angehörigen der Gesundheitsberufe eher positivistisch als vermeidbares Ereignis eingestuft, mit einer selbstauferlegten Verpflichtung, diese durch geeignete

4.4 Einschätzung der Sturzgefahr im Alter: Das Sturzrisiko-Manual

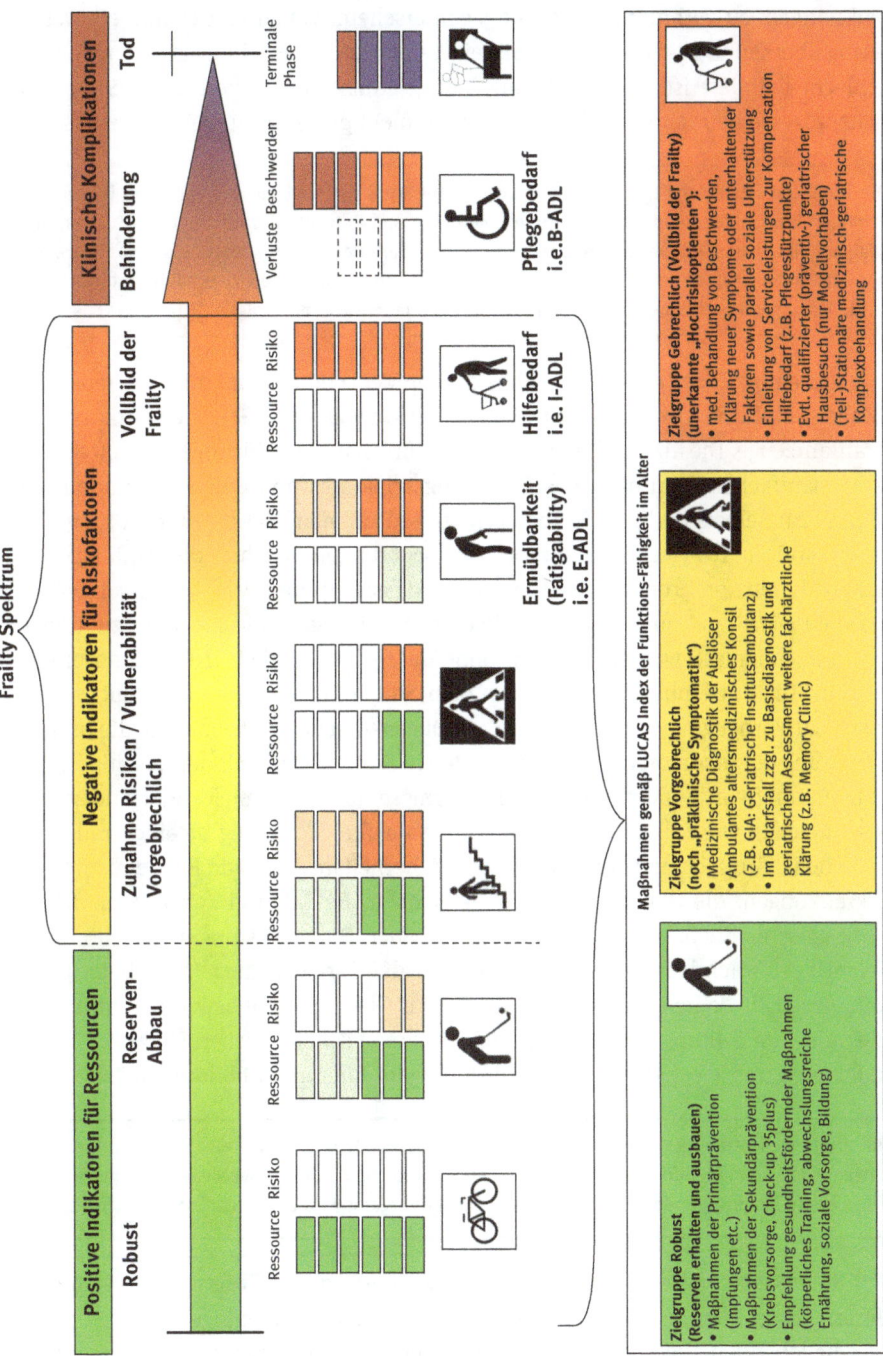

Abb. 4.2: Funktionale Kompetenz im Alter inkl. Versorgungsempfehlungen bei Status Robust, Vorgebrechlich und Gebrechlich laut LUCAS Funktions-Index.

Maßnahmen zu verhüten. Frailty hingegen erscheint vielen im Gesundheitswesen – wenn überhaupt bekannt – eher als ein relativ unklares, diffuses Phänomen, das schlecht definiert ist und als zwangsläufige Konsequenz altersassoziierter Krankheitsprozesse betrachtet wird, und demnach nicht präventiv zu beeinflussen sei [24].

Die Deutsche Gesellschaft für Allgemeinmedizin (DEGAM) definiert ein Sturzereignis losgelöst von etwaigen Sturzfolgen, wodurch eine frühe Erkennung und Prävention erleichtert wird: „...ein unfreiwilliges, plötzliches, unkontrolliertes Herunterfallen oder -gleiten des Körpers auf eine tiefere Ebene aus dem Stehen, Sitzen oder Liegen – auch, wenn das Fallen durch äußere Umstände verhindert wurde (z. B. Auffangen durch eine andere Person) und unabhängig von den Folgen..." [25].

Nur ein geringer Anteil der Stürze älterer Menschen beruht auf äußeren (extrinsischen) Einflüssen wie z. B. Barrieren in der Umwelt oder Gewalteinwirkung durch Kraftfahrzeuge. Die überwiegende Zahl von Stürzen im Alter hingegen beruht auf einer oder mehrfachen Störungen des Bewegungsapparates und damit verbundenen Fähigkeit zur selbstständigen Fortbewegung – zusammengefasst unter Störungen des lokomotorischen Systems. Lokomotorische Störungen erhöhen die Anfälligkeit für äußere Herausforderungen (Stressoren), so dass Barrieren wie Teppichkanten oder Bordsteine in Situationen geteilter Aufmerksamkeit (sog. „multi-tasking") zu Anlässen für Sturzereignisse werden können, ohne dass die eigentlichen Ursachen offenbar werden. Die Entfernung von Barrieren oder Stolperfallen alleine ist somit wenig effektiv zur Vorbeugung von Stürzen [26]. Erfolgversprechend ist vor allem die proaktive Förderung der lokomotorischen Fähigkeiten in Kombination mit der Beseitigung oder Minimierung von Gefahrenquellen (Hindernisse im Wohnumfeld oder anderweitige Risikoquellen wie z. B. unverträgliche Medikamente). Vorrangig beteiligt an lokomotorischen Störungen und damit an Gangunsicherheit im Alter sind Risikofaktoren oder Erkrankungen, die Gleichgewicht, Beweglichkeit, Reaktionsfähigkeit oder Orientierung einschließlich kognitiver Planung als auch Sinnesleistungen wie Hören und Sehen beeinträchtigen. Kurz: Es werden bei der Fortbewegung (z. B. beim Gehen) komplexe Fähigkeiten beansprucht, die für das Gleichgewicht bzw. die Kontrolle über die aufrechte Haltung benötigt werden [27]. Einen schematischen Überblick zu Risikofaktoren und Wechselwirkungen für Stürze im Alter gibt Abbildung 4.3.

Um erfolgreich Strategien zur Vorbeugung von Stürzen oder Wiederherstellung der Gangsicherheit anwenden zu können, müssen zuvor – mittels an Situation und Setting angepasste Filtermechanismen – geeignete Zielgruppen identifiziert werden. Dieser Vorgang wird als Screening bezeichnet.

Auf kommunaler Ebene wird im Bereich der Gesundheitsförderung die Implementierung eines interdisziplinären, multidimensionalen Screenings der noch selbstständig lebenden älteren Menschen mit entsprechender Intervention für unauffällige (robuste, nicht sturzgefährdete) und auffällige (gebrechliche, sturzgefährdete) Personen innerhalb der heterogenen Bevölkerungsgruppe „60 plus" empfohlen [27, 29].

4.4 Einschätzung der Sturzgefahr im Alter: Das Sturzrisiko-Manual

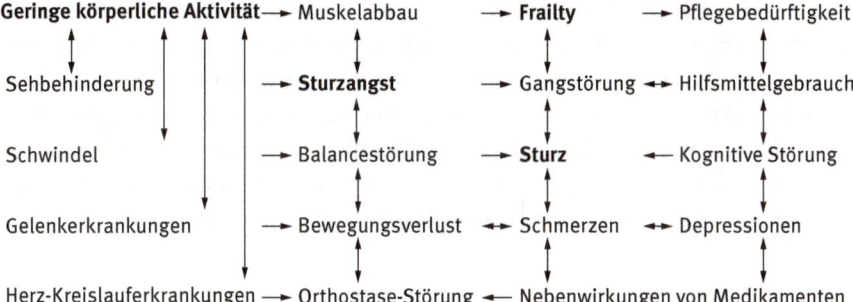

Abb. 4.3: Sturzätiologie – Risikofaktoren und prädisponierende Wechselwirkungen für Stürze im Alter [28].

Das von der Forschungsabteilung des Albertinen-Hauses auf Basis einer systematischen Literaturrecherche entwickelte [30] und validierte [31] Manual „Sicher gehen – weiter sehen: Selbsttest zur Sturzgefahr im Alter, Bausteine für mehr Gangsicherheit und Mobilität, konkrete Empfehlungen und weiterführende Adressen" greift dieses Thema auf (s. u.). Herausgegeben wird dieses Sturzrisiko-Manual „Sicher gehen – weiter sehen" mit Selbstausfüller-Screening & Handlungsempfehlungen zur Gangsicherheit und Mobilität von der Behörde für Gesundheit und Verbraucherschutz (BGV) der Freien und Hansestadt Hamburg (7. aktualisierte Auflage, Dezember 2015) [32].

Anhand von 13 in der Literatur belegten Problembereiche bzw. Risikofaktoren für Gangunsicherheit und Sturzereignisse (Akronym **STURZGEFAHR!?**) gibt ein Selbsttest (Screening) Auskunft über individuell vorliegende Risiken und Reserven [32]:

S   wie **S**eh- und Hörstörung
T   wie **T**abletten und Multimedikation
U   wie **U**ngewöhnliche Stimmung
R   wie **R**adfahren aufgegeben
Z   wie **Z**ittern bei Nervenerkrankungen
G   wie **G**leichgewichtsstörung
E   wie **E**rnährung und Knochengesundheit
F   wie **F**urcht zu Fallen / Gangunsicherheit
A   wie **A**ufstehen von Stuhl: eine kleine Kraftprobe
H   wie **H**erz- und Kreislauferkrankungen
R   wie **R**uhigeres Handeln
!   wie **A**chtung Sturz! Bereits gefallen!
?   wie **G**ab es Sturzfolgen oder Verletzungen?

Ziel ist, so frühzeitig wie möglich potenzielle Risiken und Reserven mit Einfluss auf die Mobilität zu erkennen. Das Ergebnis des Selbsttests führt zur Erkennung von Sturzrisikofaktoren (Anzahl) sowie zur Einstufung des Sturzrisikos (Gangsicher/keine besondere Sturzgefahr, geringe Sturzgefahr, leicht erhöhte Sturzgefahr, deutlich erhöhte

Sturzgefahr sowie stark erhöhte Sturzgefahr/Sturzneigung). In Abhängigkeit der Risikokonstellationen erläutert das Manual Handlungsempfehlungen zur Stärkung der individuellen Reserven und zur Reduzierung von Risikofaktoren. Die Nennung von Ansprechpartnern, Adressen und weiterführenden Informationen zum Hintergrund der Problembereiche unterstützen dabei, die Mobilität wirkungsvoll gemeinsam mit den Akteuren im Gesundheitssystem (z. B. Hausarztpraxis) zu fördern und zu erhalten. Diese präventive Intervention wurde in das LUCAS-Design eingebettet [32].

4.5 Einflüsse von Funktion und Sturzgefahr auf die Mobilität im Aktionsraum

Für ältere Menschen ist der Erhalt der Mobilität von enormer Bedeutung, da sie – wie eingangs beschrieben – für Selbstständigkeit, Lebensqualität und soziale Teilhabe im Sinne der internationalen Klassifizierung der Funktionsfähigkeit, Behinderung und Gesundheit (ICF) eine maßgebliche Rolle spielt [3]. Eine allgemeingültige Definition von Mobilität im Alter gibt es jedoch nicht, da sie von persönlichen, kulturellen, biographischen, physiologischen, psychosozialen und kognitiven Faktoren sowie Umwelteinflüssen und ökonomischen Ressourcen abhängt [33]. Mobilität, verstanden als die Möglichkeit zur Raumüberwindung, umfasst also weit mehr als das Erfassen zurückgelegter Kilometer oder Wege, sondern auch die Möglichkeit, konkrete, im Raum verteilte Aktivitäten-Standorte aufsuchen zu können (Erreichbarkeit) inklusive der Möglichkeit, zwischen Zielen, Zeitpunkten, Wegen und Transportmitteln wählen zu können (s. Kapitel 2.2, Abbildung 2.2). Dieses als Mobilität verstandene „sich im Raum bewegen" – mit und ohne Hilfe oder Transportmittel – um individuelle Ziele und Aufgaben im Raum zu bewältigen umfasst somit eine ganze Bandbreite unterschiedlicher Mobilitätsfähigkeiten [3, 33].

Unter Raum werden dabei die von der eigenen Wohnung ausgehenden Bewegungen in der Nachbarschaft (Stadtteil), der Stadt und der weiteren geographischen Region verstanden (life-space definiert von BAKER et al. [34]). Dieser Raum, der aus der räumlichen Umwelt ausgewählt wird, um in ihm Aktivitäten durchzuführen, wird als Aktionsraum einer Person bezeichnet [35]. Die konkrete Ausgestaltung der Aktivitäten wird von den individuellen Entscheidungen der Akteure bestimmt, die aus persönlichen Motiven, Bedürfnissen und Einstellungen resultieren. Es ist also individuell sehr unterschiedlich, wie die gegebenen Möglichkeiten in Raum und Zeit tatsächlich genutzt bzw. Beschränkungen überwunden werden [36]. Ältere Menschen weisen bezüglich ihres Aktionsraums Besonderheiten auf, da im Ruhestand vergleichsweise mehr Zeit vorhanden ist und damit auch hohe Flexibilität der Aktivitäten-Ausübung. Beeinträchtigungen können allerdings eintreten durch das Fehlen eines PKW (hochaltrige Frauen verfügen seltener über Führerschein) oder gesundheitsbedingte Funktionseinschränkungen. Darüber hinaus sind individuelle Handlungsmotive im Alter häufig geprägt und gefestigt durch Lebenserfahrungen und Gewohnheiten [35]. Der Geograph Graham Rowles [37] beschreibt in seiner Arbeit mit dem Titel ‚Prisoners of

4.5 Einflüsse von Funktion und Sturzgefahr auf die Mobilität im Aktionsraum

Space?', dass ältere Menschen mit abnehmender körperlicher Leistungsfähigkeit ihre Raumbezüge mehr und mehr auf das unmittelbare Wohnumfeld einengen (s. Abbildung 4.4). Oder anders ausgedrückt: Unter aktiver Einbeziehung der Umwelt, in der Erfahrungen erfolgreichen Alterns gemacht werden, gilt, dass weniger kompetente Ältere von der Umgebung kontrolliert werden, während kompetente Ältere ihre Umgebung kontrollieren [38].

> **FRAILTY**
> Syndrom, gekennzeichnet durch <u>kumulierenden Abbau</u> von Reserven, Widerstandskräften und Funktionen in mehreren Systemen mit erhöhter Anfälligkeit für
> – Erkrankungen,
> – Verletzungen,
> – Fähigkeitsstörungen und
> – schwerwiegende Folgeerscheinungen
> (z.B. Stürze, Krankenhausaufenthalte).
>
> *Bortz (2002): A Conceptual Framework of Frailty: A Review. J Gerontol A Med Sci; 57A:M283–M288*
>
> *Fried et al. (2001): Frailty in older adults: evidence for a phenotype. J Gerontol A Biol Sci Med Sci 2001, 56A:M146–156*

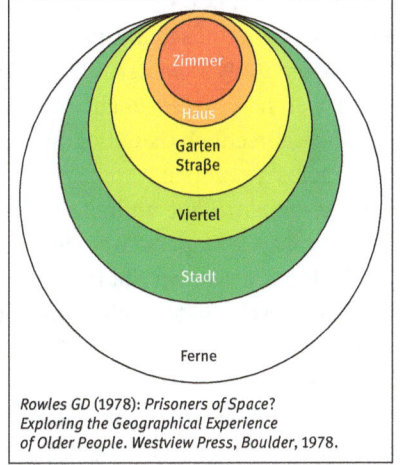

Rowles GD (1978): Prisoners of Space? Exploring the Geographical Experience of Older People. Westview Press, Boulder, 1978.

Abb. 4.4: Veränderung der Raumbezüge bei kumuliertem Abbau von Reserven, Widerstandskräften und Funktionen in mehreren Systemen (Frailty).

Im Rahmen von **LUCAS** wird **Mobilität** selbstständig lebender älterer Menschen definiert als die gezielte Nutzung eines selbst gewählten Aktionsraumes aus eigener Kraft und eigener Entscheidung mit selbstständiger Gestaltung der Aktivitäten darin.

Hierfür werden über die wiederkehrenden Selbstausfüller-Fragebögen jeder LUCAS-Welle Individuums-bezogen Veränderungen von Gesundheitszustand, -verhalten, Einstellungen zur Gesundheit, Inanspruchnahme des Gesundheitssystems, Mobilität (u. a. selbstständige Fortbewegung, Verkehrsmittelwahl) sowie Aktivitäten im urbanen Aktionsraum im Langzeitverlauf dokumentiert. Gleichzeitig wird zu jeder LUCAS Erhebungswelle der LUCAS Funktions-Index eingesetzt, der zu gleichen Anteilen Risiken und Ressourcen erfasst und die Dynamik von Gebrechlichkeit (Frailty-Syndrom), Pflegebedürftigkeit und Überleben im Langzeitverlauf anzeigt (s. Kapitel 4.2). Auch Angaben zum individuellen Aktionsraum werden berücksichtigt, indem die LUCAS Teilnehmer gebeten werden, anzugeben ob sie sich überwiegend a) zuhause aufhalten oder b) in ihrer Nachbarschaft / ihrem Stadtteil, c) in der gesamten Stadt auf ihnen bekannten Wegen oder d) in der gesamten Stadt auch zu neuen Zielen unterwegs sind.

Die Abbildung 4.4 zeigt das Zusammenspiel von Informationen zum individuellen Aktionsraum in Kombination mit funktionaler Kompetenz und Angaben zum individuellen Sturzrisiko. Hierfür wurden in der LUCAS Befragungswelle 2007/08 (LUCAS Wellen s. Abbildung 4.1) alle 1.377 Teilnehmer gebeten, die gem. LUCAS Funktions-Index weder gebrechlich noch pflegebedürftig waren, die 13 Bereiche des Sturzrisiko-Screening im Manual „Sicher gehen – weiter sehen" auszufüllen (s. Kapitel 4.4). Die überwiegende Mehrheit (64 %), die in der nachfolgenden Befragungswelle 2009/10 den LUCAS Fragebogen incl. LUCAS Funktions-Index und individuellem Aktionsraum sowie Sturzrisiko-Screening ausgefüllt hatten (n = 875, Mindestalter 69 Jahre) war auch zwei Jahre später 2009/10 weiter robust (Funktionsstatus ROBUST 64 %). Die übrigen Personen waren vorgebrechlich (Funktionsstatus postROBUST 13 % und preFRAIL 11 %) oder gebrechlich (Funktionsstatus FRAIL 12 %).

Bezüglich des selbstgewählten Aktionsraums zeigte sich, dass sich drei von vier Befragten in der gesamten Stadt aufhalten; davon erkundeten die überwiegende Mehrheit (60 %) die gesamte Stadt auch zu neuen Zielen auf unbekannten Wegen und 17 % erreichten Ziele im gesamten Stadtraum auf bekannten Wegen. Das restliche Viertel zeigte einen eingeschränkten Aktionsraum und hielt sich ganz überwiegend im eigenen Stadtteil (19 %) oder im eigenen Zuhause (4 %) auf. Die statistischen Zusammenhänge zwischen selbstgewähltem Aktionsraum und Funktionsstatus sind hochsignifikant ($p < .0001$): Teilnehmende ohne funktionale Beeinträchtigungen (ROBUST: mit vielen Reserven & kaum Risiken) zeigten größere Aktionsräume, sind überwiegend in der gesamten Stadt, auch zu neuen Zielen unterwegs (73 %) als gebrechliche Teilnehmende mit deutlichen funktionalen Beeinträchtigungen (FRAIL: mit vielen Risiken & kaum Reserven). Diese halten sich überwiegend im Stadtteil (48 %) oder in dem eigenen Zuhause (20 %) auf (s. Abbildung 4.5).

Deutliche Zusammenhänge zeigten sich auch für die Anzahl der Sturzrisikofaktoren. Die Personen, die im Sturz-Screening die meisten Risiken für Stürze aufwiesen (5,8), beschränkten ihren Aktionsraum auf die eigene Wohnung. Mit Abnahme der durchschnittlichen Anzahl von Sturzrisikofaktoren erweiterte sich der selbstgewählte urbane Aktionsraum (s. Abbildung 4.5). Signifikanz-Analysen (Kendall's Tau) bestätigten diese deskriptiven Befunde (s. Abbildung 4.6).

Abschließend ist darauf hinzuweisen, dass Angst, sich aus dem häuslichen Umfeld zu entfernen, Verhaltensänderungen bedingen kann wie die Reduktion der Ganggeschwindigkeit oder die Reduzierung körperlicher Aktivität, was negative Folgen für die Gesundheit der betroffenen älteren Menschen hat. Durch Reduktion körperlicher Aktivität verliert der Körper die dazu benötigten Fähigkeiten. Dies führt wiederum zur Verstärkung der Angst, und dadurch bewegt sich die Abwärts-Kaskade weiter (Teufelskreislauf), bis die funktionelle Fähigkeit verloren geht und der Verlust von Selbstständigkeit droht [39].

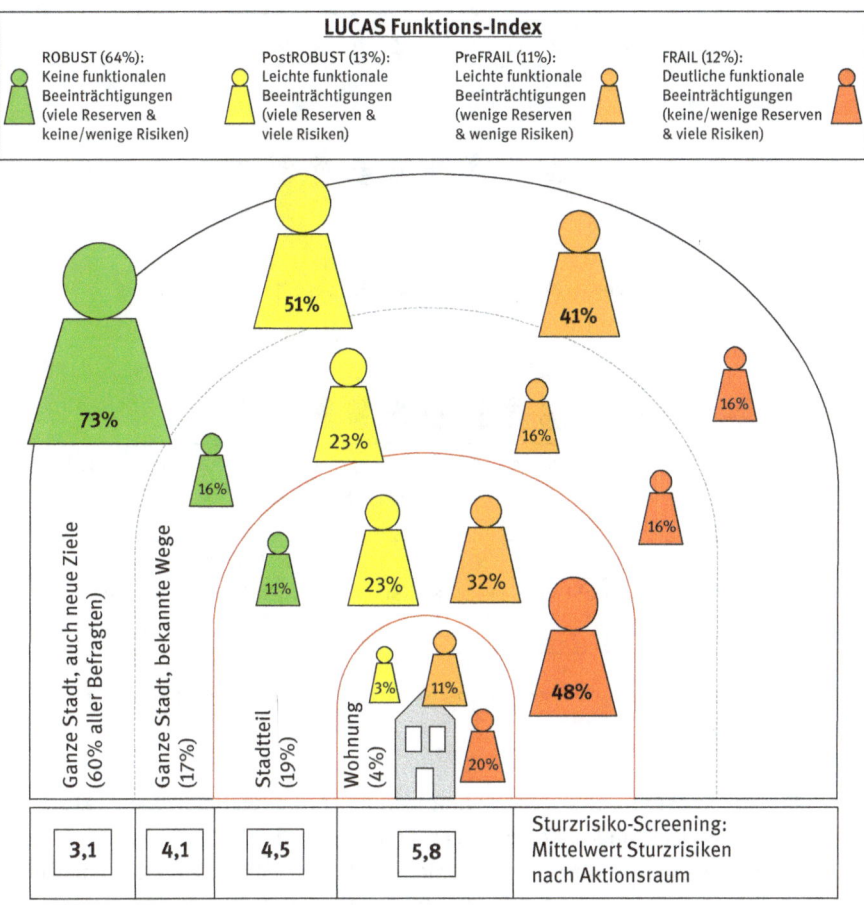

Abb. 4.5: Zusammenhänge zwischen Reichweiten im Aktionsraum, funktionaler Kompetenz und Risikofaktoren für Stürze im Alter.

4.6 Fazit und Ausblick

In der heterogenen älteren Bevölkerung sollten frühzeitig funktionale Beeinträchtigungen (Frailty) und Sturzgefahr über populationsbasierte Screening-Verfahren identifiziert werden, da diese per se nicht über das kalendarische Alter ermittelt werden können, aber Mobilität, Selbsthilfepotenzial und Möglichkeiten unabhängiger Lebensführung wesentlich einschränken und damit die Lebensqualität beeinflussen.

Aufbauend auf den oben aufgeführten Erkenntnissen werden nachfolgend (Kapitel 5) der Umgang mit Mobilitätseinbußen sowie Möglichkeiten der Teilhabe (Partizipation) am Beispiel funktionseingeschränkter Personen mit dem Funktionsstatus FRAIL vertieft, die sich überwiegend in der eigenen Wohnung und Nachbarschaft aufhalten und Schwierigkeiten bei der Durchführung von Außerhausaktivitäten angeben.

4 Mobilität und funktionale Kompetenz im Alter

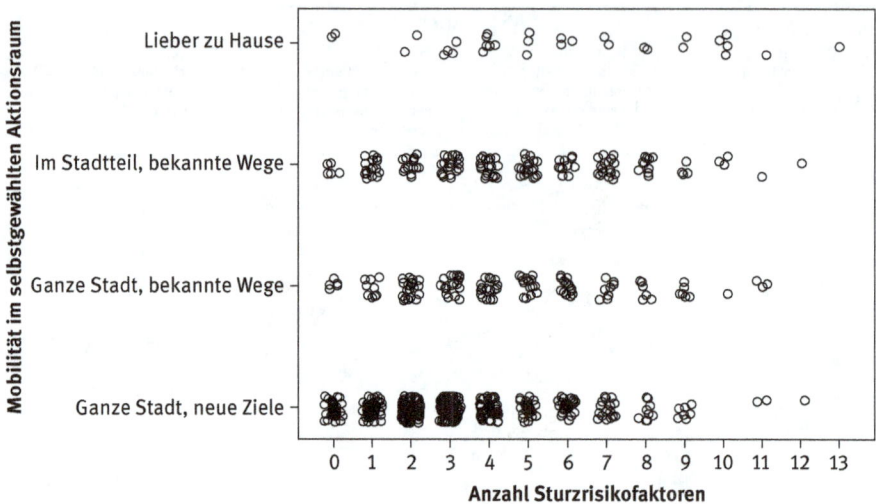

Variable	Anzahl gültige Fälle (N)	Kendall-Tau-b	
		Korrelationskoeffizient	Sig. (2-Seitig)
Mobilität im Aktionsraum	833	0,238	0,000

Abb. 4.6: Zusammenhänge zwischen Aktivitäten-Reichweite im selbstgewählten Aktionsraum und Anzahl Sturzrisikofaktoren.

Als Reaktion auf den demographischen Wandel erarbeiten Netzwerkstrukturen in Hamburg (Leistungserbringer, Kostenträger, kommunale Träger, Bürgervertretungen) im „Pakt für Prävention – Gesund alt werden in Hamburg" Konzepte für eine interdisziplinäre, sektorenübergreifende Versorgung älterer Menschen und nutzen dafür auch LUCAS Ergebnisse, die nach aktuellen wissenschaftlichen Erkenntnissen praxisnah konzipiert und analysiert wurden. Im Kapitel 6 werden raumrelevante Umweltfaktoren und personenbezogene Faktoren (s. ICF Kontextfaktoren) und deren Bezug zur funktionalen Kompetenz und Mobilität im Alter dargestellt.

Literatur

[1] WHO – World Health Organization. International Classification of Impairments, Disabilities, and Handicaps: A manual of classification relating to the consequences of disease. Geneva, 1980. Im Internet unter: http://apps.who.int/iris/bitstream/10665/41003/1/9241541261_eng.pdf (Abruf 11.05.2016).

[2] BAR – Bundesarbeitsgemeinschaft für Rehabilitation. Arbeitshilfe zur geriatrischen Rehabilitation. In: BAR – Bundesarbeitsgemeinschaft für Rehabilitation (Hrsg.). Schriftenreihe der Bundesarbeitsgemeinschaft für Rehabilitation. Heft 6. Frankfurt am Main, 2006. Im Internet unter: http://www.bar-frankfurt.de/fileadmin/dateiliste/publikationen/arbeitshilfen/downloads/Arbeitshilfe_Geriatrie.pdf (Abruf 11.05.2016).

[3] WHO – World Health Organisation. Internationale Klassifikation der Funktionsfähigkeit, Behinderung und Gesundheit. DIMDI – Deutsches Institut für Medizinische Dokumentation und Information, DIMDI (Hrsg.), Genf, 2005. Im Internet unter: http://www.dimdi.de/dynamic/de/klassi/downloadcenter/icf/endfassung/ icf_endfassung-2005 – 10 – 01.pdf (Abruf 11.05.2014).

[4] FHH – Freie und Hansestadt Hamburg, Behörde für Arbeit, Gesundheit und Soziales (Hrsg.): Stadtdiagnose 2. Zweiter Gesundheitsbericht für Hamburg. Behörde für Arbeit, Gesundheit und Soziales. Hamburg, 2001.

[5] Renteln-Kruse W von, Dapp U, Anders J, Pröfener F, Schmidt S, Deneke C, Fertmann R, Hasford J, Minder C. The LUCAS (Longitudinal Urban Cohort Ageing Study) consortium. Objectives of interdisciplinary research on selected aspects of ageing and health care for older people in an urban community. Z Gerontol Geriat 2011,44:250 – 255.

[6] Folstein MF, Folstein SE, Mc Mugh PR. Mini-mental state: a practical method for grading the cognitive state of patients for the clinician. J Psychiatr Res 1975,12:189 – 198.

[7] Dapp U (2008): Gesundheitsförderung und Prävention selbständig lebender älterer Menschen. Eine medizinisch-geographische Untersuchung. Stuttgart, W. Kohlhammer Verlag, 2008.

[8] Stuck AE, Walthert J, Nikolaus T, Büla CJ, Hohmann C, Beck JC. Risk factors for functional status decline in community-dwelling elderly people: a systematic literature review. Soc Sci Med 1999,48:445 – 469.

[9] Stuck AE, Kharicha K, Dapp U, Anders J, von Renteln-Kruse W, Meier-Baumgartner HP, Harari D, Swift CG, Ivanova K, Egger M, Gillmann G, Higa J, Beck JC, Iliffe S. Development, feasibility and performance of a health risk appraisal questionnaire for older persons. BMC Med Res Methodol 2007,7:1.

[10] Dapp U, Anders J, von Renteln-Kruse W, Golgert S, Meier-Baumgartner HP, Minder CE. The longitudinal urban cohort ageing study (LUCAS): study protocol and participation in the first decade. BMC Geriatrics 2012,12:35.

[11] Dapp U, Dirksen-Fischer M, Rieger-Ndakorerwa G, Fertmann R, Stender KP, Golgert S, von Renteln-Kruse W, Minder C. Vergleichbarkeit von Studien epidemiologischer Alternsforschung: Ergebnisse aus der Longitudinalen Urbanen Cohorten-Alters-Studie (LUCAS) und drei repräsentativen Hamburger Querschnitt-Studien zur Gesundheit im Alter. Bundesgesundheitsblatt Gesundheitsforschung Gesundheitsschutz 2016,59:662 – 78.

[12] Bergman H, Béland F, Karunananthan S, Hummel S, Hogan D, Wolfson C. Developing a Working Framework for Understanding Frailty. Gérontologie et société 2004,109:15 – 29. Im Internet unter: http://www.frail-fragile.ca/docs/Bergman_2004_English.pdf (Abruf 11.05.2016).

[13] Whitson HE, Purser JL, Cohen HJ. Frailty thy name is... Phrailty? J Gerontol a-Biol 2007,62:728 – 730.

[14] Bortz WM 2nd. A Conceptual Framework of Frailty: A Review. J Gerontol A Med Sci 2002,57 A: M283-M288.

[15] Karunananthan S, Wolfson C, Bergman H, Béland F, Hogan DB. A multidisciplinary systematic literature review on frailty: overview of the methodology used by the Canadian Initiative on Frailty and Aging. BMC Med Res Methodol 2009,9:68.

[16] Gobbens RJ, Luijkx KG, Wijnen-Sponselee MT, Schols JM. Toward a conceptual definition of frail community dwelling older people. Nurs Outlook 2010,58:76 – 86.

[17] Sternberg SA, Wershof Schwartz A, Karunananthan S et al. The identification of frailty: a systematic literature review. J Am Geriatr Soc 2011,59:2129 – 2138.

[18] Abellan van Kan G, Rolland Y, Houles M, Gilette-Guyonnet S, Soto M, Vellas. The assessment of frailty in older adults. Clin Geriatr Med 2010,26:275 – 286.

[19] Rockwood K, Minitski A. Frailty in relation to the accumulation of deficits. J Gerontol A Biol Sci Med Sci 2007,62:722 – 727.

[20] Fried LP, Tangen CM, Walston J, Newman AB, Hirsch C, Gottdiener J, Seeman T, Tracy R, Kop WJ, Burke G, McBurnie MA, Cardiovascular Health Study Collaborative Research Group. Frailty in older adults: evidence for a phenotype. J Gerontol A Biol Sci Med Sci 2001,56 A:M146 – 156.

[21] Fuchs J, Scheidt-Nave C, Gaertner B, Dapp U, von Renteln-Kruse W, Saum KU, Thorand B, Strobl R, Grill E. Frailty in Deutschland: Stand und Perspektiven. Ergebnisse eines Workshops der Deutschen Gesellschaft für Epidemiologie. Z Gerontol Geriatr 2015, epub ahead. DOI: 10.1007/s00391-015-0999-4.

[22] Clegg A, Young J, Iliffe S, Olde Rikkert M, Rockwood K. Frailty in elderly people. The Lancet 2013,381:752–762.

[23] Dapp U, Minder C, Anders J, Golgert S, von Renteln-Kruse W. Long-term prediction of changes in health status, frailty, nursing care and mortality in community-dwelling senior citizens – results from the Longitudinal Urban Cohort Ageing Study (LUCAS). BMC Geriatrics 2014,14:141.

[24] Nowak A, Hubbard RE. Falls and frailty: lessons from complex systems. J R Soc Med 2009, 102:98–102.

[25] DEGAM – Deutsche Gesellschaft für Allgemeinmedizin. DEGAM-Leitlinie Nr. 4: Ältere Sturzpatienten. Düsseldorf, omikron publishing, 2004. Im Internet unter: http://www.degam.de/files/Inhalte/Leitlinien-Inhalte/Dokumente/DEGAM-S3-Leitlinien/LL-4_Langfassung-sturz001.pdf (Abruf 11.05.2016).

[26] Nikolaus T, Bach M. Preventing falls in community-dwelling frail older people using a home intervention team (HIT): Results from the randomized falls-HIT trial. J Am Geriatr Soc 2003,51:300–305.

[27] AGS – American Geriatrics Society, British Geriatrics Society, and American Academy of Orthopaedic Surgeons Panel on Falls Prevention. Guideline for the Prevention of Falls in Older Persons. J Am Geriatr Soc 2001,49:664–672.

[28] Anders J, Behmann M, Dapp U, Walter U. Stürze älterer Menschen: Ursachen verstehen, erkennen und präventiv begegnen. In: Kaufmännische Krankenkasse in Kooperation mit Medizinischer Hochschule Hannover (Hrsg): Weißbuch Prävention 2007/2008 – Beweglich? Muskel-Skelett-Erkrankungen. Ursachen, Risikofaktoren und präventive Ansätze. Berlin, Heidelberg, New York, Springer, 2008, S. 167–181.

[29] Rubenstein LZ. Falls in older people: epidemiology, risk factors and strategies for prevention. Age Ageing 2006,35-S2:ii37-ii41.

[30] Anders J, Dapp U, von Renteln-Kruse W, Juhl K. Einschätzung der Sturzgefährdung gebrechlicher, noch selbstständig lebender, älterer Menschen. Z Gerontol Geriat 2006,39:268–276.

[31] Anders J, Dapp U, Laub S, von Renteln-Kruse W. Einfluss von Sturzgefährdung und Sturzangst auf die Mobilität selbstständig lebender, älterer Menschen am Übergang zur Gebrechlichkeit: Screeningergebnisse zur kommunalen Sturzprävention. Z Gerontol Geriat 2007,40:225–267.

[32] BGV – Behörde für Gesundheit und Verbraucherschutz der Freien und Hansestadt Hamburg (Hrsg.). Sicher gehen – weiter sehen. Selbsttest zur Sturzgefahr im Alter. 7. Auflage, Hamburg, 2015. Im Internet unter: http://www.hamburg.de/contentblob/895024/data/sicher-gehen-broschuere-2008.pdf (Abruf 06.05.2016).

[33] Webber SC, Porter MM, Menec VH. Mobility in older adults: a comprehensive framework. Gerontologist 2010,50:443–450.

[34] Baker PS, Bodner EV, Allman RM. Measuring life-space mobility in community-dwelling older adults. J Am Geriatr Soc 2003,51:1610–4.

[35] Friedrichs J. Stadtanalyse – Soziale und räumliche Organisation unserer Gesellschaft., Reinbek, Rowohlt, 1977.

[36] Hägerstrand T. What about people in regional science? Pap Reg Sci Assoc 1970,24:7–21.

[37] Rowles GD. Prisoners of Space? Exploring the Geographical Experience of Older People. Boulder, Westview Press, 1978.

[38] Lehr U. Psychologie des Alterns. 10. Auflage, Wiebelsheim, Quelle + Meyer, 2003.

[39] Freiberger E, Sieber C. Mobilität im Alter: Trainingsaspekte bei selbstständig lebenden Menschen. Dtsch Med Wochenschr 2013,138:2007–2010.

Franz Pröfener

5 Beweglichkeit, soziales Verhalten und Wohlbefinden an Grenzen

Aspekte der Mobilität weitgehend selbstständig lebender älterer Großstadtbewohnerinnen und -bewohner mit Gebrechlichkeit (Frailty).

> Trotzdem formt der Mensch sich nicht nach seinem Bilde, auch nicht nach dem Bilde eines Höheren allein; es bleibt ein Erdenrest zu tragen peinlich.
> (Helmuth Plessner, Lachen und Weinen, 1941)

5.1 Gebrechlichkeit

5.1.1 Wenn die Mobilität auffällig wird

Bedeutung und Riskanz unserer Mobilität werden spürbar, wenn die einmal erworbene und geübte, bei Gesundheit gewöhnlich unbemerkt in Anspruch genommene Fähigkeit, sich aus eigener Kraft und eigenem Vermögen oder mittels Verkehrsmitteln souverän bewegen zu können, durch Krankheit oder Behinderung in Mitleidenschaft gezogen ist. Die einsetzenden „Gebrechen" des Alterns verschaffen der Mobilität allemal große Aufmerksamkeit. Für das Verständnis von Mobilität und Verkehrssicherheit im Alter mag es deshalb besonders aufschlussreich sein, die Lebenslage und die mehr oder weniger zufriedene Lebensführung solcher älterer Menschen genauer zu beschreiben, die zwar weitgehend selbstständig zu Hause leben, aber alltäglich mit ihrem nur noch eingeschränkt beherrschten Körper und äußerst unangenehmen Leibesempfindungen konfrontiert sind. Sie haben ein fundamentales Interesse daran, mit sich und der Welt zu Rande zu kommen und ihre Lebensführung zu stabilisieren. Mobilität und Verkehrsmittel können in dieser Lage Versprechen, Herausforderung und Drohung zugleich sein.

5.1.2 Klinischer Phänotyp Gebrechlichkeit

Ohne Altern lediglich körperlich und als gänzlich mangelhaft wahrzunehmen – schwerwiegende funktionale Einschränkungen und Mobilitätsprobleme sind in modernen Gesellschaften für eine große Zahl älterer Menschen eine häufig schmerzhafte und – da heute vermehrt Ansprüche an die Selbstgestaltung und soziale Mitverantwortung oder doch an die Anpassungsfähigkeit älterer Menschen formuliert werden [1, 2] – möglicherweise frustrierende Wirklichkeit schon vor weitgehendem Verlust der Selbstständigkeit mit gesetzlich festgestellter Pflegebedürftigkeit. In Teilen der Alternsforschung setzt sich entsprechend die Überzeugung durch, dass es unter dem Gesichtspunkt funktionaler Fähigkeit sinnvoll ist, den Übergang vom selbstständigen zum abhängigen, pflegebedürftigen Alter als eine zumindest phänotypisch gut abgrenzbaren, bisweilen mehrere Jahre währende Zwischenphase der Gebrechlichkeit (Frailty) zu beschreiben. Sie wird klinisch beschrieben – folgt man den bekannten Kriterien der Frailty-Forscherin LINDA FRIED – als Vorliegen von drei der folgenden fünf Symptomen: Abnahme der Muskelkraft, allgemeines Erschöpfungsgefühl, langsame Gehgeschwindigkeit, niedriger physischer Aktivitätslevel sowie ungewollter Gewichtsverlust [3–5]. Außer sichtbaren Erscheinungen, messbaren Fähigkeitseinschränkungen oder berichteten leiblichen Missempfindungen werden mit der Frailty komplexe pathophysiologische Vorgänge ursächlich in Zusammenhang gebracht, aber auch vielfältige sozio-kulturelle und psychologische Befunde [6, 7].

5.1.3 Gestaltbarkeit der Gebrechlichkeit

In Deutschland dürfte die Zahl der älteren Menschen mit Gebrechlichkeit im Zuge steigender Lebenserwartung anwachsen und gegenwärtig die Zahl der Menschen mit gesetzlich festgestelltem Pflegebedarf deutlich übersteigen.

Auf Basis des in der LUCAS-Langzeituntersuchung des Alterns in Hamburg entwickelten LUCAS Funktions-Index kann ihr Anteil in der Gruppe der über 66-jährigen Großstadtbewohner und -bewohnerinnen auf weit über 10 % geschätzt werden [8]. Der LUCAS Funktions-Index besteht aus zwölf an alltäglichen Lebensvollzügen und Vorkommnissen orientierten, Probleme und Fähigkeiten anzeigenden Markerfragen des in den LUCAS-Erhebungswellen eingesetzten Selbstausfüllerbogens (s. Kapitel 4.3). Die unterscheidende Kraft des Index wurde in Überlebensanalysen und in Face-to-Face-Untersuchungen erfolgreich geprüft und nachgewiesen [9, 10].

Zur Feststellung latenter Anzeichen einsetzender Gebrechlichkeit stehen mehrere, teils körperliche, teils zusätzlich psychologische und soziale Kriterien berücksichtigende Indices zur Verfügung. Personen mit manifester Gebrechlichkeit kann allemal unter Gesichtspunkten der Rehabilitation und der Vermeidung oder Verzögerung gerade hier vermehrt drohender Pflegebedürftigkeit gezielt Aufmerksamkeit geschenkt werden [1].

Zumal die persönlich leidvolle, mit vermehrter Inanspruchnahme von Gesundheitsleistungen einhergehende und vergleichsweise früh in den Tod mündende Frailty [9] beeinflussbar erscheint durch eine Kombination von Bewegungsförderung, Ernährungsberatung, psychologischen Hilfen, sozialer Unterstützung, Hilfsmitteln und nicht zuletzt durch im engeren Sinne medizin-pharmakologischer Intervention [11]. Fachkundige präventive Hausbesuche für interessierte Personen mit Gebrechlichkeit könnten überdies helfen, ein bestehendes individuelles Unterstützungs-Arrangement zu verbessern oder individuelle Verbesserungsmöglichkeiten zu prüfen.

Ältere Menschen mit Gebrechlichkeit sind dank verfügbarer Funktionsindices für die Alternsforschung nun gezielt ansprechbar bei der empirischen Untersuchung von gelingenden (Selbst-) Gestaltungsansätzen vor allem im „verletzlichen Alter" [12].

5.1.4 Informationsquelle: die LUCAS-Langzeitkohorte in Hamburg

Es gibt noch zu wenig Erkenntnisse über die Lebenslagen und die mehr oder weniger zufriedene Lebensführung von Menschen mit Gebrechlichkeit und Mobilitätsproblemen.

Die folgende Beschreibung stützt sich auf umfangreiche und gezielte Informationen der Langzeituntersuchung des Alterns in Hamburg, LUCAS/ PROLONG-HEALTH, 2000–2016. Verglichen im Querschnitt werden Daten des LUCAS-Selbstausfüllerfragebogens von Personen, deren Funktionsstatus (hier nur „gebrechlich" vs. „robust", keine Zwischenstadien) verläßlich mit dem LUCAS Funktions-Index zu zwei Erhebungswellen festgestellt wurde: in Welle 2 (2007/08) waren dies 876 Personen in robuster und 558 in gebrechlicher Verfassung; in Welle 4 waren es 544 Personen in robuster, 446 in gebrechlicher Verfassung. Die wichtigsten der hier berichteten Ergebnisse sind in den Tabellen 6.1–6.3 (s. Kapitel 6) dargestellt. Hinzugezogen werden Befunde aus 166 geriatrischen Assessments, die zwischen den o. g. Erhebungswellen zur Absicherung schriftsprachlicher Teilnehmerauskünfte durchgeführt wurden mit zufällig und repräsentativ ausgewählten Personen, -64 mit Gebrechlichkeit im Hausbesuchassessment und 102 Personen in robuster Verfassung in der geriatrischen Ambulanz [10, 13].

5.2 Kleine Phänomenologie der Frailty

5.2.1 Sozio-demografische Merkmale der Gebrechlichkeit

Neben den erwähnten pathophysiologischen Vorgängen werden ein hohes Lebensalter, das weibliche Geschlecht sowie problematische soziokulturelle Umstände älterer Menschen mit der Entwicklung von Gebrechlichkeit in Zusammenhang gebracht [6]. Was zeigen die LUCAS-Daten?

Die Gruppe der Personen mit Gebrechlichkeit hatte das durchschnittlich höhere Lebensalter (2011: 82,0 Jahre) als die Gruppe der Personen in robuster Verfassung (2011: 76,1 Jahre). Die Wahrscheinlichkeit, gebrechlich zu werden, stieg dabei deutlich mit höherem Lebensalter. Die beträchtliche Schwankungsbreite des Lebensalters der Personen in beiden Gruppen (2011: „gebrechlich" 71,4 bis 99,5 bzw. „robust" 70,9 bis 91,6 Jahre alt) verbietet indes die exklusive Zuordnung von Gebrechlichkeit zum kalendarisch hohen oder sehr hohen Alter etwa jenseits der 80 Jahre.

Frauen waren häufiger von Gebrechlichkeit betroffen als Männer, die aber derzeit noch eine nicht zu vernachlässigende, jedoch mittel- und langfristig wachsende Minderheit bilden. Zu beiden hier betrachteten Erhebungszeitpunkten befanden sich in der Gruppe der Personen in robuster Verfassung etwa 50 %, in der Gruppe der Personen mit Gebrechlichkeit dagegen weit über 70 % Frauen.

Soziale Ungleichheitsstrukturen hatten eher einen begrenzten Einfluss auf die Entwicklung von Gebrechlichkeit. Hier mag die geringere Lebenserwartung von Personen mit weniger sozio-kulturellen Ressourcen eine Rolle gespielt haben. Vor allem Frauen mit sozio-kulturell geringeren Ressourcen trugen sicher ein erhöhtes Risiko, gebrechlich zu werden, aber die Frailty hat ihr Auftreten offenbar vor allem in der Mitte der Gesellschaft. Stellvertretend für die einschlägigen Variablen *Einkommen, Schulbildung, soziale Wohnlage* oder der *Art lebenslanger Berufsarbeit* sei hier das Niveau der beruflichen Ausbildung in den Vergleichgruppen dargestellt: 2011 verfügten zwar 14,5 % der Personen in robuster Verfassung, hingegen nur 9,4 % der Personen mit Gebrechlichkeit über eine akademische Berufsausbildung. Gar keine Ausbildung hatten immerhin 12,7 % der als robust, aber 27,6 % der als gerbechlich eingeschätzten Personen. Die überwiegende Mehrheit allerdings, 72,8 % der Personen in robuster Verfassung bzw. 63,0 % der Personen mit Gebrechlichkeit hatten eine nichtakademische berufliche Ausbildung abgeschlossen.

Sogenannte „soziale Frailty" hat einen weiteren wichtigen Referenzpunkt in der Partner- und Lebenssituation älterer Menschen. Zum Erhebungszeitpunkt 2007 etwa lebten nur 28 % der hier Befragten in robuster Verfassung *allein*, aber 56,1 % der Befragten, vor allem verwitwete Frauen, mit Gebrechlichkeit, das heißt sie lebten oft mit weniger Untersützung bzw. Aktivitätsanreizen, freilich auch ohne übermäßige, „entstimulierende" Betreuung.

5.2.2 Körperlich-leibliche Verfassung, Gesundheit, basale Alltagsaktivitäten, Hilfsmittel zu Hause

Erste Langzeitbeobachtungen im Rahmen der LUCAS-Studie zur Entwicklung der Frailty stützen die Vermutung, dass ihr Eintritt nicht nur von sozialen Ungleichheitsstrukturen als vielmehr von anfänglichen Beeinträchtigungen körperlicher Leistungsfähigkeit vorhergesagt wird [1]. Gebrechlichkeit ist zunächst eine körperlich-leibliche Wirklichkeit und als solche auch von *sozialwissenschaftlichem* Interesse – nicht nur, weil gesellschaftliche Institutionen und Zuschreibungen oder die persönliche Moderationsfähigkeit auf die körperlich-leibliche Situation Einfluss nehmen können. Eine problematische körperliche Verfassung wird aber zunächst einmal unangenehm leiblich *selbst*bezogen mitempfunden, und sie *fundiert* nicht nur, sondern *prägt* vielfach soziale Verhaltensmuster [6, 14, 15].

Mit welcher körperlichen und gesundheitlichen Verfassung sowie leiblichen Empfindung müssen wir mit Gebrechlichkeit rechnen? Der LUCAS Funktions-Index zunächst zeigte hier Betroffene überwiegend mit Kraftlosigkeit der Beine, Erschöpfungsgefühl und Verlangsamung schon bei bereits verminderten außerhäuslichen Aktivitäten, aber noch selten mit einem – gewöhnlich dem Phänotyp der Frailty zugerechneten – unbeabsichtigten Gewichtsverlust, der für Altersmediziner als Muskelverlust (Sarkopenie) ein Anzeichen für weiteres Fortschreiten des Gebrechlichkeitssyndroms ist.

Personen mit Gebrechlichkeit berichteten zu beiden betrachteten Zeitpunkten und in den Assessments von doppelt so vielen Erkrankungen (durchschnittlich fünf Erkrankungen, überwiegend des Muskelskelett- und Herzkreislaufsystems) und vom Einsatz doppelt so vieler, für die außerhäusliche Fortbewegung möglicherweise bedeutsamer Medikamente (2011: durchschnittlich 5, Bereich: 0–20), als Personen in robuster Verfassung. Sie benannten dazu deutlich häufiger Krankenhausaufenthalte in jüngster Zeit (29,5 % gegenüber 14,5 %).

Personen mit Gebrechlichkeit gaben außerdem auch vergleichsweise häufig Gedächtnisprobleme an (2011: 44,5 % gegenüber 23,5 %). Solche Gedächtnisprobleme haben sich im geriatrischen Assessment als durchaus merkliche, wenngleich alltäglich, im vertrauten Aktionsraum *zu Hause*, auch dank intensiver Nutzung von Erinnerungshilfen noch weitgehend wenig alltagsrelevante Einschränkungen erwiesen.

Personen mit Gebrechlichkeit zeigten sich, in diesem Punkt nur leicht unterschieden von älteren Personen in robuster Verfassung, mit verminderten, die Selbst- und Weltvermittlung sowie die soziale Kommunikation und nicht zuletzt Mobilität erschwerenden bzw. gefährdenden Sinnesleistungen (Sehen, Hören). Sehr stark unterschieden sich die Gruppen aber mit Blick auf den – prognostisch verlässlichen – selbsteingeschätzten Gesundheitszustand, den 2011 67,7 % der Personen mit Gebrechlichkeit, dagegen nur 12,2 % der Personen in robuster Verfassung, als mäßig oder schlecht angaben.

Personen mit Gebrechlichkeit fühlten sich viel häufiger als Personen in robuster Verfassung erschöpft, auch schläfrig, insbesondere kraftlos und verlangsamt in der Fortbewegung und – ihr Körper plagte sie mit Schwindelgefühlen und vor allem mit nicht zu ignorierenden, andauernden Schmerzen, von denen 2011 nahezu 60 % der Personen mit Gebrechlichkeit, aber nur 28,0 % der Personen in robuster Verfassung berichteten. Diesen Schmerzen, die im Verdacht stehen, ein initiales Moment der Gebrechlichkeit zu sein, begegneten Personen mit Gebrechlichkeit vergleichsweise häufig mit körperlicher Schonung. Sie verzichteten vor allem auf außerhäusliche Aktivitäten; 49,5 % von ihnen, gegenüber 20,8 % der Personen in robuster Verfassung behandelten Schmerzen im Übrigen mit Schmerzmedikamenten. Entspannungstechniken, Bewegungsförderung oder „Aushalten der Schmerzen" waren von ihnen vergleichsweise selten gewählte Strategien.

Geriatrische Funktionstests im Zuge der bereits angesprochenen Assessments bestätigten diese bedenklichen Auskünfte und Selbstwahrnehmungen. Personen mit Gebrechlicheit zeigten – mit noch guter Beweglichkeit der Arme – gegenüber Personen in robuster Verfassung stark verminderte körperliche Leistungsfähigkeit bei der Gehgeschwindigkeit, der Beinkraft, der Handkraft und nicht zuletzt bei der Fähigkeit, unter moderat erschwerten Bedingungen die Balance zu halten (s. Abbildung 5.1).

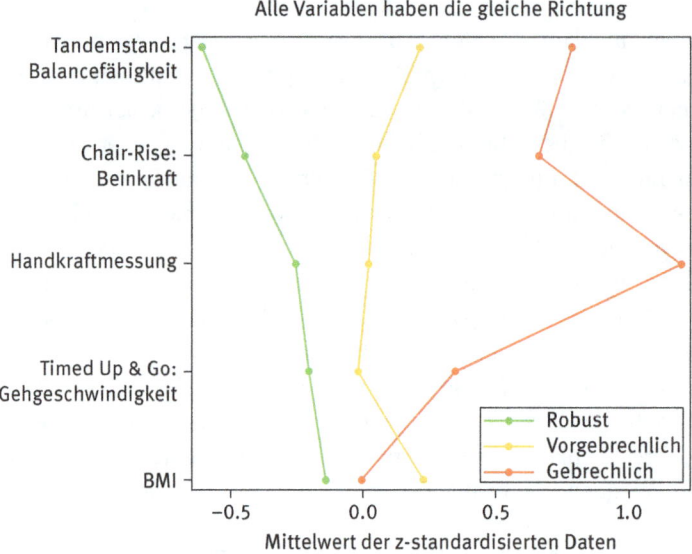

Abb. 5.1: Unterschiede bei Funktionstests/ körperlicher Leistungsfähigkeit sowie Body Mass Index (BMI): Untersuchung älterer Personen mit Funktionsstatus „Robust" (grün) oder „Gebrechlich" (rot) sowie Personen im Übergangstadium (Vorgebrechlich), 2008/09 (n = 231).[a]
[a] Hinweis: Für die Erstellung dieser Abbildung wurden die Instrumente der Tests z-standardisiert. Alle eigentlich unterschiedlich skalierten Instrumente wurden so gepoolt, dass kleine Werte eine gute Funktion und große Werte eine schlechte Funktion anzeigen. Die Abbildung kann so die Abstände zwischen den Personen mit unterschiedlichen Funktionsstadien auf einer für alle Instrumente identischen Skala darstellen.

„Altersbeschwerden" betreffen offenbar besonders häufig die unteren Extremitäten und gefährden zu allererst den – Weitsicht und besondere Handlungsfähigkeit verkörpernden – aufrechten Gang, und damit Mobilität im Ganzen. Nur 34,2 % der Personen mit Gebrechlichkeit, dagegen 95,4 % der Personen in robuster Verfassung gaben 2011 an, eine Strecke von 500 Meter zu Fuss ohne Schwierigkeiten zu bewältigen. Mehr als die Hälfte der Personen mit Gebrechlichkeit berichtete bereits über einen Sturz, dreimal so viele wie in der Gruppe mit robuster Verfassung (2007: 52,3 % gegenüber 13,4 %). Die Furcht zu fallen begleitete die Gebrechlichkeit praktisch auf Schritt und Tritt (2007: 74,5 % gegenüber 3,4 %). Bertroffene reagierten mit einem, die Entkräftung eher verstärkenden „Vermeidungsverhalten" und berichteten, das obere Geschoss der Wohnung zu meiden, hohe Schrankareale im Wohnzimmer nicht mehr zu nutzen, außerhäusliche Aktivitäten zu Fuss zu unterlassen und das Fahrradfahren gänzlich eingestellt zu haben.

Gebrechlichkeit zeigte aber lediglich punktuell Hilfebedarf im Bereich der basalen Aktivitäten des täglichen Lebens (ADL). Elementare Lebensvollzüge etwa der Körperpflege, des Ankleidens und der Nahrungsaufnahme schienen nur selten gestört nicht zuletzt dank eines umfangreichen Sets an verfügbaren Hilfsmitteln. 2011 gaben 31,1 % der Personen mit Gebrechlichkeit, aber nur 10,8 % der Personen in robuster Verfassung an, Hilfsmittel zur *Handhabung* einzusetzen, um in den eigenen vier Wänden zurecht zu kommen. Die Ausstattung des Bades mit Haltegriffen war bezeichnend für beide Vergleichsgruppen. Personen mit Gebrechlichkeit nutzten dagegen insbesondere Badebretter, Duschhocker, Wannenlifter oder erhöhte Toilettensitze, dazu Strumpfanzieher, spezielle Flaschenöffner, zu Greifhilfen umfunktionierte Grillzangen und Lupen. 22,6 % der Personen mit Gebrechlichkeit (2,2 % der Personen in robuster Verfassung) benötigten bei der Körperpflege, wenn man das Baden nicht durch das Duschen ersetzte, auch eine Hilfsperson. In der Regel war dies der Partner oder ein naher Angehöriger.

Bei Gebrechlichkeit bestanden zwar im Bereich der basalen Alltagsaktivitäten teils kompensierbare, aber dennoch ein eher „zurückgezogeneres" Verhalten fördernde Probleme im Bereich der Harnkontinenz und der Fortbewegung, besonders beim Treppensteigen. 2007 berichteten aber erst 14,3 % der Personen mit Gebrechlichkeit von einem gesetzlich festgestellten, in der Regel geringfügigen Hilfe- und Pflegebedarf der Stufen 0 oder 1.

5.2.3 Erweiterte Aktivitäten des täglichen Lebens, Hilfe-Arrangements, Aktionsradius, Teilhabe

In der Alternsforschung wird heute nicht nur dem Gesundheitszustand, dem Selbsthilfestatus und der körperlich-leiblichen Verfassung von Personen mit Gebrechlichkeit Aufmerksamkeit geschenkt. Gebrechlichkeit wird – überwiegend in einer um Ermäßigung bemühten Perspektive auf das Älterwerden – als praktischer und psychologischer Gestaltungsprozess betrachtet [6, 12, 16, 17]. Der Blick richtet sich auf das Verhalten von Betroffenen im Sozialraum, auf ihre Selbstwahrnehmung und auf ihr Befinden. Welche mikro-sozialen „Bearbeitungsmuster" von Betroffenen zeigen die LUCAS-Daten?

Mehr als im Bereich der basalen Aktivitäten zeitigte Gebrechlichkeit erhebliche Probleme im Bereich der erweiterten instrumentellen Aktivitäten des täglichen Lebens (IADL). Personen mt Gebrechlichkeit planten und kochten zwar die nötigen Mahlzeiten selbst (wobei die Männer hier deutliche Defizite zeigten), wuschen den überwiegenden Teil der Wäsche selbst, nahmen Medikamente zur richtigen Zeit und – manchmal auch im Dosett vorbereitet – in richtiger Dosierung ein, nutzten das Telefon selbstständig, führten häufig – 2011 immerhin 82,2 % dieser Gruppe – einfache Hausarbeiten wie etwa Staubwischen aus oder tätigten ihre Geldgeschäfte in der nahen Bankfiliale selbstständig. Sie mußten dagegen regelmäßig auf die Erledigung anspruchsvollerer Hausarbeiten verzichten. Nur 40,4 % von ihnen zeigten sich in der Lage, etwa die alltägliche Wäsche, ganz zu schweigen von schweren Gardinen, aufzuhängen oder gründlich Staub zu saugen. In der Gruppe der Personen mit Status „robust" waren es mit 85,2 % doppelt so viele Personen, die diese Tätigkeit angaben.

Deutlicher noch zeigten sich Unterschiede zwischen den Vergleichsgruppen bei der Fähigkeit, außer Haus schwere Einkäufe, die Kraft, Gehfähigkeit und Ausdauer erfordern, ohne Schwierigkeiten zu tätigen. 2011 wähnten sich nur 13,9 % der Personen mit Gebrechlichkeit, aber noch 83,1 % der Personen in robuster Verfassung dazu in der Lage. Leichte Einkäufe, in robuster Verfassung unproblematisch, tätigten mit entsprechendem sozialen Gewinn und zur Bedarfsdeckung wiederholt, auch nur noch 48,5 % der Personen mit Gebrechlichkeit.

Zwar nutzten 55,8 % der Personen mit Gebrechlichkeit Hilfsmittel zur Fortbewegung, also deutlich mehr als Hilfsmittel zur Handhabung. Der von mehr als jedem zweiten Hilfsmittelnutzer geschätzte Rollator konnte dennoch nicht alle Einschränkungen kompensieren: ohne persönliche Unterstützung ging es im Bereich erweiterter Aktivitäten des Alltags und außerhäuslicher Unternehmungen nicht. 2011 gaben 77,3 % der Personen mit Gebrechlichkeit, übrigens auch 50,6 % der Personen in robuster Verfassung an, im Alltag von einer Hilfsperson unterstützt zu werden. In die Kompensation von Mobilitätseinschränkungen wurden vergleichsweise wenige Familienangehörige einbezogen. Man nutzt vielmehr professionelle Dienstleister, etwa eine Haushaltshilfe oder einen Getränkelieferservice. 12,2 % der Personen mit Gebrechlichkeit gaben an, eine Hilfsperson zu benötigen beim Besuch des Hausarztes, dem hochfrequentierten Hauptansprechpartner in Gesundheitsfragen.

Gebrechlichkeit bedroht zweifellos die souveräne Nutzung außerhäuslicher Räume, sie reduziert den Aktionsradius und die Häufigkeit zuerst von Freizeitaktivitäten.

2011 gaben nur 37,9 % der Personen mit Gebrechlichkeit, aber 97,7 % der Personen in robuster Verfassung, an, überhaupt Aktivitäten außer Haus ohne Schwierigkeiten unternehmen zu können. Über 50 % der Personen mit Gebrechlichkeit, hingegen nur 4,6 % der Personen in robuster Verfassung, berichteten, in der Woche allenfalls noch an zwei Tagen außerhalb der Wohnung oder des Hauses unterwegs zu sein. Dabei bewegten sie sich vorzugsweise im Nahraum des Viertels, wo sie gerne das Restaurant um die Ecke, seltener übrigens das sozial anspruchsvollere Bürgerhaus besuchten, wie drei Viertel der Personen mit Gebrechlichkeit berichteten. Bemerkenswert ist: auch bei relativ wenig eingeschränkter Mobilität oder aber trotz beklagter sozialer Isolation wurden erreichbare Angebote wie Seniorentreffs oder Gottesdienste eher selten aufgesucht. Nur für ein Drittel der in den Assessments befragten Personen mit Gebrechlichkeit war der Museums-, Theater- oder Volkshochschulbesuch im entfernteren Hamburger Stadtgebiet eine Option. 2011 gaben 71,7 % von ihnen, 47,1 % der Personen in robuster Verfassung an, Freizeit- oder Bildungsangebote gar nicht mehr aufzusuchen. Ähnliches galt für Sporteinrichtungen, wobei der Besuch des Schwimmbades möglicherweise wegen besonderer Schamgrenzen für ältere Menschen grundsätzlich problematisch war. Die wichtigste Freizeitaktivität der Personen mit Gerechlichkeit war noch der Aufenthalt in der nahegelegenen Parkanlage, die immherin noch 63,9 % von ihnen gelegentlich aufsuchten.

Die Gebrechlichkeit setzte – trotz klugem Ampelphasenmanagement betroffener Personen oder langsameren Gehens auf bekannten Wegen und allemal bei abendlicher Dunkelheit und widrigen Witterungsverhältnissen – dem aktiven Altern im Sinne einer geistig-kulturellen Weiterentwicklung in der Freizeit, aber auch dem Gesundheitsverhalten offenbar enge Grenzen. 78,2 % der Personen mit Gebrechlichkeit, 92,3 % der Personen in robuster Verfassung berichteten 2011 noch von regelmäßiger Kontrolle beim Zahnarzt. Und nur 11,9 % bzw. 75,2 % der Personen in robuster Verfassung gaben an, sich nennenswert mäßig sportlich zu betätigen.

5.2.4 Verfügbare und genutzte Verkehrsmittel

Personen mit Gebrechlichkeit könnten im urbanen Raum durchaus profitieren – und zwar sowohl von der immer noch von nachbarschaftlicher Nähe geprägten *Stadt der kurzen Wege* als auch von der Stadt mit entlastender *Infrastrutur*. In Assessments gaben zwei Drittel der zu Hause befragten Personen mit Gebrechlichkeit an, dass für sie alle Geschäfte des täglichen Bedarfs gut erreichbar seien. Bei fast allen war eine Bus- oder U-Bahnhaltestelle weniger als 500 m entfernt.

2011 berichteten immerhin 66,4 % der befragten Personen mit Gebrechlichkeit, dagegen 86,1 % der Personen in robuster Verfassung, bei bereits reduzierten außerhäuslichen Aktivitäten tatsächlich Angebote des öffentlichen Personennahverkehrs zu nutzen. 23,1 % der Personen mit Gebrechlichkeit – mit einem in diesen Jahrgangskohorten höheren Männeranteil – gaben an, noch selbstständig Auto zu fahren, – in der Gruppe der Personen in robuster Verfassung immerhin noch 65,9 %. 14,5 % der Personen mit Gebrechlichkeit griffen dagegen offenbar auf spezielle Fahrdienste für ältere Menschen zurück, – immerhin 8,8 % auch auf das Taxi. Diese Verkehrsmittelangebote wurden von Personen in robuster Verfassung wiederum deutlich weniger häufig oder gar nicht genutzt.

5.2.5 Ziele, Frequenz von Mobilität und gewählte Fortbewegungsart

Personen mit Gebrechlichkeit verfolgten dabei in unterschiedlicher Frequenz und auf unterschiedlichen Wegen vor allem notwendige Ziele der mehr oder weniger alltäglichen Versorgung. 2011 verzichteten nur 21,3 % der Personen mit Gebrechlichkeit auf den Besuch des nahräumlich gut erreichbaren Bäckers.

> Immerhin noch 15,5 % der Personen mit Gebrechlichkeit, dagegen 34,7 % der Personen in robuster Verfassung suchten ihn sogar täglich auf. Und: 54,9 % der Personen mit Gebrechlichkeit (42,3 % der Personen in robuster Verfassung) gingen diesen Weg – nicht ganz risikolos – zu Fuß, denn das Fahrrad kam als Fortbewegungsmittel praktisch nicht mehr in Frage. 20,7 % von ihnen nutzten (auch) deshalb das Auto für diesen naheliegenden Zweck, dagegen nur 11,5 % der Personen in robuster Verfassung, die Fahrrad fuhren, übrigens auch zu entfernteren Zielen wie dem Supermarkt oder Discounter.

Beide Gruppen suchten Supermarkt und Discounter überwiegend einmal in der Woche auf, wobei immerhin 13,0 % der Personen mit Gebrechlichkeit dieses Angebot gar nicht mehr wahrgenommen haben; ggf. gaben sie an, hier schon einmal das Taxi (4,2 %) zu nutzen. Nicht selten scheint hier das Autofahren die Nutzung des Fahrrades ersetzt zu haben. Das weiter entfernte Kaufhaus besuchten Personen beider Vergleichsgruppen allenfalls einmal im Monat, eher noch seltener. Dabei gaben 23,4 % der Personen mit Gebrechlichkeit an, dieses Ziel gar nicht mehr aufzusuchen. Zur Erreichung weiter entfernter Ziele nutzten sie jetzt vergleichsweise häufig den öffentlichen Personennahverkehr (51,6 % vs. 33,6 % der Personen in robuster Verfassung). Sie fuhren die längere Strecke selbst vergleichsweise nun weniger Auto (25,2 % vs. 29,8 % der Personen in robuster Verfassung) oder bestellten häufiger das Taxi (9,2 %). Letzteres spielte im Versorgungsalltag von Personen in robuster Verfassung offenbar keine Rolle.

5.2.6 Intimität auf Distanz – Häuslichkeit und soziales Netz

Gebrechlichkeit befördert den Rückzug in das eigene Zuhause, wo Betroffene durchschnittlich über 20 Stunden des Tages verbringen; es ist der begrenzte, selten barrierefreie, aber über viele Jahre vertraute Raum für – manchmal Bewegung ersetzende – eher rezeptive und sitzende Freizeitbeschäftigungen. Personen mit Gebrechlichkeit berichteten häufig von regelmäßigen und ausgiebigen Telefongesprächen mit Freunden und Verwandten, vom nachmittaglichen Fernsehen, vom Kaffeetrinken mit den Kindern, vom Lösen von Kreuzworträtseln, Kartenspielen, Radiohören oder von abendlicher Bettlektüre. 2011 gaben immerhin 48,5 % von ihnen an (65,1 % der Personen in robuster Verfassung), zu Hause leichte Morgen- und Hockergymnastik durchzuführen.

Personen mit Gebrechlichkeit lebten, wie bereits beschrieben, zu Hause häufig allein, aber nicht zwangsläufig einsam, sondern nicht selten eine *Intimität auf Distanz*. Sie berichteten häufig, schon länger allein zu leben, viele länger als 5 Jahre. 2011 gaben 80,8 % der Personen mit Gebrechlichkeit (89,3 % der Personen in robuster Verfassung) gleichwohl an, eine Person (Care Giver) um sich zu wissen, die sich etwa im Krankheitsfall für ein paar Tage um sie kümmern könnte. Fast alle Befragten (98,4 %) konnten außerdem eine oder mehrere enge Bezugspersonen benennen mit angeblich harmonischem Charakter der Beziehung; die Hälfte gab an, jeden Tag unmittelbaren Kontakt zu ihr zu haben, alle schätzten zusätzlichen regelmäßigen Telefonkontakt.

In über 80 % der überwiegend als harmonisch beschriebenen Beziehungen war ein Familienangehöriger involviert, ohne dass man aber in einer gemeinsamen Wohnung lebte. Bemerkenswert ist: 79,2 % der befragten Personen mit Gebrechlichkeit trotzten wohl der körperlichen Misere und dem sperrigen Raum; sie versicherten, auch in entfernteren Teilen der Stadt lebende Familienangehörige aufzusuchen. Die Famile ist für Personen mit Gebrechlichkeit der wichtigste Knotenpunkt eines eher grobmaschigeren sozialen Netzes.

5.2.7 Verantwortung für andere

Die Familie ist für Personen mit Gebrechlichkeit auch der Referenzpunkt ihrer allerdings bereits eingeschränkten Fähigkeit, *Verantwortung für andere* praktisch übernehmen zu können. 2011 gaben 72,2 % der Personen in robuster Verfassung, dagegen nur 57,3 % der Personen mit Gebrechlichkeit an, die jüngere Generation, das hieß in der Regel Kinder und Enkelkinder zu unterstützen. Die Mitverantwortung für andere Menschen konnte sich dabei überwiegend nicht mehr mit Rat und Tat, sondern nur noch in finanzieller Unterstützung ausdrücken, auch weil familiäre Krisen, zumeist der Kinder, *für die Eltern* mit Gebrechlichkeit eine ernsthafte, kaum noch ohne Hilfe zu bewältigende psychologische Herausforderung darstellten. So berichteten nur 13,0 % der Personen mit Gebrechlichkeit, gegenüber 26,3 % der Personen in robuster Verfassung, die jüngere Generation tatkräftig zu unterstützen. Ebenfalls nur 13,0 % gaben an, mit Ratschlägen zu helfen, aber 53,1 % der Personen mit Gebrechlichkeit (gegenüber 44,6 % der Personen in robuster Verfassung) unterstützten die jüngere Generation finanziell.

Von der Ausübung eines Ehrenamtes oder vom bürgerschaftlichen Engagement, um zum Vergleich eine andere Dimension der Verantwortung für andere Menschen heranzuziehen, berichteten 2011 lediglich noch 4,0 % der Personen mit Gebrechlichkeit und 22,2 % der Personen in robuster Verfassung. Es könnte grundsätzlich an angemessenen Gelegenheiten gefehlt haben oder es zeigt sich hier die Individualisierung des Alterns in starker Selbstbezüglichkeit. Die Lebensführung der Personen mit Gebrechlichkeit jedenfalls war, das zeigte sich in den Assessments, vielmehr beeinträchtigt durch ungenügende Zugänglichkeit und Anzahl ehrenamtlicher Angebote, die bei Empfinden von Unsicherheiten außerhäusliche Mobilität unterstützen.

5.2.8 Selbstwahrnehmung und Wohlbefinden mit Gebrechlichkeit

Deutlich wird bis hier, wie stark – trotz sicher verbesserungsfähigen Unterstützungsarrangements, auch trotz kluger Selektions- oder kreativer Kompensationstrategien sowie Hilfsmitteleinsatzes – für Personen mit Gebrechlichkeit alltägliche Lebensvollzüge in Mitleidenschaft gezogen sein können und in welchem Maß sie dabei ihr Verhalten an ihrer beeinträchtigten körperlich-leiblichen Verfassung auszurichten haben. Erzwang Gebrechlichkeit in ähnlicher Deutlichkeit auch eine eingetrübte Selbstwahrnehmung und geringe Zufriedenheit der Betroffenen? Oder waren Selbstbild und Befinden günstiger als die beschriebene Lage und Lebensführung?

Weder die Vorstellung eines sogenannten *Zufriedenheitsparadoxes*, noch die der gänzlichen *Schmerzwerdung* der Person finden Bestätigung in den LUCAS-Daten [18]. Personen mit Gebrechlichkeit zeichnete bei ihrer Selbstbeschreibung beides aus, Realismus und Resilienz (Distanzierungsfähigkeit), sie *sind* ihr Leib mehr denn je, sie *haben* aber immer noch ihren Körper und deuten sich und ihn nach ihrem Bilde – wenn auch in enger werdenden Grenzen [19]. Wenn umlaufende gesellschaftliche Erwartungen, sei es in der Potenzial- oder in der Mängelperspektive auf das Altern bei dieser Selbstbeschreibung eine Rolle spielten und nicht vielmehr nachhaltig negative Erfahrungen um Selbstbehauptung bemühter Menschen, dann machen Personen mit Gebrechlichkeit allemal einen differenzierten Gebrauch davon [20].

In beiden Erhebungswellen berichteten über 20 % von ihnen, dass sie sich in jüngster Zeit so deprimiert gefühlt haben, dass nichts mehr sie aufheitern konnte, aber nur rund 5 % der Personen in robuster Verfassung. 2011 sahen sich Personen mit Gebrechlichkeit zurückgezogener, viel weniger vital, vor allem deutlich weniger aktiv als die Personen in robuster Verfassung. Sie sahen sich gleichzeitig aber überwiegend teilnehmend, freudvoll und vor allem neugierig (90,6 % der Personen mit Gebrechlichkeit gegenüber 98,1 % der Personen in robuster Verfassung). Und noch 80,9 % der Personen mit Gebrechlichkeit gaben an, sich auf die kommenden Jahre zu freuen (98,2 % der Vergleichsgruppe) freilich nicht ohne den Vorbehalt, *wenn es weiter einigermaßen gut geht.*

Gefragt nach der Empfindung des höheren Lebensalters fühlten sich erwartbar nur 6,1 % der Personen mit Gebrechlichkeit unverändert fit, dagegen 50,3 % der Personen in robuster Verfassung. Der überwiegende Anteil der Personen mit Gebrechlichkeit (71,4 %) fühlte sich aber noch rüstig, wenngleich sich das Alter bemerkbar mache. Nur 22,5 % wiederum empfanden sich – dem ihnen zugeschriebenen Funktionsstatus entsprechend – als gebrechlich.

Insgesamt verspürten immerhin 85,4 % der Personen mit Gebrechlichkeit gegenüber 97,7 % der Personen in robuster Verfassung Zufriedenheit in ihrer Lage. Die Assessmentbefunde der Personen mit Gebrechlichkeit erlauben hier interessante Differenzierungen: Höchste Zufriedenheitswerte zeigten sich im Bereich „Wohnen/Wohnungsumfeld" (92 % sehr zufrieden), gefolgt vom Bereich „soziale Kontakte", wozu allerdings bereits 35,9 % angaben, zufrieden sein zu „müssen". Vergleichsweise niedrige Zufriedenheitswerte zeigten sich im Bereich der – eher körperliche Fähigkeiten vorraussetzenden – „soziale Aktivitäten" – hier gaben schon 43,8 % der Personen mit Gebrechlichkeit an, zufrieden sein zu „müssen". Man muss hier ein resignatives Moment zu Kenntnis nehmen. Einem denkbaren Präferenzwechsel in den Aktivitäten scheinen enge Grenzen gesetzt. Möglicherweise waren, wenn den Betroffenen überhaupt grundsätzlich noch Alternativen zur Wahl standen, das Selbst*gefühl* der Personen eng an die in Fleisch und Blut übergegangenen und nicht mehr realisierbaren Unternehmungen gebunden. Im Assessment der Personen mit Gebrechlichkeit gaben jedenfalls nur 9,4 % an, noch neue oder andere Pläne zu verfolgen; 48,4 % sahen sich immerhin in den sozialen Aktivitäten unverändert, 39,1 % aber berichteten, doch Einiges aufgegeben zu haben und 3,1 % räumten ein, bereits alle Interessen aufgegeben zu haben.

Einfluss auf das aktuelle Befinden älterer Menschen vor allem mit Gebrechlichkeit haben offenbar auch die in der Altersforschung so genannte Critical-Life-Events, also kritische, unter Umständen belastende Lebensereignisse, hier vor allem für bestimmte Jahrgangskohorten typische, biografisch frühe Erlebnisse von Krieg, Flucht und Vertreibung oder aber biografisch überwiegend späte Verluste oder Trennungen von Partnern und Angehörigen; sie, vor allem die biografisch späten Ereignisse, wurden von Personen mit Gebrechlichkeit vergleichsweise häufig genannt bzw. gewannen durch die akuten Beschwerlichkeiten wieder stärkere Bedeutung. Nur 17,3 % der Personen mit Gebrechlichkeit, dagegen 26,8 % der Personen in robuster Verfassung gaben an, dass solche kritischen Lebensereignisse sie nicht belasteten. 25,8 % der Personen mit Gebrechlichkeit *und* mit belastenden Lebensereignissen, dagegen 20,6 % der Personen in robuster Verfassung gaben an, diese immer als belastend empfunden zu haben. 15,9 % der Personen mit Gebrechlichkeit, dagegen 7,9 % der Personen in robuster Verfassung berichteten, sie im Alter verstärkt als Belastung zu empfinden.

Die Selbstbeherrschung und die familiäre Orientierung waren die von Personen mit Gebrechlichkeit am häufigsten berichteten Strategien, mit den Belastungen aus kritischen Lebensereignissen zu Rande zu kommen. Danach folgten Gelasseneit oder eine postive, humorvolle Lebenseinstellung. Im engen Sinne kulturelle Strategien, auch die Tröstung im Glauben und die Entspannungssuche in der – entfernteren – Natur oder die ärztliche, seelsorgerische Unterstützung wurden deutlich weniger häufig angeführt. Im Vergleich zu Personen in robuster Verfassung nannten Personen mit Gebrechlichkeit häufiger Selbstbeherrschung und Verdrängung als Bewältigungsstrategie, deutlich weniger die Familie oder eine postive, humorvolle Lebenseinstellung.

5.3 Einige Schlussfolgerungen zur Mobilität und Verkehrssicherheit bei Gebrechlichkeit

In der grundsätzlich vielfältigen Gruppe älterer Menschen in der modernen urbanen Gesellschaft gibt es eine oft unterschätzte Anzahl an Personen, überwiegend Frauen mit mehr oder weniger starken Anzeichen von Gebrechlichkeit und Mobilitäseinschränkungen. Sie leben dennoch weitgehend selbstständig zu Hause und wollen, dass das so bleibt. Sie haben teils schon leichte kognitive, sicher sensorische Probleme, leiden vor allem aber an motorischen Einschränkungen der unteren Extemitäten und häufig an unangenehmen Leibesempfindungen, die einer sicheren Teilnahme am Straßenverkehr abträglich sein können. Nicht zuletzt häufig ausgeprägtem Medikamentenkonsum sollte in dieser Perspektive vermehrt ärztliche Aufmerksamkeit geschenkt werden. Für interessierte ältere Personen könnten auch präventive geriatrische Hausbesuche durch fachkundiges Personal ein probates Mittel sein, Risiken und Ressourcen der Lebensführung zu beleuchten und – angemessen – Wege zur Stärkung der fundamental bedeutsamen Mobilität zu entwickeln. Dazu rechnet vor allem die im Alltag offenbar gegenüber dem Hilfsmitteleinsatz oder gegenüber klugen Verhaltensstrategien vernachlässigte moderate Bewegungsförderung, wenn sie an das bisherige Aktivitätenrepertoire von Betroffenen anschließen kann, obwohl technische Hilfs- und Verkehrsmittel, pharmakologische oder weitergehende medizinische Interventionen für Personen mit Gebrechlichkeit ebenso mögliche Wege sein können.

Betroffene nehmen die Beschwerlichkeiten des Alterns durchaus nicht passiv hin. Aber den Selbstgestaltungsaktivitäten vor allem außer Haus sind trotz kreativer Lebensführung und intensiver Nutzung von Hilfsmitteln zur Fortbewegung Grenzen gesetzt. Personen mit Gebrechlichkeit sind bei notwendigen Versorgungsaktivitäten gerade als Fussgänger im Straßenverkehr gefährdet. Die angemessene Verkehrsraumgestaltung ist hier von großer Bedeutung. Andere Verkehrsteilnehmer müssen stärker sensibilisiert werden. Das Auto selbst kann für Personen mit Gebrechlichkeit im Einzelfall wichtiges Hilfsmittel der Fortbewegung im Nahraum sein, da das Fahrrad praktisch nicht mehr in Frage kommt. Wie bei der Fortbewegung insgesamt darf man Personen mit Gebrechlichkeit eine nüchterne, vernunftorientierte Nutzung von Verkehrsmitteln unterstellen. Sie entscheiden sich in der Regel bereits gegen zu große Entfernungen, ungünstige Tageszeiten, große Verkehrdichten sowie Dämmerungs- oder Dunkelheitsunternehmungen.

Die Nutzungskompetenz für öffentliche Verkehrsmittel, der sichersten Fortbewegungsart, sollte unterstützt und gefördert werden, gegenwärtig vor allem für Männer nach einem langen Autofahrerleben. Es fehlt an Begleitdiensten, die bei Mobilitätseinschränkungen oder Unsicherheitsempfinden außerhäusliche Mobilität unterstützen.

Literatur

[1] Schneekloth U, Wahl HW (Hrsg). Selbstständigkeit und Hilfebedarf bei älteren Menschen in Privathaushalten: Pflegearrangements, Demenz, Versorgungsangebote. 2. Auflage, Stuttgart, W. Kohlhammer Verlag, 2008.

[2] Denninger T, van Dyk S, Lessenich S, Richter A. Leben im Ruhestand: Zur Neuverhandlung des Alters in der Aktivgesellschaft. Bielefeld, transcript Verlag, 2014.

[3] Op het Veld LP, van Rossum E, Kempen GI, de Vet HC, Hajema K, Beurskens AJ. Fried phenotype of frailty: cross-sectional comparison of three frailts stages on various health domains. BMC Geriatr 2015,15:77.

[4] Fried LP, Tangen CM, Walston J, Newman AB, Hirsch C, Gottdiener J, Seeman T, Tracy R, Kop WJ, Burke G, McBurnie MA, Cardiovascular Health Study Collaborative Research Group. Frailty in older adults: evidence for a phenotype. J Gerontol A Biol Sci Med Sci 2001,56 A:M146–156.

[5] Bandeen-Roche K, Seplaki CL, Huang J, Buta B, Kalyani RR, Varadhan R, Xue QL, Walston JD, Kasper JD. Frailty in Older Adults: A Nationally Representative Profile in the United States. J Gerontol A Biol Sci Med Sci 2015,70:1427–34.

[6] Kolland F. Gesellschaftliche Dimnensionen von Frailty (Gebrechlichkeit). SWS-Rundschau 2011,4:426–437.

[7] Fillit H, Butler RN. The frailty identity crisis. J Am Geriatr Soc 2009,57:348–52.

[8] Dapp U, Dirksen-Fischer M, Rieger-Ndakorerwa G, Fertmann R, Stender KP, Golgert S, von Renteln-Kruse W, Minder C. Vergleichbarkeit von Studien epidemiologischer Alternsforschung: Ergebnisse aus der Longitudinalen Urbanen Cohorten-Alters-Studie (LUCAS) und drei repräsentativen Hamburger Querschnitt-Studien zur Gesundheit im Alter. Bundesgesundheitsblatt Gesundheitsforschung Gesundheitsschutz 2016,59:662–78.

[9] Dapp U, Minder C, Anders J, Golgert S, von Renteln-Kruse W. Long-term prediction of changes in health status, frailty, nursing care and mortality in community-dwelling senior citizens – results from the Longitudinal Urban Cohort Ageing Study (LUCAS). BMC Geriatrics 2014,14:141.

[10] Anders J, Pröfener F, Dapp U, Golgert S, Daubmann A, Wegscheider K, Renteln-Kruse von W, Minder CE. Grauzonen von Gesundheit und Handlungsfähigkeit. Z Gerontol Geriat 2012,45:271–8.

[11] de Labra C, Guimaraes-Pinheiro C, Maseda A, Lorenzo T, Millán-Calenti JC. Effects of physical exercise interventions in frail older adults: a systematic review of randomized controlled trials. BMC Geriatr 2015,15:154.

[12] Rentsch T, Zimmermann HP, Kruse A. Altern in unserer Zeit: Späte Lebensphasen zwischen Vitalität und Endlichkeit. Frankfurt am Main, Campus Verlag, 2013.

[13] Pröfener F, Jansen W, Spalink B, Waldner L, Stappenbeck J. Hausbesuche bei selbstständig lebenden Hamburger Seniorinnen und Senioren mit Funktionsabbau. In: BGV – Behörde für Gesundheit und Verbraucherschutz der Freien und Hansestadt Hamburg (Hrsg.). Die Gesundheit älterer Menschen in Hamburg II: Berichte und Analysen zur Gesundheit. Hamburg, 2011, S. 84–87.

[14] Gugutzer R. Verkörperungen des Sozialen: Neophänomenologische Grundlagen und soziologische Analysen. Bielefeld, transcript Verlag, 2012.

[15] Kuhlmann A. An den Grenzen unserer Lebensform: Texte zur Bioehtik und Anthropologie. Frankfurt am Main, New York, Campus Verlag, 2011.

[16] Mulasso A, Roppolo M, Giannotta F, Rabaglietti E. Associations of frailty and psychosocial factors with autonomy in daily activities: a cross-sectional study in Italian community-dwelling older adults. Clin Interv Aging 2016,11:37–45.

[17] Hoogendijk EO, Suanet B, Dent E, Deeg DJ, Aartsen MJ. Adverse effects of frailty on social functioning in older adults: Results from the Longitudinal Aging Study Amsterdam. Maturitas 2016,83:45–50.

[18] Amery J. Über das Altern: Revolte und Resignation. Stuttgart, J.G. Cotta' sche Buchhandlung, 1968.

[19] Plessner H. Lachen und Weinen: Eine Untersuchung der Grenzen menschlichen Verhaltens (1941). In: Plessner H. Ausdruck und menschliche Natur. Gesammelte Schriften VII. Frankfurt am Main, Suhrkamp Taschenbuch Wissenschaft, 2003, S. 201–387.

[20] Höpflinger F. Zur Entwicklung (post-) moderner Altersbilder: Leitvorstellungen und Realität. In: Zimmermann HP, Kruse A, Rentsch T (Hrsg.). Kulturen des Alterns: Plädoyers für ein gutes Leben bis ins hohe Alter. Frankfurt am Main, New York, Campus Verlag, 2016, S. 287–302.

Ulrike Dapp

6 Gesundheit und Verkehr im urbanen Raum

6.1 „Daten für Taten" der Longitudinalen Urbanen Cohorten-Alters-Studie (LUCAS) in Hamburg

Demografischer Wandel und Urbanisierung sind herausragende Ergebnisse erfolgreichen medizinischen und technologischen Fortschritts des letzten Jahrhunderts. Ältere Menschen stellen dabei eine wichtige Ressource für ihre Familien sowie für die Wirtschaft und die Kommunen dar, in denen sie leben. Damit die ältere Bevölkerung ihre Potenziale auch in die zukünftige gesellschaftliche Entwicklung einbringen kann, müssen Kommunen und Städte sicherstellen, dass ältere Menschen nicht ausgegrenzt werden, sondern vollen Zugang haben zu allen Infrastrukturen, Angeboten und Einrichtungen urbaner Räume [1]. Für die Bearbeitung des Themenspektrums dieses Kapitels seien vorab einige Fakten zu Gesundheit, Mobilität und Verkehr im urbanen Raum benannt:

- Ältere Menschen sind – als Gruppe gesehen – ausgesprochen heterogen und umfassen mehrere Generationen; biologisches und kalendarisches Alter können erheblich differieren. „In unserer Bevölkerung gibt es kaum eine Altersgruppe, die so differenziert, so heterogen und so stark im Umbruch begriffen ist wie die der Älteren. [...]. In diesem Sinne sollte Alter auch als Chance begriffen werden." [2].
- Immer mehr ältere Menschen erleben ihre aktuelle Lebenssituation deutlich gesünder, zufriedener und vitaler als bisherige Generationen [3] und fühlen sich durchschnittlich bis zu zehn Jahre jünger als sie kalendarisch alt sind [4].
- Die Lebenserwartung wird voraussichtlich weiter ansteigen. Ein Zugewinn an krankheits- bzw. behinderungsfreien Jahren ist wichtiger als die steigende Lebenserwartung per se [5, 6]. Maßnahmen hierzu zielen auf europäischer (u. a. EU Plattform „Active and Healthy Ageing") und nationaler Ebene (u. a. Präventionsgesetz) auf gesundheitsfördernde und präventive Maßnahmen im kommunalen Lebens- und Wohnumfeld sowie auf die interdisziplinäre Zusammenarbeit in (geriatrischen) Netzwerken.
- Mehr als 70 % der Bevölkerung in Deutschland wie in Europa insgesamt lebt in Städten und jeder vierte Mensch in Deutschland (gilt gleichermaßen für städtische und ländliche Regionen) ist 60 Jahre und älter [7]. Da die ältere Bevölkerung in den nächsten Jahrzehnten weiter anwachsen wird (dies gilt absolut und prozentual) hat die WHO bereits vor einigen Jahren das Programm „Age-friendly cities" aufgelegt [8].
- Weit über 80 % der 60jährigen und älteren Menschen in Deutschland leben selbstständig und aktiv in ihrem Wohnumfeld, und auch die Mehrheit der Hochbetagten ist nicht pflegebedürftig; so dass die Gleichsetzung von Alter und Pflegebedürftigkeit empirisch nicht belegt und nicht haltbar ist [9].

- Etwa 95 % der älteren Bevölkerung wohnt allein oder mit Partner in ihrer Privatwohnung (traditionelle Wohnform) und will das private Zuhause auch dann nicht aufgeben, sollte Hilfs- oder Pflegebedürftigkeit eintreten; neue Wohnformen für pflegebedürftige Ältere spielen eine zwar wachsende, aber weiterhin untergeordnete Rolle [10].
- Sozioökonomische Faktoren (Haushaltsstruktur, Verkehrsmittelverfügbarkeit, Einkommen, Lebensstil, gesundheitliche Beeinträchtigungen wie beispielsweise die Fähigkeit zum Führen eines PKW) prägen in besonderem Maße das Mobilitätsverhalten älterer Menschen [11] (s. auch Kapitel 2).
- Alter ist nicht gleichzusetzen mit Krankheit, aber hohes Lebensalter ist assoziiert mit vor allem chronischer Krankheit und Krankheitsfolgen und deren Manifestierung in geriatrischen Syndromen und geriatrietypischer Multimorbidität [12] (s. auch Kapitel 3).
- Funktionelle Beeinträchtigungen (Frailty) und daraus folgende Behinderung bestimmen wesentlich die Mobilität sowie auch die Lebensqualität älterer Menschen und schränken Selbsthilfepotenzial und ihre Möglichkeiten völlig unabhängiger Wohn- und Lebensgestaltung entscheidend ein [13, 14] (s. auch Kapitel 4 und 5).

Auch in der Freien und Hansestadt Hamburg (FHH) leben die Menschen immer länger, erleben dabei auch mehr gesunde Jahre und bringen einen Teil der gewonnenen Lebenszeit, ihre Kompetenzen und Lebenserfahrungen in gesellschaftliches Engagement ein. Die älter werdende Gesellschaft kann auf das Wissen, die Fertigkeiten und die Potenziale dieser größer werdenden Bevölkerungsgruppe nicht verzichten [15].

Zur Stärkung dieser Potenziale hat die Behörde für Gesundheit und Verbraucherschutz (BGV) im Jahr 2010 mit dem „Pakt für Prävention – Gemeinsam für ein gesundes Hamburg" einen Kooperationsverbund begründet, der Prävention und Gesundheitsförderung in jedem Lebensalter und lebensweltorientiert stärkt.
Nähere Informationen bietet die Internetseite: http://www.hamburg.de/pakt-fuer-praevention/.

Die Hauptziele des *Themenschwerpunktes „Gesund alt werden in Hamburg"* innerhalb des Paktes für Prävention beschäftigen sich deshalb erstens damit, inwieweit die Integration der älteren Generationen in das gesellschaftliche Leben gelingt, da dies von großer Bedeutung für deren Lebensqualität ist. Gesunderhaltung und Lebensqualität werden durch gesellschaftliche Teilhabe geprägt. Diese zu stärken und damit gesundheitliche Risiken zu mindern ist oberstes Ziel des Rahmenprogramms [16]. Dazu gehört es, Barrieren abzubauen sowie mangelnde Teilhabe und Isolation zu erkennen und zu reduzieren. Das zweite Hauptziel umfasst die möglichst frühzeitige Erkennung beginnender Gebrechlichkeit (Frailty und Vorstufen) bei und mit älteren Menschen (vulnerable Zielgruppe), um ihren Gesundheitszustand zu stabilisieren und zu verbessern. Dies erfordert sowohl die Kompetenzstärkung älterer Menschen als auch des professionellen und ehrenamtlichen Unterstützungssystems (s. auch Kapitel 5).

Besonders wichtig ist dabei der Austausch über erfolgreich evaluierte Ansätze und über Möglichkeiten zu deren Verstetigung, um die Nachhaltigkeit wirksamer Vorhaben zu sichern. Als Arbeitsgrundlagen dienten hierfür Ergebnisse zweier Gesundheitsberichterstattungen zur gesundheitlichen Situation älterer Menschen in Hamburg [17, 18] sowie Ergebnisse des LUCAS-Forschungsverbundes. Im wissenschaftlich arbeitenden LUCAS Verbund (gefördert vom BMBF seit 2007) haben sich universitäre und außeruniversitäre Einrichtungen der Metropole Hamburg zusammengeschlossen, um aus interdisziplinärer Perspektive Erkenntnisse der Alternforschung zu generieren und in Planung und Versorgung umzusetzen [19]. Ein wichtiger Partner in dem von der Forschungsabteilung des Albertinen-Hauses koordinierten LUCAS Verbundes ist die Behörde für Gesundheit und Verbraucherschutz (BGV), deren Gesundheitsberichterstattung Teil II auf Ergebnissen des LUCAS Verbundes basiert [18].

Beide Hauptziele des Paktes für Prävention (Partizipation und frühzeitige Erkennung von Gebrechlichkeit) wurden auf Basis von Daten der LUCAS Langzeitkohorte im Forum I „Zuhause im Quartier: Kurze Wege, soziale Kontakte – Lebensqualität und Selbstständigkeit bis ins hohe Alter" mit dem Ziel diskutiert, drohende Isolation zu verhindern, wenn die Aktionsräume der Menschen bei zunehmender Gebrechlichkeit abnehmen. So wurden neben den in Kapitel 4, Abbildung 4.5 aufgezeigten Zusammenhängen zwischen funktionellem Status [20], Sturzrisiken [21] und Größe des urbanen Aktionsraums [22] auch ermittelt, wie ältere Menschen in Abhängigkeit ihres funktionellen Status Daseinsgrundfunktionen wie „sich Versorgen" und „Freizeit" ausüben bzw. sich erste Einschränkungen dieser sozialen Teilhabemöglichkeiten zeigen.

Demnach hat der individuelle Funktionsstatus auch Einfluss auf die Erreichbarkeit spezifischer Ziele, denn ein analysierter Fragenkomplex in LUCAS Welle 2009 lautete: „Welche Ziele in Ihrem Umfeld erreichen Sie aus eigener Kraft – ggf. auch mit Hilfsmitteln wie z. B. Auto, Fahrrad, Gehwagen – noch regelmäßig z. B. wöchentlich oder einmal im Monat?" Die vier Antwortmöglichkeiten lauteten „problemlos", „mühsam", „nur wenn mich jemand fährt", oder „gar nicht".

Die Abbildung 6.1a zeigt, dass Orte des „sich Versorgens" wie beispielsweise Aufsuchen von Bäcker, Supermarkt, Hausarztpraxis, Bank und Post ganz überwiegend auch noch selbst erreicht werden. Erste Schwierigkeiten beim Aufsuchen zeigten gebrechliche Personen (Funktionsstatus FRAIL). Jeweils 15–25 % gaben an, dass das Erreichen mühsam sei oder nur möglich, wenn eine Mitfahrgelegenheit organisiert wird. In Abbildung 6.1b wird deutlich, dass auf das Aufsuchen von Orten der Freizeitgestaltung wie beispielsweise Seniorentreff/Bürgerhaus/Volkshochschule oder Schwimmbad/Sportverein oder Museum/Kino/Theater oder Parkanlagen/Kleingarten sehr viel häufiger ganz verzichtet wird. Auch hier finden sich in der Gruppe der Gebrechlichen (Funktionsstatus FRAIL) die mit Abstand höchsten Verzicht-Angaben. Die Korrelationen variieren in Größe und Signifikanz: Je schlechter der Funktions-Status (insbesondere Funktionsstatus FRAIL), desto schlechter erreichbar ist das Ziel bzw. umso häufiger wird auf das Aufsuchen des Ziels verzichtet (Abbildung 6.1a und Abbildung 6.1.b).

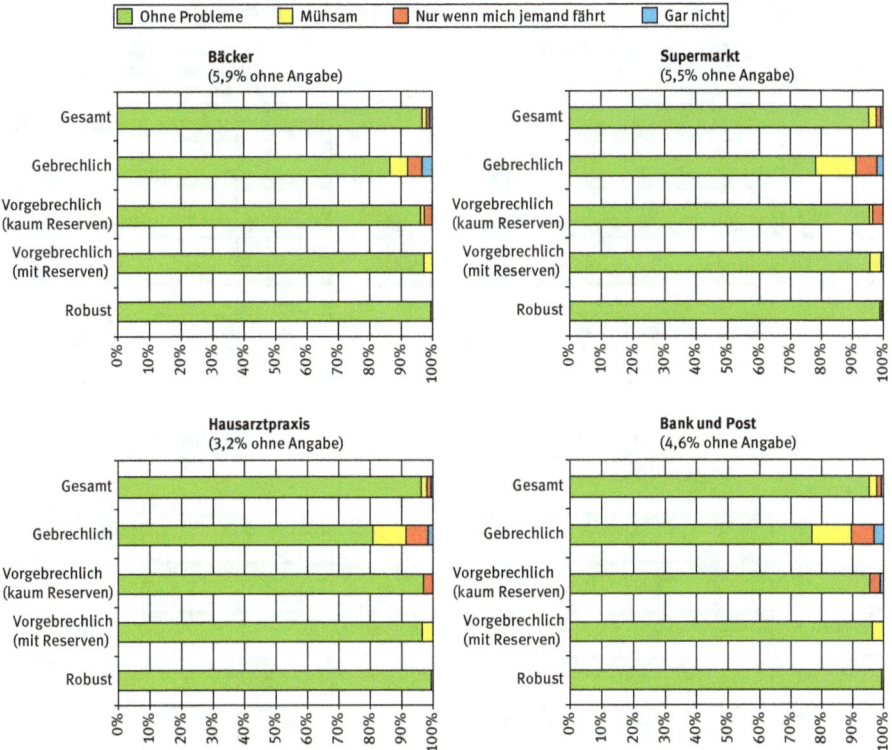

Abb. 6.1: (a) Zusammenhänge zwischen Aktivitäten-Ausübung (sich Versorgen) im selbst gewählten Aktionsraum und funktionaler Kompetenz: „Welche Ziele in Ihrem Umfeld erreichen Sie aus eigener Kraft – ggf. auch mit Hilfsmitteln wie z. B. Auto, Fahrrad, Gehwagen – noch regelmäßig z. B. wöchentlich oder einmal im Monat?";

Die in Abbildung 6.1a und 6.1b gezeigneten Ergebnisse warfen die Frage auf, inwieweit weitere persönliche und räumliche Einflussfaktoren sowie individuelle Handlungsmotive die Aktivitäten und urbanen Aktionsräume der älteren LUCAS Teilnehmer fördern oder beschränken. So wurde in der Hamburger Gesundheitsberichterstattung zur Gesundheit älterer Menschen Teil 2 [18] deren Einschätzungen erfragt, ob sich in annehmbarer Entfernung der eigenen Wohnung beispielsweise Lebensmittelgeschäfte, Arztpraxen, Post- und Bankfilialen sowie Freizeitangebote befinden. Dargestellt sind in Abbildung 6.2 die Anteile der Personen, die mit „ja" geantwortet haben (n = 1.094 Telefonbefragung der FHH).

Da aus Abbildung 6.2 keine Zusammenhänge abgeleitet werden können bezüglich der tatsächlichen Entfernungen zu diesen Einrichtungen, der tatsächlichen Angebots-Nutzung sowie deren Erreichbarkeit in Abhängigkeit des Gesundheitszustands (funktioneller Status) und Verkehrsmittelwahl, wurden diese in der LUCAS Befragungswelle 2009 eingeführten Zusammenhänge in der Befragungswelle 2011 bei allen LUCAS Probanden (n = 1417) vertieft durch Fragen nach Häufigkeit der Nutzung von

6 Gesundheit und Verkehr im urbanen Raum

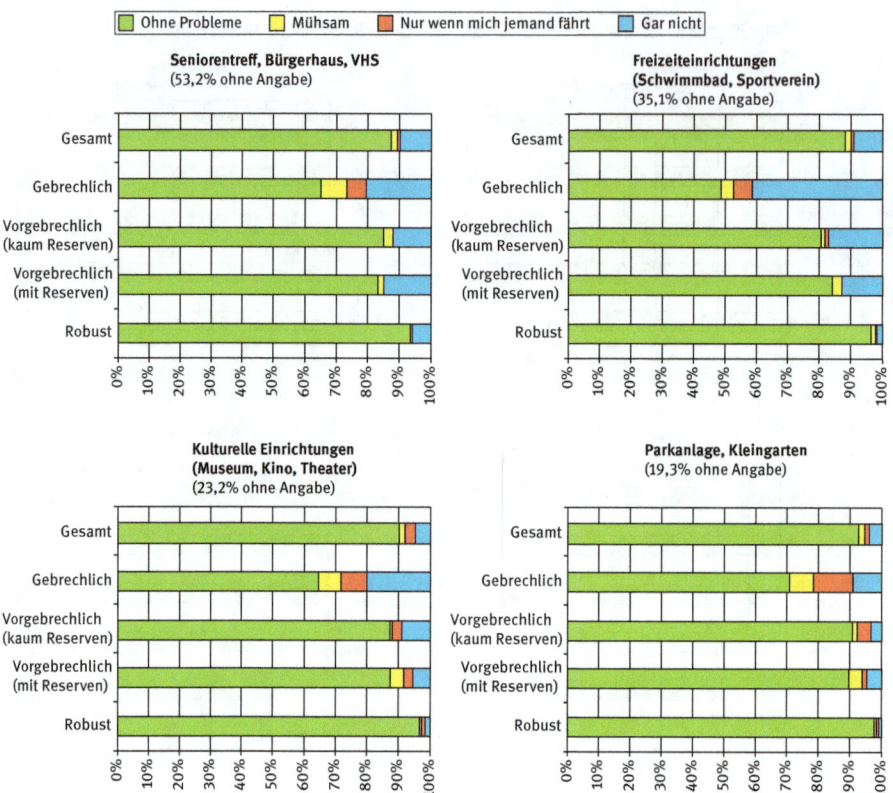

Abb. 6.1: (b) Zusammenhänge zwischen Aktivitäten-Ausübung (Freizeit) im selbst gewählten Aktionsraum und funktionaler Kompetenz: „Welche Ziele in Ihrem Umfeld erreichen Sie aus eigener Kraft – ggf. auch mit Hilfsmitteln wie z. B. Auto, Fahrrad, Gehwagen – noch regelmäßig z. B. wöchentlich oder einmal im Monat?"

Versorgungs- und Freizeit-Einrichtungen sowie deren Erreichbarkeit mit Verkehrsmitteln.

Die LUCAS Teilnehmer gaben 2011 eine gute Erreichbarkeit der aufgesuchten Einrichtungen in ihrem Wohnumfeld an. In einer Entfernung von maximal 500 Metern von der eigenen Wohnung nutzte fast jeder zweite LUCAS Teilnehmer Bäcker (45,8 %) und jeder Dritte Supermärkte (31,2 %) oder Parkanlagen (35,2 %). In einer Entfernung von maximal fünf Kilometern zur Wohnung nutzten fast alle LUCAS Befragten Bäckereien, Supermärkte und Parks sowie knapp zwei Drittel Schwimmbäder (64,0 %) und knapp die Hälfte Kaufhäuser (43,5 %). Lediglich aufgesuchte kulturelle Einrichtungen lagen weiter entfernt. Knapp ein Viertel (23,5 %) gab eine Entfernung zu besuchten Theatern und sonstigen kulturellen Einrichtungen von bis zu fünf Kilometern an, 39,5 % von bis zu 10 Kilometern und weitere 37,0 % von mehr als zehn Kilometern Entfernung zum Wohnort.

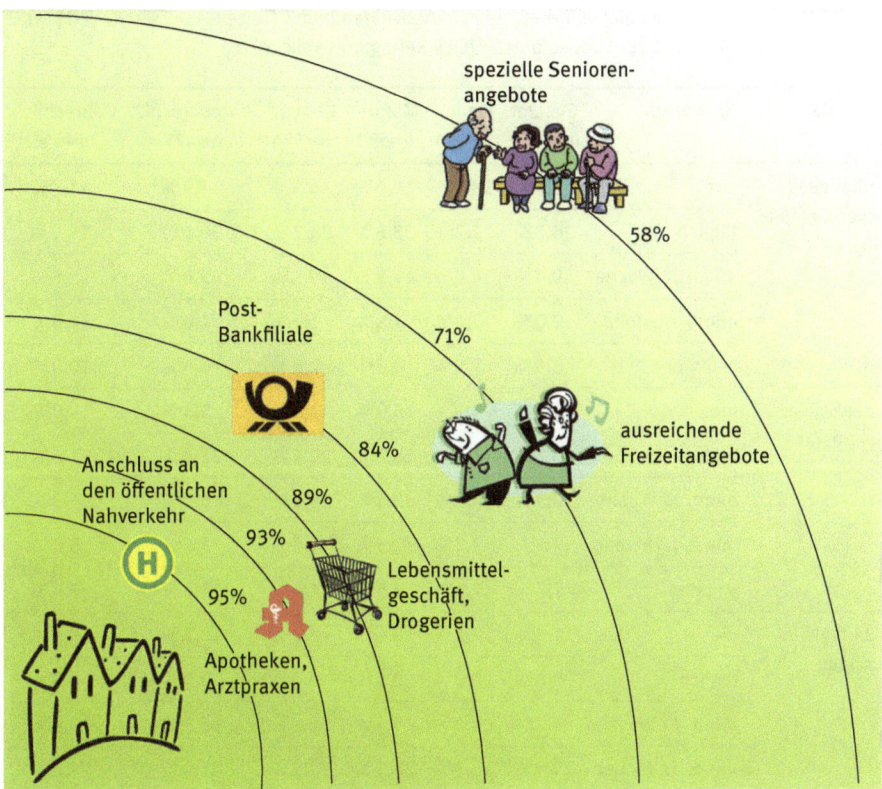

Abb. 6.2: Bewertung des eigenen Wohnumfelds mit Angeboten des Alltagslebens „in annehmbarer Entfernung" [18].

Bezüglich der Häufigkeit der Nutzung von Einrichtungen der Daseinsgrundfunktionen wie sich Versorgen und Freizeitaktivitäten zeigt sich auch in der LUCAS Welle 2011 ein ähnliches Muster wie 2009: Je gebrechlicher die LUCAS Probanden waren, desto eher wurde die Frequenz des Aufsuchens von Einrichtungen der Daseinsgrundfunktionen verringert. Allerdings zeigt sich 2011 wie in 2009, dass es auch fast allen gebrechlichen Personen (Funktionsstatus FRAIL) gelingt, mindestens wöchentlich in einer Bäckerei oder im Supermarkt einzukaufen. Diese Gruppe verzichtet allerdings am ehesten – wie bereits in LUCAS 2009 analysiert (s. Abbildungen 6.1a und 6.1b) – auf Freizeitaktivitäten, die zum Teil von Kommunen vorgehalten werden wie beispielsweise Schwimmbäder, Parkanlagen oder kulturelle Einrichtungen (s. Tabelle 6.1).

Tab. 6.1: Versorgung am Beispiel von drei Einkaufs-Aktivitäten und 3 Freizeit-Aktivitäten, Verkehrsmittelnutzung und Funktionsstatus, LUCAS Befragungswelle 2011.

Merkmale	Antworten	Gesamt n=1417	Frauen n=894	Männer n=523	Robust[a] n=544	Vorgebrechl.[a] n=427	Gebrechlich[a] n=446
1) Häufigkeit: Bäcker/Gemüse, Zeitung	nie	12,7%	12,7%	12,6%	6,5%	12,9%	21,3%
	täglich	26,7%	22,2%	33,6%	34,7%	26,4%	15,5%
	mind. 1x Woche	50,0%	54,0%	43,9%	49,8%	49,6%	50,8%
	mind. 1x Monat	2,0%	2,2%	1,8%	1,3%	2,6%	2,4%
	seltener	8,6%	8,9%	8,2%	7,8%	8,5%	10,0%
2) Häufigkeit: Supermarkt	nie	6,0%	6,1%	6,0%	1,4%	5,3%	13,0%
	täglich	18,1%	17,8%	18,7%	20,4%	21,4%	11,6%
	mind. 1x Woche	70,3%	70,9%	69,4%	75,8%	66,4%	66,9%
	mind. 1x Monat	2,9%	3,2%	2,5%	0,8%	3,6%	5,0%
	seltener	2,7%	2,1%	3,5%	1,6%	3,3%	3,4%
3) Häufigkeit: Kaufhaus	nie	11,6%	12,2%	10,6%	3,8%	10,3%	23,4%
	täglich	0,6%	0,9%	0,2%	0,8%	0,3%	0,8%
	mind. 1x Woche	14,7%	14,4%	15,0%	16,8%	15,9%	10,5%
	mind. 1x Monat	29,9%	30,7%	28,5%	37,5%	27,0%	22,6%
	seltener	43,3%	41,8%	45,7%	41,1%	46,5%	42,7%
4) Häufigkeit: Schwimmbad	nie	65,7%	67,3%	63,2%	50,2%	69,3%	83,5%
	täglich	1,8%	1,9%	1,7%	2,4%	2,3%	0,5%
	mind. 1x Woche	13,5%	15,3%	10,5%	21,2%	10,6%	5,8%
	mind. 1x Monat	2,9%	2,2%	4,0%	4,0%	2,6%	1,6%
	seltener	16,1%	13,3%	20,7%	22,2%	15,2%	8,5%
5) Häufigkeit: Parkanlage	nie	24,5%	25,0%	23,7%	16,3%	24,3%	36,1%
	täglich	17,3%	17,7%	16,6%	20,9%	15,3%	14,5%
	mind. 1x Woche	31,5%	30,4%	33,4%	38,2%	32,0%	21,9%
	mind. 1x Monat	8,3%	7,8%	9,2%	9,1%	9,7%	5,7%
	seltener	18,3%	19,1%	17,0%	15,5%	18,7%	21,9%
6) Häufigkeit: Kulturelle Einrichtung	nie	26,9%	26,9%	26,8%	13,8%	28,7%	43,1%
	täglich	0,2%	0,3%	0,0%	0,0%	0,3%	0,3%
	mind. 1x Woche	3,5%	3,5%	3,5%	5,2%	3,0%	1,6%
	mind. 1x Monat	26,6%	26,8%	26,2%	35,7%	24,1%	16,4%

Tab. 6.1: Versorgung am Beispiel von drei Einkaufs-Aktivitäten und 3 Freizeit-Aktivitäten, Verkehrsmittelnutzung und Funktionsstatus, LUCAS Befragungswelle 2011. *(Fortsetzung)*

Merkmale	Antworten	Gesamt n=1417	Frauen n=894	Männer n=523	Robust[a] n=544	Vorgebrechl.[a] n=427	Gebrechlich[a] n=446
	seltener	42,9%	42,5%	43,5%	45,2%	43,9%	38,5%
1) Verkehrsmittel-Wahl: Bäcker/Gemüse, Zeitung	zu Fuß	46,7%	49,0%	43,1%	42,3%	46,2%	54,9%
	Fahrrad	7,8%	6,0%	10,5%	13,1%	5,6%	1,1%
	PKW	16,5%	13,5%	21,2%	11,5%	20,3%	20,7%
	ÖPNV	6,3%	8,7%	2,5%	2,2%	8,2%	11,3%
	Taxi/Sonstiges	0,6%	0,6%	0,5%	0,0%	0,3%	1,9%
	VM-Kombinationen[b]	22,1%	22,1%	22,2%	30,9%	19,3%	10,2%
2) Verkehrsmittel-Wahl: Supermarkt	zu Fuß	31,0%	35,1%	24,3%	25,6%	33,5%	36,8%
	Fahrrad	7,4%	6,9%	8,3%	12,9%	4,7%	1,6%
	PKW	32,5%	25,8%	43,3%	29,6%	34,9%	34,5%
	ÖPNV	8,4%	11,5%	3,3%	4,6%	9,8%	13,0%
	Taxi/Sonstiges	1,2%	1,2%	1,1%	0,0%	0,3%	4,2%
	VM-Kombinationen[b]	19,5%	19,4%	19,6%	27,4%	16,8%	9,8%
3) Verkehrsmittel-Wahl: Kaufhaus	zu Fuß	8,6%	8,5%	8,8%	7,4%	9,8%	9,2%
	Fahrrad	4,4%	3,9%	5,3%	8,3%	1,8%	0,4%
	PKW	28,1%	20,2%	41,1%	29,8%	27,9%	25,2%
	ÖPNV	41,2%	48,8%	28,7%	33,6%	44,2%	51,6%
	Taxi/Sonstiges	2,5%	3,2%	1,3%	0,0%	0,9%	9,2%
	VM-Kombinationen[b]	15,2%	15,4%	14,9%	20,9%	15,3%	4,4%
4) Verkehrsmittel-Wahl: Schwimmbad	zu Fuß	11,9%	13,1%	10,1%	9,7%	15,8%	14,3%
	Fahrrad	12,4%	13,1%	11,4%	17,7%	5,3%	2,0%
	PKW	46,8%	38,5%	59,1%	46,5%	50,5%	40,8%
	ÖPNV	16,5%	22,6%	7,4%	13,3%	18,9%	26,5%
	Taxi/Sonstiges	1,6%	1,8%	1,3%	0,4%	0,0%	10,2%
	VM-Kombinationen[b]	10,8%	10,9%	10,7%	12,4%	9,5%	6,1%
5) Verkehrsmittel-Wahl:	zu Fuß	59,7%	61,8%	56,6%	55,1%	60,9%	67,3%
	Fahrrad	6,0%	5,0%	7,6%	11,7%	2,0%	0,0%

Tab. 6.1: Versorgung am Beispiel von drei Einkaufs-Aktivitäten und 3 Freizeit-Aktivitäten, Verkehrsmittelnutzung und Funktionsstatus, LUCAS Befragungswelle 2011. *(Fortsetzung)*

Merkmale	Antworten	Gesamt n=1417	Frauen n=894	Männer n=523	Robust[a] n=544	Vorgebrechl.[a] n=427	Gebrechlich[a] n=446
Parkanlage	PKW	12,7 %	8,9 %	18,7 %	12,2 %	15,3 %	10,6 %
	ÖPNV	7,3 %	10,1 %	3,1 %	3,6 %	9,3 %	12,1 %
	Taxi/Sonstiges	1,1 %	1,4 %	0,6 %	0,0 %	0,8 %	3,5 %
	VM-Kombinationen[b]	13,1 %	12,9 %	13,5 %	17,4 %	11,7 %	6,5 %
6) Verkehrsmittel-Wahl: Kulturelle Einrichtung	zu Fuß	2,5 %	2,3 %	2,9 %	2,0 %	3,3 %	2,7 %
	Fahrrad	0,5 %	0,2 %	1,0 %	1,0 %	0,0 %	0,0 %
	PKW	22,9 %	18,4 %	30,4 %	24,6 %	22,4 %	20,0 %
	ÖPNV	53,1 %	58,3 %	44,7 %	52,5 %	56,7 %	49,7 %
	Taxi/Sonstiges	4,8 %	6,2 %	2,6 %	1,0 %	3,3 %	15,1 %
	VM-Kombinationen[b]	16,1 %	14,6 %	18,5 %	18,8 %	14,3 %	12,4 %

[a] Robust (= Funktionsstatus FIT), Vorgebrechlich (= Funktionsstatus postFIT + preFRAIL), Gebrechlich (= Funktionsstatus FRAIL) laut LUCAS Funktions-Index 2011
[b] VM-Kombinationen: VM = Verkehrsmittel; wurden hier zusammengefasst, a) wenn Personen angaben, für Zielerreichung mehr als ein Verkehrsmittel zu nutzen (z. B. mit PKW zu Park & Ride Parkplatz und weiter mit U-Bahn) oder b) wenn Personen angaben, dass für Zielerreichung nicht immer dasselbe Verkehrsmittel genutzt wird (z. B. zu Fuß oder Fahrrad)

Auch die Analyse nach den genutzten Verkehrsmitteln zeigt nicht nur Unterschiede bezüglich der aufgesuchten Ziele – beispielsweise wählt jeder Zweite den Öffentlichen Personennahverkehr für das Aufsuchen der vergleichsweise weiter entfernten kulturellen Einrichtungen – sondern insbesondere bezüglich des funktionellen Status der LUCAS Befragten. Der Anteil der zu Fuß zurück gelegten Wege ist nicht nur insgesamt im Alter sehr hoch, sondern ist am größten in der gebrechlichen Personengruppe mit dem Status FRAIL, in der das Fahrrad für Außerhausaktivitäten keine Option (mehr) darstellt. In dieser Gruppe wird auch für kurze Versorgungswege des täglichen Bedarfs zu Bäckerei und Supermarkt der PKW vermehrt genutzt; gleiches gilt für die Nutzung von Bussen und Bahnen (s. Tabelle 6.1).

In Tabelle 6.2 werden neben der entsprechenden „sozialen Infrastruktur" des Wohnumfelds mit zugänglichen und in zumutbarer Entfernung liegenden Dienstleistungen und Versorgungseinrichtungen (s. Abbildungen 6.1a, 6.1b, 6.2 und Tabelle 6.1) auch Zusammenhänge untersucht zwischen Verkehrsmittelverfügbarkeit, Gesundheit (funktioneller Status) und Selbstständigkeit in Außerhaus-Aktivitäten – und damit ihr Einfluss auf die so wichtige soziale Teilhabe im Alter.

Tab. 6.2: Verkehrsmittel, Außerhausaktivitäten und Funktionsstatus, LUCAS Befragungswelle 2011.

Merkmale	Antworten	Gesamt n=1417	Frauen n=894	Männer n=523	Robust[a] n=544	Vorgebrechl.[a] n=427	Gebrechlich[a] n=446
Fahren Sie Auto	nein	34,0%	44,7%	15,9%	22,0%	38,8%	44,5%
	ja, als Selbstfahrer	42,7%	25,6%	71,6%	63,2%	37,4%	21,7%
	ja, als Mitfahrer	13,9%	18,8%	5,7%	10,1%	15,8%	16,9%
	ja, Taxi	4,1%	4,9%	2,7%	1,1%	3,1%	8,8%
	Beides, Selbst- und Mitfahrer	2,0%	2,4%	1,2%	2,6%	2,4%	0,7%
	Selbstfahrer und Taxi	0,4%	0,3%	0,4%	0,0%	0,5%	0,7%
	Mitfahrer und Taxi	3,0%	3,2%	2,5%	0,9%	1,9%	6,7%
Fahren Sie Auto	ja	66,0%	55,3%	84,1%	78,0%	61,2%	55,5%
Fahren Sie Auto	Selbstfahrer	45,0%	28,4%	73,1%	65,9%	40,3%	23,1%
	nicht Selbstfahrer	55,0%	71,6%	26,9%	34,1%	59,7%	76,9%
Nutzen Sie ÖPNV	nein	22,0%	20,6%	24,5%	13,9%	21,0%	33,6%
	ja	78,0%	79,4%	75,5%	86,1%	79,0%	66,4%
Fahren Sie Fahrrad	nein	60,7%	70,8%	43,6%	22,3%	76,1%	92,8%
	ja	39,3%	29,2%	56,4%	77,7%	23,9%	7,2%
Selbstständig 500 m gehen können	ohne Schwierigkeiten	69,8%	65,7%	76,8%	95,4%	74,5%	34,2%
Selbstständig leichte Einkäufe erledigen	ohne Schwierigkeiten	78,4%	73,8%	86,1%	98,1%	83,1%	48,5%
Selbstständig schwere Einkäufe erledigen	ohne Schwierigkeiten	52,1%	42,4%	68,3%	83,1%	49,8%	13,9%
Selbstständig Aktivitäten außer Haus besuchen	ohne Schwierigkeiten	73,9%	69,7%	80,8%	97,7%	77,8%	37,9%
Selbstständig Hausarztpraxis aufsuchen	ohne Schwierigkeiten	79,4%	76,2%	84,8%	98,5%	85,4%	48,8%
Sehvermögen	ausgezeichnet bis gut	65,7%	63,3%	69,6%	75,1%	64,8%	54,4%
Hörvermögen	ausgezeichnet bis gut	60,5%	64,2%	54,2%	67,9%	60,3%	51,0%
Urininkontinenz	nein	57,3%	52,1%	66,3%	66,3%	58,5%	44,7%

Tab. 6.2: Verkehrsmittel, Außerhausaktivitäten und Funktionsstatus, LUCAS Befragungswelle 2011. *(Fortsetzung)*

Merkmale	Antworten	Gesamt n=1417	Frauen n=894	Männer n=523	Robust[a] n=544	Vorgebrechl.[a] n=427	Gebrechlich n=446
Gedächtnisprobleme	nein	67,7%	68,9%	65,7%	76,5%	68,5%	55,5%
Erinnerungshilfen	nein	53,1%	51,9%	55,1%	60,2%	52,4%	44,7%
Selbstempfundener Allgemeinzustand	ausgezeichnet bis gut	63,4%	61,4%	66,9%	87,8%	64,8%	32,3%
	mäßig bis schlecht	36,6%	38,6%	33,1%	12,2%	35,2%	67,7%
Gestürzt (in letzten 12 Monaten)	nein	70,8%	66,9%	77,5%	84,2%	73,8%	51,6%
	ja	29,2%	33,1%	22,5%	15,8%	26,2%	48,4%
Sturzangst (Tätigkeitseinschränkung wegen Sturzangst)	nein	67,8%	62,5%	76,8%	95,8%	73,1%	28,5%
	ja	32,2%	37,5%	23,2%	4,2%	26,9%	71,5%
Hilfsmittelnutzung (zur Fortbewegung)	nein	75,7%	71,7%	82,4%	98,1%	78,3%	44,2%
	ja	24,3%	28,3%	17,6%	1,9%	21,7%	55,8%
Pflegestufe (Fragebogenangaben)	nein	92,6%	91,4%	94,8%	100,0%	94,3%	82,2%
	ja	7,4%	8,6%	5,2%	0,0%	5,7%	17,8%

[a] Robust (= Funktionsstatus FIT), Vorgebrechlich (= Funktionsstatus postFIT + preFRAIL), Gebrechlich (= Funktionsstatus FRAIL) laut LUCAS Funktions-Index 2011

So zeigt sich eindrücklich, dass mit Abnahme des funktionellen Status (robust, vorgebrechlich, gebrechlich) die Anteile der Selbstständigkeit bei der Durchführung von Alltagsaktivitäten außer Haus kleiner (z. B. Einkaufen, Arzt aufsuchen) und die der körperlichen Einschränkungen (z. B. Sinneseinschränkungen, Urininkontinenz) und kognitiven Schwierigkeiten (z. B. Merkhilfen) und deren Folgen (z. B. Sturzangst, Stürze, Hilfsmittelnutzung, Pflegestufe) hingegen größer werden. Dies gilt jedoch nicht in gleichem Ausmaß für die Verkehrsmittelnutzung. Zwar wird erwartungsgemäß mit abnehmendem funktionellen Status das Fahrrad sehr viel weniger genutzt (robust 77,7 %, gebrechlich 7,2 %), allerdings gilt dies nicht in gleichem Ausmaß für die Nutzung des öffentlichen Personennahverkehrs (robust 86,1 %, gebrechlich 66,4 %) sowie die Nutzung des PKW (robust 78,0 %, gebrechlich 55,5 %). Die gute Erreichbarkeit und bequeme Nutzung von öffentlichen Verkehrsmitteln sowie die Verfügbarkeit eines PKW (als Selbst- und Mitfahrer) nehmen eine sehr wichtige Rolle ein für die Durchführung von Aktivitäten wie Einkaufen und Freizeitgestaltung im urbanen Raum und sind damit nicht zu unterschätzen für die Sicherung der sozialen Teilhabe im Alter (s. Tabelle 6.2).

Tab. 6.3: Soziodemographische Merkmale, LUCAS Befragungswelle 2011.

Merkmale	Antworten	Gesamt n=1417	Frauen n=894	Männer n=523	Robust[a] n=544	Vorgebrechl.[a] n=427	Gebrechlich[a] n=446
Alter LUCAS Welle 2011	Mittelwert	79,0	79,2	78,6	76,1	79,4	82,0
	Range (min.–max.)	70,9–101,8	70,9–101,8	71,0–100,9	70,9–91,6	71,0–101,8	71,4–99,5
Geschlecht	Frauen	63,1%	100,0%	0,0%	52,2%	65,6%	74,0%
	Männer	36,9%	0,0%	100,0%	47,8%	34,4%	26,0%
Nettoeinkommen 2007	unter 500 €	10,4%	14,6%	3,4%	7,2%	11,1%	13,5%
	500–1000 €	25,8%	33,1%	13,7%	23,2%	28,8%	26,0%
	1001–2000 €	52,8%	46,4%	63,4%	56,5%	48,6%	52,6%
	mehr als 2000 €	11,0%	5,8%	19,5%	13,0%	11,6%	7,9%
Schulbildung	Abitur und Realschule	41,3%	39,6%	44,0%	43,5%	42,0%	37,8%
	Hauptschule und Sonstiges	58,7%	60,4%	56,0%	56,5%	58,0%	62,2%
Berufliche Ausbildung	akademische Ausbildung	11,7%	6,9%	19,5%	14,5%	10,6%	9,4%
	berufliche Ausbildung	69,2%	66,7%	73,4%	72,8%	70,9%	63,0%
	keine berufliche Ausbildung	19,0%	26,4%	7,1%	12,7%	18,6%	27,6%
Soziale Lage Wohnort[b]	gute soziale Lage	38,9%	38,6%	39,5%	38,7%	40,8%	37,5%
	mittlere soziale Lage	49,2%	49,9%	48,1%	48,4%	47,6%	51,5%
	schlechte soziale Lage	11,9%	11,5%	12,4%	12,9%	11,6%	10,9%
Wohnsituation	Ein-Personen-Haushalt	42,8%	55,2%	21,6%	31,9%	43,6%	55,5%
	Mehr-Personen-Haushalt	57,2%	44,8%	78,4%	68,1%	56,4%	44,5%

Tab. 6.3: Soziodemographische Merkmale, LUCAS Befragungswelle 2011. *(Fortsetzung)*

Merkmale	Antworten	Gesamt n=1417	Frauen n=894	Männer n=523	Robust[a] n=544	Vorgebrechl.[a] n=427	Gebrechlich[a] n=446
Caregiver vorhanden[c]	nein	14,7 %	19,0 %	7,3 %	10,7 %	15,1 %	19,2 %
	ja	85,3 %	81,0 %	92,7 %	89,3 %	84,9 %	80,8 %

[a] robust (= Funktionsstatus FIT), vorgebrechlich (= Funktionsstatus postFIT + preFRAIL), gebrechlich (= Funktionsstatus FRAIL) laut LUCAS Funktions-Index 2011
[b] Soziale Lage des Wohnorts laut Index veröffentlicht in Stadtdiagnose Hamburg [23].
[c] Haben Sie jemanden (Partner, Angehöriger, Bekannter, Nachbar), der – falls nötig – einige Tage für Sie sorgen würde?

Tabelle 6.3 zeigt ausgewählte soziodemografische Charakteristika der LUCAS Kohorte 2011, die in der Präventions- und Versorgungsforschung als Einflussfaktoren der allgemeinen Gesundheit berücksichtigt werden [24]. In der LUCAS Kohorte, deren Daten auch für andere Großstädte und Metropolen in Deutschland als repräsentativ herangezogen werden können [25], zeigen sich bezüglich des Funktionsstatus Unterschiede bei Alter, Geschlecht und Wohnsituation. Hohes Alter, weibliches Geschlecht und „allein lebend" korrelieren besonders mit Gebrechlichkeit (Funktionsstatus FRAIL). Lediglich geringe Unterschiede finden sich bezüglich der sich beeinflussenden Merkmale Schulbildung, Einkommen und soziale Lage des Wohnortes und dem funktionellen Status der älteren Menschen. Gebrechlichkeit und ihre Vorstufen sind somit keine Randerscheinungen vulnerabler sozialer Gruppen, sondern befinden sich in der Mitte unserer Gesellschaft (s. Tabelle 6.3).

6.2 Fazit und Ausblick

In diesem Kapitel 6 werden gesundheitliche und verkehrsbezogene Aspekte anhand verschiedener Querschnitt-Daten der LUCAS Befragungswellen 2009 und 2011 miteinander in Beziehung gesetzt. Diese und die weiteren Befragungswellen bei denselben älteren Menschen im LUCAS Langzeitverlauf bieten die Möglichkeit, die Dynamik des Alterns sowie die Veränderung der funktionalen Kompetenz für jedes Individuum der Kohorte zu erfassen und daraus auch kausale Zusammenhänge abzuleiten. Unter populationsbasierten Gesichtspunkten ist besonders zu beachten, dass sich jeweils stabile Größenanteile der Funktionsstadien (gemäß LUCAS-Funktions-Index) ab Welle 2009/10 (Mindestalter 70 Jahre) im LUCAS Langzeitverlauf zeigen. Demnach sind etwa 40 % der älteren Menschen robust und verbleiben auch bei steigendem Alter in diesem Funktionsstatus. Die Gruppe der gebrechlichen älteren Menschen (Funktionsstatus FRAIL) umfasst zu jeder LUCAS Welle ungefähr ein Drittel der älteren Menschen mit leicht ansteigender Tendenz bei zunehmendem Durchschnittsalter (s. Abbildung 6.3). Gemeinsam mit der fast gleichgroßen Gruppe der vorgebrechlichen älteren Menschen laufen sie Gefahr zukünftig Hilfs- und Pflegebedürftigkeit zu entwickeln, der möglichst frühzeitig durch maßgeschneiderte Angebote der Gesundheitsförderung und Prävention entgegengewirkt werden sollte.

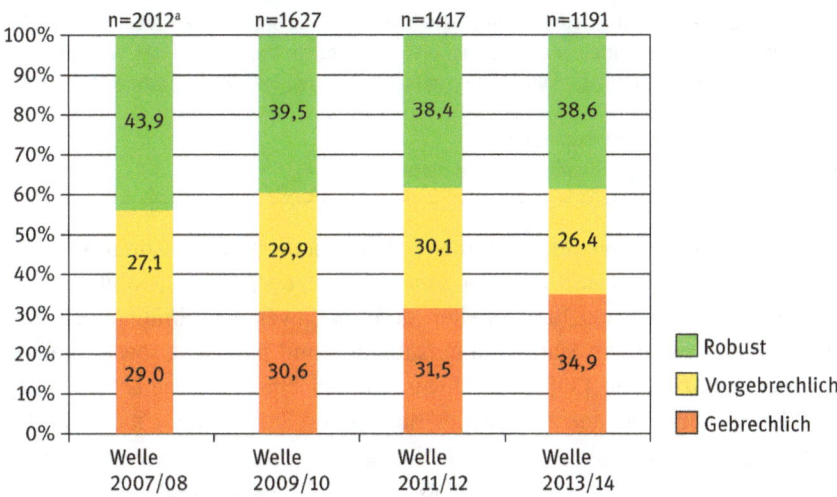

ᵃ Hinweis: Für n = 17 keine Klassierung möglich.

Abb. 6.3: Funktions-Stadien gem. LUCAS Funktions-Index der Wellen 2007/08 – 2013/14.
ᵃ Hinweis: Für n = 17 keine Klassierung möglich.

In der geographischen Forschung gibt es seit längerem die Diskussion, wie Gesundheit und Raum zusammenspielen und Effekte des Raumes auf die Gesundheit konzeptualisiert und gemessen werden können. GESLER [26] prägte den Begriff der therapeutischen Landschaften, um das Verständnis dafür zu fördern, wie Gesundheitsprozesse sich an Orten (in Situationen, Schauplätzen, Milieus) entfalten. Er benennt nicht nur naturalistische Landschaften und ihre Bedeutung für die Gesundheit, sondern auch Landschaften sozialer Beziehungen, Landschaften von Glauben und Überzeugungen oder medizinische Dienstleistungslandschaften [27].

In dem Forschungsfeld Urban Health (Stadtgesundheit) wird der Einfluss der städtischen Umwelt auf die Gesundheit untersucht. Hier geht es nicht nur um gesundheitsschädigende Auswirkungen von Expositionen (Risikofaktoren) der Natur in der Stadt (z. B. Pollen als Allergen), sondern insbesondere um Ressourcen der natürlichen Umwelt, die gesundheitsfördernd und gesundheitserhaltend wirken können – also ein Umdenken weg von der pathogenetischen Sicht hin zur salutogenetischen Sicht. Exemplarisch wird auf Evidenz bezüglich schnellerer Heilungsprozesse, besserer selbstempfundener Gesundheit, reduziertem Stress, besserer selbstberichteter Lebensqualität oder verbesserten kognitiven Fähigkeiten verwiesen [28]. Die vorgestellten Ergebnisse zeigen, dass Stadtstruktur, Wohnumfeld und Verkehrssystem positiv zu Mobilität, körperlicher Aktivität und sozialer Teilhabe beitragen, aber auch zu Isolation, Inaktivität und sozialer Ausgrenzung führen können (s. Abbildungen 6.1a und 6.1b sowie Tabellen 6.1 – 6.3).

Bereits in der Ottawa Charta wird auf gesundheitsförderliche Aspekte der Umgebung verwiesen [29], die eine große Bandbreite an Möglichkeiten sozialer Teilhabe durch die Förderung sozialer Netzwerke und individuellem Empowerment bietet.

> Die WHO hat hierfür acht charakteristische Merkmale in ihrer Checkliste für altersfreundliche Städte (Global Age-friendly Cities) ermittelt wie beispielsweise die bebaute Umwelt und das Verkehrsnetz, aber auch Kommunikation, Information und Einbeziehung der älteren Bevölkerung sowie kommunale Unterstützung und das Gesundheitswesen [8].
> Nähere Informationen bietet die Internetseite:
> http://www.who.int/ageing/age_friendly_cities_guide/en/.

Auch die Lancet Kommission zur gesundheitlichen Gestaltung von Städten (shaping cities for health) beschäftigt sich unter anderem mit der Frage, wie es zukünftig besser gelingen kann, Menschen mit funktionellen und kognitiven Einschränkungen und Behinderungen besser in den Stadtraum einzubinden und physische sowie intellektuelle Barrieren abzubauen [30]. Diese Eigenschaften einer altersgerechten Stadt sollten auch verstanden werden als eine Befähigung und Einbeziehung nicht nur der älteren Menschen, sondern Menschen aller Altersgruppen [1]. Integrierte Programme mit Gesundheits- und Umweltbezug wie beispielsweise das Gesunde-Städte-Netzwerk bieten Anknüpfungspunkte (http://www.gesunde-staedte-netzwerk.de/).

Abschließend wird auf zwei Konzepte verwiesen, die im Zusammenhang mit funktionaler Gesundheit und Prävention im Alter häufig genannt werden. Zum einen geht es um die Förderung körperlicher Aktivität in Form von Fußwegen. Gemeint sind hiermit weniger sportliche Aktivitäten wie z. B. Nordic Walking, sondern die Durchführung von Versorgungs-Aktivitäten zu Fuß wie fußläufiges Erreichen von Geschäften (transportational walking). Die Förderung dieser Fußwege wird als exzellente Strategie angesehen, um die körperliche Aktivität zu verbessern, denn viele Versorgung-Aktivitäten wie z. B. Einkäufe in Bäckereien oder Supermärkten werden im Alter zu Fuß erledigt (s. Tabelle 6.1). In dem Konzept der Walkability (aktiver fußläufiger Transport im Alltag) wird versucht, ein attraktives Wohnumfeld zu gestalten, mit dem Ziel, das individuelle Gesundheitsverhalten in Alltagssituationen positiv zu beeinflussen. Im Vordergrund stehen Fragen wie „Sind die Geschäfte des täglichen Bedarfs, die Haltestellen des öffentlichen Nahverkehrs, die Grünflächen usw. gut erreichbar? Wie sind Fußwege beschaffen, laden sie zum Gehen ein, sind sie sicher?", die zumeist über den Fragebogen „Neighbourhood Environment Walkability Scale (NEWS)" erfasst und in Kombination mit objektiven urbanen Merkmalen (Einwohnerdichte, Flächennutzung, Straßennetz) durch Einsatz eines geographischen Informationssystems (GIS) analysiert werden [31].

Der zweite, häufig genannte präventive Ansatz für ältere Menschen beruht auf dem Konzept des sog. „präventiven Hausbesuchs". Meta-Analysen zu publizierten Studien zeigten jedoch ein sehr unterschiedliches Verständnis dieser Hausbesuche mit einer großen Bandbreite (von kommunikativem Aufsuchen durch Laien bis hin zur Durchführung strukturierter umfassender geriatrischer Assessments durch speziell fortgebildetes medizinisches Personal) mit entsprechend uneinheitlichen Resultaten [32–36]. Untersuchungen in Deutschland – mit kurzer Beobachtungsphase – blieben bislang ohne Nachweis positiver Effekte bzgl. alltags-relevanter Outcome-Parameter und zeigten auch geringe Akzeptanz [37, 38]. Die Identifikation von Zielgruppen für präventive Hausbesuche ist essenziell für deren Wirksamkeit [39]. Darüber hinaus erwartet das Health Evidence Network (HEN) der WHO die Erstellung von Kosten-Nutzen-Analysen präventiver Hausbesuche und deren Vergleiche mit alternativen Strategien [40].

Aus den Hamburger Erfahrungen mit präventiven Hausbesuchen 2001–2002 [41] sowie den erneut 2008 in der LUCAS Langzeit-Kohortenstudie angebotenen Hausbesuchen wurde offensichtlich, dass selbst innerhalb der gut selektierten Zielgruppe der gebrechlichen Personen (Funktionsstatus FRAIL) zwei Drittel dieses kostenfreie, Hausbesuchs-Angebot nicht nutzten [42].

Alternativ sollten bei dieser gebrechlichen Zielgruppe Strategien berücksichtigt werden, die die soziale Teilhabe im Sinne der ICF (s. Kapitel 1 und 3) auch durch Transport- und Begleitdienste zu Gruppenangeboten (z. B. kulturelle Veranstaltungen) im urbanen Raum ermöglichen.

Die medizinisch-geriatrische Abklärung bei gebrechlichen und vorgebrechlichen Personen könnte durch ein ambulantes altersmedizinisches Konsil (z. B. geriatrische Institutsambulanz) und/oder durch (teil)stationäre medizinisch-geriatrische Komplexbehandlung [43] nach entsprechendem Screening in der Hausarztpraxis erfolgen (s. Kapitel 4, Abbildung 4.2).

Den vielen robusten älteren Menschen (s. Abbildung 6.3) sollten nach entsprechendem Screening in der Hausarztpraxis passgenaue gesundheitsfördernde Maßnahmen empfohlen werden. Im Rahmen der LUCAS Langzeitstudie wurden diesbezüglich Erfahrungen mit dem Programm „Aktive Gesundheitsförderung im Alter" gemacht, das durch ein speziell fortgebildetes Gesundheitsberater-Expertenteam am geriatrischen Zentrum mit robusten älteren Menschen in Kleingruppen durchgeführt wird und im Jahr 2005 mit dem Deutschen Präventionspreis ausgezeichnet wurde [44]. Nachhaltige Effekte dieses Interventionsprogramms zeigten sich nicht nur nach sechs Monaten [45] und nach einem Jahr in einer randomisiert-kontrollierten Studie [46], sondern auch im LUCAS Langzeitverlauf über 12 Jahre im Rahmen der aktuellen LUCAS Förderphase PROLONG HEALTH [47].

Viele der in den Kapiteln 2–6 dieses dieses Buches thematisierten Bereiche Gesundheit und Funktion im Alter, Wohnumgebung, Mobilität und Verkehr im urbanen Raum werden im Demografie-Konzept Hamburg als fachpolitische Zielsetzungen (Auswahl) für den Zeitraum bis 2030 genannt [15]:

- Weitere Entwicklung des Fachgebietes Geriatrie mit ihren auf die besonderen Bedürfnisse älterer Menschen abgestimmten Konzepten,
- Aufbau ambulanter geriatrischer Kompetenzzentren mit geriatrischen Institutsambulanzen,
- Ausbau der Prävention zur Krankheits- und Pflegevermeidung,
- Angemessene Repräsentierung der Belange Älterer in der Forschungsförderung,
- Stabilisierung der Quartiere, generationengerechte Gestaltung des öffentlichen Raums,
- Entwicklung und Stärkung lokaler Partizipationsstrukturen,
- Förderung des Bürgerschaftlichen Engagements,
- Stärkung und Flexibilisierung des ÖPNV,
- Gewährleistung einer eigenständigen Mobilität bis ins hohe Alter,
- Stadtverträgliche Gestaltung von Verkehrs- und Lebensräumen.

und dienen auch als fachliche Einstimmung zu den nachfolgenden Kapiteln 7–9.

Literatur

[1] Plouffe L, Kalache A. Towards Global Age-Friendly Cities: Determining Urban Features that Promote Active Aging. J Urban Health 2010,87:733–739.
[2] BMFSFJ – Bundesministerium für Familie, Senioren, Frauen und Jugend. Vierter Altenbericht zur Lage der älteren Generation in der Bundesrepublik Deutschland – Risiken,Lebensqualität und Versorgung Hochaltriger –unter besonderer Berücksichtigung demenzieller Erkrankungen und Stellungnahme der Bundesregierung. Berlin, 2002. Im Internet unter: http://www.bmfsfj.de/BMFSFJ/Service/publikationen,did=5362.html (Abruf: 17.05.2016).
[3] BMFSFJ – Bundesministerium für Familie, Senioren, Frauen und Jugend. Sechster Bericht zur Lage der älteren Generation in der Bundesrepublik Deutschland – Altersbilder in der Gesellschaft und Stellungnahme der Bundesregierung. Berlin, 2010. Im Internet unter: http://www.bmfsfj.de/BMFSFJ/aeltere-menschen,did=164568.html (Abruf: 17.05.2016).
[4] Generali Zukunftsfonds (Hrsg.) und Institut für Demoskopie Allensbach. Generali-Altersstudie. Wie ältere Menschen leben, denken und sich engagieren. Frankfurt am Main, Fischer Taschenbuch Verlag, 2013.
[5] Robine JM, Ritchie K. Healthy life expectance: Evaluation of global indicator of change in population health. Br Med J 1991,302:457–460.
[6] Robine JM, Jagger C, Mathers CD, Crimmins EM, Suzman RM (Hrsg.). Determining health expectancies. Chichester, John Wiley & Sons, Ltd., 2003.
[7] Statistisches Bundesamt. Bevölkerung und Erwerbstätigkeit 2014 – Ergebnisse des Mikrozensus. Fachserie 1 Reihe 2.2. Wiesbaden, 2015. Im Internet unter: https://www.destatis.de/DE/Publikationen/Thematisch/Bevoelkerung/ MigrationIntegration/ Migrationshintergrund2010220147004.pdf?__blob=publicationFile (Abruf: 17.05.2016).
[8] WHO – World Health Organization. Global age-friendly cities. a guide. Geneva, 2007. Im Internet unter: http://www.who.int/ageing/publications/Global_age_friendly_cities_ Guide_

English.pdf sowie http://www.who.int/ageing/publications/Age_friendly_cities_ checklist.pdf (Abruf: 17.05.2016).

[9] Jacobs K, Kuhlmey A, Greß S, Schwinger A. Einführung. In: Jacobs K, Kuhlmey A, Greß S, Schwinger A (Hrsg.). Pflege-Report 2015. Schwerpunkt: Pflege zwischen Heim und Häuslichkeit. Stuttgart, Schattauer-Verlag, 2015, S. XII-XVII.

[10] Wahl HW, Steiner B. Innovative Wohnformen. In: Pantel J, Schröder J, Bollheimer C, Sieber C, Kruse A (Hrsg.). Praxishandbuch Altersmedizin. Geriatrie – Gerontopsychiatrie – Gerontologie. Stuttgart, W. Kohlhammer Verlag, 2014, S. 701–707.

[11] infas Institut für angewandte Sozialwissenschaft GmbH, Deutsches Zentrum für Luft- und Raumfahrt e.V. – Institut für Verkehrsforschung. Mobilität in Deutschland 2008. Ergebnisbericht. Struktur – Aufkommen – Emissionen – Trends. Beauftragt vom Bundesministerium für Verkehr, Bau und Stadtentwicklung, Berlin, Bonn, 2010. Im Internet unter: http://www.mobilitaet-in-deutschland.de/pdf/MiD2008_Abschlussbericht_I. pdf (Abruf 04.04.2016)

[12] Renteln-Kruse von W (Hrsg). Medizin des Alterns und des alten Menschen. 2. Auflage, Darmstadt, Steinkopff Verlag, 2009.

[13] Fried LP, Tangen CM, Walston J, Newman AB, Hirsch C, Gottdiener J, Seeman T, Tracy R, Kop WJ, Burke G, McBurnie MA, Cardiovascular Health Study Collaborative Research Group. Frailty in older adults: evidence for a phenotype. J Gerontol A Biol Sci Med Sci 2001,56 A:M146–156.

[14] Clegg A, Young J, Iliffe S, Olde Rikkert M, Rockwood K. Frailty in elderly people. The Lancet 2013,381:752–762.

[15] FHH – Freie und Hansestadt Hamburg, Behörde für Gesundheit und Verbraucherschutz (Hrsg.). Demographie-Konzept Hamburg 2030: Mehr. Älter. Vielfältiger. Hamburg, 2014. Im Internet unter: http://www.hamburg.de/contentblob/4282416/data/download-demografiekonzept-hamburg2030.pdf (Abruf: 17.05.2016).

[16] FHH – Freie und Hansestadt Hamburg, Behörde für Gesundheit und Verbraucherschutz (Hrsg.). Eckpunkte für das Rahmenprogramm „Gesund alt werden in Hamburg!" im „Pakt für Prävention – Gemeinsam für ein gesundes Hamburg!". Hamburg, 2012. Im Internet unter: http://www.hamburg.de/gesund-alt-werden/3585672/eckpunktepapier-gaw2012/ (Abruf: 17.05.2016).

[17] FHH – Freie und Hansestadt Hamburg, Behörde für Gesundheit und Soziales (Hrsg.). Die Gesundheit älterer Menschen in Hamburg I. Hamburg, 2010. Im Internet unter: http://www.hamburg.de/gesundheitsberichte/2742680/bericht-gesundheit-aelterer-menschen/ (Abruf: 17.05.2016).

[18] FHH – Freie und Hansestadt Hamburg, Behörde für Gesundheit und Verbraucherschutz (Hrsg.). Die Gesundheit älterer Menschen in Hamburg Teil II. Hamburg, 2011. Im Internet unter: http://www.hamburg.de/gesundheitsberichte/3023506/bericht-gesundheit-aelterer-menschen-2/ (Abruf: 17.05.2016).

[19] Dapp U, Fertmann R, Anders J, Schmidt S, Pröfener F, Deneke C, Minder C, Hasford J, von Renteln-Kruse W. Die Longitudinale Urbane Cohorten-Alters-Studie (LUCAS). Z Gerontol Geriatr 2011,44(Suppl 2):55–71.

[20] Dapp U, Minder C, Anders J, Golgert S, von Renteln-Kruse W. Long-term prediction of changes in health status, frailty, nursing care and mortality in community-dwelling senior citizens – results from the Longitudinal Urban Cohort Ageing Study (LUCAS). BMC Geriatrics 2014,14:141.

[21] BGV – Behörde für Gesundheit und Verbraucherschutz der Freien und Hansestadt Hamburg (Hrsg.). Sicher gehen – weiter sehen. Selbsttest zur Sturzgefahr im Alter. 7. Auflage, Hamburg, 2015. Im Internet unter: http://www.hamburg.de/contentblob/895024/data/sicher-gehen-broschuere-2008.pdf (Abruf: 06.05.2016).

[22] Dapp U, Anders J, von Renteln-Kruse W, Golgert S, Meier-Baumgartner HP, Minder CE. The longitudinal urban cohort ageing study (LUCAS): study protocol and participation in the first decade. BMC Geriatr 2012,12:35.

[23] FHH – Freie und Hansestadt Hamburg, Behörde für Arbeit, Gesundheit und Soziales (Hrsg.). Stadtdiagnose 2. Zweiter Gesundheitsbericht für Hamburg. Behörde für Arbeit, Gesundheit und Soziales. Hamburg, 2001. Im Internet unter: http://www.kinderumweltgesundheit.de/index2/pdf/gbe/6049_1.pdf (Abruf 06.05.2016).

[24] Schwartz FW, Badura B, Leidl R, Raspe H, Siegrist J (Hrsg.) Das Public Health Buch. Gesundheit und Gesundheitswesen. 1. Auflage, München, Jena, Urban und Fischer Verlag, 1998.

[25] Dapp U, Dirksen-Fischer M, Rieger-Ndakorerwa G, Fertmann R, Stender KP, Golgert S, von Renteln-Kruse W, Minder C. Vergleichbarkeit von Studien epidemiologischer Alternsforschung: Ergebnisse aus der Longitudinalen Urbanen Cohorten-Alters-Studie (LUCAS) und drei repräsentativen Hamburger Querschnitt-Studien zur Gesundheit im Alter. Bundesgesundheitsblatt Gesundheitsforschung Gesundheitsschutz 2016,59:662–78.

[26] Gesler WM. Therapeutic landscapes: Medical issues in light of the new cultural geography. Social Science & Medicine 1992,34:735–746.

[27] Kistemann T, Claßen T. Therapeutische Landschaften – Schlüsselkonzept einer post-medizinischenGeographie der Gesundheit. Berichte zur deutschen Landeskunde 2012,86:109–124.

[28] Shanahan DF, Lin BB, Bush R, Gaston KJ, Dean JH, Barber E, Fuller RA. Towards Improved Public Health Outcomes From Urban Nature. Am J Public Health 2015,105:470–477.

[29] Franzkowiak F, Sabo P (Hrsg.). Dokumente der Gesundheitsförderung. Internationale und nationale Dokumente und Grundlagentexte zur Entwicklung der Gesundheitsförderung im Wortlaut und mit Kommentierung. 2. unveränderte Auflage, Mainz/Schwabenheim, Verlag Peter Sabo, 1998.

[30] Rydin Y, Bleahu A, Davies M, Dávila JD, Friel S, De Grandis G, Groce N, Hallal PC, Hamilton I, Howden-Chapman P, Lai KM, Lim CJ, Martins J, Osrin D, Ridley I, Scott I, Taylor M, Wilkinson P, Wilson J. Shaping cities for health: complexity and the planning of urban environments in the 21st century. Lancet 2012,379:2079–2108.

[31] Rottmann M, Mielck A. „Walkability" und körperliche Aktivität – Stand der empirischen Forschung auf Basis der „Neighbourhood Environment Walkability Scale (NEWS)". Gesundheitswesen 2014,76:108–115.

[32] Haastregt van JC, Diederiks JP, van Rossum E, de Witte LP, Crebolder HF. Effects of preventive home visits to elderly people living in the community: systematic review. BMJ 2000,320:754–758.

[33] Elkan R, Kendrick D, Dewey M, Hewitt M, Robinson J, Blair M, Williams D, Brummell K. Effectiveness of home based support for older people: systematic review and meta-analysis. Br Med J 2001,323:719–725.

[34] Stuck AE, Egger M, Hammer A, Minder CE, Beck JC. Home visits to prevent nursing home admission and functional decline in elderly people: systematic review and meta-regression analysis. JAMA 2002,287:1022–1028.

[35] Huss A, Stuck AE, Rubenstein LZ, Egger M, Clough-Gorr KM. Multidimensional preventive home visit programs for community-dwelling older adults: a systematic review and meta-analysis of randomized controlled trials. J Gerontol A Biol Sci Med Sci 2008,63:298–307.

[36] Mayo-Wilson E, Grant S, Burton J, Parsons A, Underhill K, Montgomery P. Preventive Home Visits for Mortality, Morbidity, and Institutionalization in Older Adults: A Systematic Review and Meta-Analysis. PLoS ONE 2014,9:e89257.

[37] Meinck M, Lübke N, Lauterberg J, Robra BP. Präventive Hausbesuche im Alter: Eine systematische Bewertung der vorliegenden Evidenz. Gesundheitswesen 2004,66:732–738.

[38] Meinck M. Präventive Hausbesuche für ältere Menschen. In: Günster, Klose, Schmacke (Hrsg.). Versorgungsreport 2012. Schwerpunkt: Gesundheit im Alter. Stuttgart, Schattauer-Verlag, 2012, S. 249–257.

[39] Metzelthin SF, van Rossum E, Hendriks MRC, de Witte L, Homba SO, Sipers W, Kempen GIJM Reducing disability in community-dwelling frail older people: cost-effectiveness study alongside a cluster randomised controlled trial. Age Ageing 2015,44:390–396.

[40] Elkan R, Kendrick D. What is the effectiveness of home visiting or home-based support for older people? Copenhagen, WHO Regional Office for Europe (Health Evidence Network Report), 2004. Im Internet unter: http://www.euro.who.int/__data/assets/pdf_file/0005/74696/ E83105.pdf (Abruf: 17.05.2016).

[41] Meier-Baumgartner HP, Anders J, Dapp U. Präventive Hausbesuche. Gesundheitsberatung für ein erfolgreiches Altern. Hannover, Vincentz Verlag, 2005.

[42] Pröfener F, Dapp U, Minder C, Anders J, Golgert S, von Renteln-Kruse W. Zur Akzeptanz des präventiven Hausbesuch-Assessments – Ergebnisse der LUCAS-Langzeituntersuchung des Älterwerdens. Gesundheitswesen. Gesundheitswesen 2015,77:A391.

[43] Nationale Akademie der Wissenschaften Leopoldina, acatech – Deutsche Akademie der Technikwissenschaften, Union der deutschen Akademien der Wissenschaften (Hrsg.). Medizinische Versorgung im Alter – Welche Evidenz brauchen wir? Halle (Saale), 2015. Im Internet unter: https://www.leopoldina.org/uploads/tx_leopublication/2015_3Akad_ Stellungnahme_Evidenzbasierung_web.pdf (Abruf: 17.05.2016).

[44] DPP – Deutscher Präventionspreis 2005 (Hrsg.). Gesund in der zweiten Lebenshälfte (50plus). Die Preisträger und Nominierten. 1. Platz als Preisträger des Deutschen Präventionspreises 2005 „Aktive Gesundheitsförderung im Alter". Bad Salzuflen, 2005. Im Internet unter: http://www.deutscher-praeventionspreis.de/praeventionspreis/2005/ preistraeger.php?sid= 5ffb2ee764f93c6a3b316a2896ac58fe (Abruf: 17.05.2016).

[45] Meier-Baumgartner HP, Dapp U, Anders J. Aktive Gesundheitsförderung im Alter: ein neuartiges Präventionsprogramm für Senioren. 2., aktualisierte und erweiterte Auflage, Stuttgart, W. Kohlhammer Verlag, 2006.

[46] Dapp U, Anders JA, von Renteln-Kruse W, Minder CE, Meier-Baumgartner HP, Swift CG, Gillmann G, Egger M, Beck JC, Stuck AE; for the PRO-AGE Study Group. A Randomized Trial of Effects of Health Risk Appraisal Combined With Group Sessions or Home Visits on Preventive Behaviors in Older Adults. J Gerontol A Biol Sci Med Sci 2011,66 A:591–598.

[47] Dapp U, Neumann L, Pröfener F, Golgert S, Klugmann B, von Renteln-Kruse W, Minder CE. Prävention mit Qualität: LUCAS Langzeit-Effekte des multidimensionalen Programms „Aktive Gesundheitsförderung im Alter" (LUCASIII/PROLONG HEALTH, BMBF-Fkz: 01EL1407). Z Gerontol Geriat 2016, 49:1.

Teil II: **Fahrtauglichkeit im Alter**

Klaus Püschel

7 Fahrtauglichkeit im Alter

7.1 Prüfung der Fahrtüchtigkeit und Fahreignung im Alter; Begutachtungsleitlinien

Es ist allgemein bekannt/akzeptiert, dass die Mobilität heutzutage für die meisten Menschen (bis ins hohe Alter) eine sehr große Bedeutung für das Selbstwertgefühl, Sinngebung und eine positive Lebenseinstellung hat. Um es etwas zugespitzt auszudrücken: Der Führerschein ist (insbesondere für viele Männer) von herausragender Bedeutung. – Klar ist auch: Die Probleme aus dem Bereich der Medizin werden im Zusammenhang mit der demografischen Entwicklung (Umkehrung der Alterspyramide) weiter zunehmen. Krankheit, Medikamente und Alter schränken die Verkehrseignung zweifellos ein. Diesbezüglich ist auf Seiten der Mediziner stete und zunehmende Aufmerksamkeit anzumahnen. Ärzte sind im Hinblick auf ihre diesbezüglichen Aufklärungspflichten und Kontrollaufgaben eher verunsichert und zurückhaltend.

Vorneweg ein Hinweis auf die überzeugenden Studien von Redelmeier et al. aus Toronto [1]. Die Kanadier konnten nachweisen, dass das relative Unfallrisiko (bezogen auf 1000 Personen pro Jahr) nach gezielter Aufklärung/Warnung durch den behandelnden Arzt im Hinblick auf medizinische Defizite immerhin um nahezu 50 % zurückging. Dies bedeutet, dass medizinische Aufklärungsmaßnahmen für unfitte Autofahrer zur Verkehrsunfallvermeidung relevant beitragen können. Dies ist eine sehr überzeugende ärztliche Maßnahme, um Gesundheit und Leben der eigenen Patienten und der Allgemeinheit bzw. der anderen Verkehrsteilnehmer zu schützen!

Fragen der adäquaten Selbstreflexion und Bewertung noch vorhandener Fähigkeiten und Fertigkeiten zum sicheren Führen eines Kraftfahrzeugs (KFZ) spielen eine maßgebliche Rolle. Für jeden Kraftfahrer (egal ob jung oder alt) besteht vor Antritt einer Fahrt die Pflicht zur kritischen Selbstprüfung seiner Fahrtüchtigkeit. In einem Urteil vom 20.10.1987 kam der Bundesgerichtshof zu folgender Auffassung: „Ein Kraftfahrer, der bei gewissenhafter Selbstprüfung altersbedingte Auffälligkeiten erkennt und erkennen muss, die ihn zu Zweifel an der Gewährleistung seiner Fahrtüchtigkeit veranlassen müssen, ist verpflichtet sich – ggf. unter Hinzuziehung eines Arztes – vor Antritt einer Fahrt zu vergewissern, ob er eine Beeinträchtigung seiner Fahrtüchtigkeit noch durch Erfahrung, Routine und Fahrverhalten auszugleichen vermag" (BGH 1987). Weiterhin wurde festgehalten: „Die Anforderungen an die gebotenen Selbstbeobachtungen und Selbstkontrolle sind um so schärfer, je eher der Kraftfahrer nach Lage der Dinge mit einer Beeinträchtigung seiner Fahrtüchtigkeit rechnen muss. So kann etwa eine Schwächung durch Krankheit Veranlassung zu einer besonders kritischen Selbstbeobachtung und Selbstkontrolle geben. Dasselbe gilt für ein höheres Lebensalter" [2].

> **i** Den Begriffen „Fahrtüchtigkeit" und „Fahreignung" kommt für die sachgerechte Einschätzung des älteren aktiven Kraftfahrers im Hinblick auf seine Verkehrsteilnahme die entscheidende Bedeutung zu. Während mit *„Fahrtüchtigkeit"* die situations- und zeitbezogene Fähigkeit zum Führen eines Kraftfahrzeuges bezeichnet wird, versteht man unter *„Fahreignung"* die zeitlich stabile, von aktuellen Situationsparametern unabhängige Fähigkeit zum Führen eines Kraftfahrzeuges im Sinne eines Persönlichkeitsmerkmals.

Die Beurteilung der Fahrtüchtigkeit ist eine „Momentaufnahme" vom aktuellen Zustand des Kraftfahrers. Fahrtüchtigkeit kann durch aktuelle Krankheiten beeinträchtigt sein. Eine akute bakterielle Infektion mit Fieber kann einen ansonsten fahrgeeigneten Patienten zeitweise fahruntüchtig machen. Auch bei einer chronischen Erkrankung, die grundsätzlich mit der Fahreignung des Patienten zu vereinbaren ist, kann eine vorübergehende Verschlechterung zur Fahruntüchtigkeit des Patienten führen. Dies gilt insbesondere im Zusammenhang mit Umstellungen bei der Einnahme von Medikamenten. Der chronisch kranke Patient sollte von seinem Arzt gründlich darüber aufgeklärt werden, wie er seine Fahrtüchtigkeit unter Berücksichtigung der zugrunde liegenden Krankheit überprüfen kann (z. B. bei Schwindel oder Schwächezuständen, usw.).

Medizinische Eignungskriterien sind in der Fahrerlaubnisverordnung (FeV) niedergelegt (hier insbesondere in Anlage 4 zu den §§ 11, 13 und 14). Das Vorliegen bestimmter gesundheitlicher Beeinträchtigungen kann mit Einschränkungen der für Kraftfahrt spezifischen Leistungsfähigkeit einhergehen. Dies gilt insbesondere für Erkrankungen des Nervensystems und für psychische Störungen gemäß Kapitel 3.9 und 3.10 der Begutachtungsleitlinien [3] sowie alle Suchterkrankungen, kann aber auch bei Einschränkungen des Sehvermögens, Diabetes mellitus oder auch bei Vorliegen eines ausgeprägten Schlaf-Apnoe-Syndroms angezeigt sein (s. Tabelle 7.1). Je nach Ausgangssituation ist eine medizinisch-psychologische Untersuchung oder die Untersuchung durch einen Facharzt mit besonderer verkehrsmedizinischer Qualifikation erforderlich – dies jedenfalls nach Vorliegen von Verkehrsauffälligkeiten (indem dies behördlich angeordnet wird) [4–6]. Eine freiwillige Überprüfung der Fahreignung ist auch durch verkehrspsychologische Fahrverhaltensbeobachtungen sowie insbesondere durch hierfür besonders geschulte Fahrschulen/Fahrlehrer (in der Regel mit drei Testfahrten) möglich [7–10].

Die sogenannten „Begutachtungsleitlinien zur Kraftfahreignung" basieren auf den Ausführungen der Europäischen Führerscheinrichtlinie sowie der Fahrerlaubnis-Verordnung. Sie tragen sowohl der Entwicklung der Eignungsbegutachtung auf medizinischem Gebiet als auch der Entwicklung auf psychologischem Gebiet Rechnung. Erstmals wurde das Gutachten „Krankheit und Kraftverkehr" 1973 publiziert. In dessen Nachfolge erschienen die Begutachtungsleitlinien zur Kraftfahreignung erstmals im Jahre 2000. Die Überarbeitung erfolgt kontinuierlich unter Einbeziehung von Expertinnen und Experten der jeweiligen Fachgesellschaften [3, 4, 11–13].

Tab. 7.1: Beispiele für Krankheiten, Substanzbeeinflussung.
Sonstige medizinische Aspekte mit Relevanz bzgl. Verkehrsunfallrekonstruktion.

- ZNS-Erkrankungen (z. B. Epilepsie, M. Parkinson, Demenz)
- Diabetes mellitus mit der Gefahr einer Hypoglykämie
- Schlafapnoe, (normale) Müdigkeit, „Sekundenschlaf"
- Psychiatrische Erkrankung (z. B. akute Manie, Suizidalität)
- Kardiologische Erkrankungen mit Herzrhythmusstörungen
- Medikamentenmissbrauch, -überdosierung, -unterdosierung
- Drogenkonsum/-abhängigkeit
- Alkoholkonsum/-abhängigkeit
- Körperliche Behinderung bei neurologischer/orthopädischer Erkrankung
- Alter???

Bei der Beurteilung der Fahreignung wird davon ausgegangen, dass ein Betroffener ein Kraftfahrzeug nur dann sicher führen kann, wenn aufgrund des individuellen körperlich-geistigen (psychischen) Zustandes keine Verkehrsgefährdung zu erwarten ist. Kraftfahreignung besteht nicht, wenn nach dem Grad der festgestellten Beeinträchtigung der körperlich-geistigen (psychischen) Leistungsfähigkeit beim Führen des Kraftfahrzeuges kein stabiles Leistungsniveau zu erwarten ist bzw. wenn die Gefahr des plötzlichen Versagens der körperlich-geistigen (psychischen) Leistungsfähigkeit besteht.

Bei der Beurteilung von festgestellten Eignungsmängeln ist die Frage ihrer möglichen Kompensierbarkeit von zentraler Bedeutung. Dies kann durch technische [14] oder medizinisch-technische Maßnahmen, z. B. Umbauten von Kraftfahrzeugen für Behinderte oder Einsatz von Prothesen, durch Arzneimittelbehandlung von Krankheiten oder durch besondere psychische Qualitäten (z. B. besondere Umsicht, Aufmerksamkeit und Gewissenhaftigkeit) geschehen. Eine besondere (positive) Rolle können hierbei Alter und Erfahrung spielen (s. Tabelle 7.2).

Tab. 7.2: Konkrete Kompensationsstrategien.

- Vermeidung von Fahrten im dichten Verkehr
- Bevorzugung von Autobahnen und Landstraßen, Meidung von Städten
- Meiden als gefährlich erlebter Kreuzungsbereiche
- Präferenz von Fahrten in bekannter Umgebung
- Vermeiden von Fahrten bei schlechtem Wetter, Dämmerung, Nacht
- Kürzere Strecken, längere Pausen, Streckenplanung
- Langsamer fahren, teils auch gleichmäßiger

Andererseits kommt es im Alter u. U. zu einer Kumulation von Mängeln. Im speziellen Teil der Begutachtungsleitlinien zur Kraftfahreignung werden alle in Betracht kommenden medizinischen Einschränkungen unter Berücksichtigung der verschiedenen Krankheitsbilder abgehandelt. Ein gesondertes Kapitel zum Thema Alter gibt es nicht. Gesondert behandelt werden allerdings „Altersdemenz und Persönlichkeitsveränderungen durch pathologische Alterungsprozesse" (Kapitel dort 3.12.3). Der

Leitsatz hierzu lautet: Wer unter einer ausgeprägten senilen oder präsenilen Demenz oder unter einer schweren altersbedingten Persönlichkeitsveränderung leidet, ist nicht in der Lage, den gestellten Anforderungen zum Führen von Kraftfahrzeugen beider Gruppen gerecht zu werden. Hierbei kann bei älteren Fahrerlaubnisinhabern damit gerechnet werden, dass Verkehrserfahrungen und gewohnheitsmäßig geprägte Bedienungshandlungen (Automatismen) zur Beherrschung des Fahrzeugs geringere Leistungsdefizite ausgleichen. In Zweifelsfällen kann eine praktische Fahrprobe bei älteren Fahrerlaubnisinhabern zur Klärung der Sachlage beitragen.

> In letzter Zeit wird immer wieder die Frage diskutiert, ob die in verschiedenen Staaten praktizierten Pflichtuntersuchungen zur Fahreignung älterer Fahrer angemessen sind. Aus der Fachliteratur ergibt sich eindeutig, dass die Wirksamkeit, Nützlichkeit und Effektivität dieser Programme zumindest fraglich ist und dass angemessene Evaluationen dieser Programme fehlen.

In Finnland wurde beispielsweise nachgewiesen, dass derartige Pflichtuntersuchungen keinerlei positiven Einfluss auf die Verkehrsunfallbeteiligung von Senioren gezeitigt haben. Statistiken belegen vielmehr allerorten, dass die älteren Autofahrer keine besondere Risikogruppe im Straßenverkehr darstellen. Der größte Teil der Senioren kann die altersbedingten sensorischen, kognitiven und motorischen Defizite durch Fahrerfahrung und defensiven Fahrstil kompensieren. Das Lebensalter eines Autofahrers alleine rechtfertigt keine Zweifel an dessen Fahreignung [10, 15–19].

Altersbezogene Screenings führen zu negativen Effekten für die Senioren, insbesondere durch den Wechsel auf wesentlich gefährlichere Arten der Verkehrsbeteiligung (zu Fuß gehen, Fahrrad fahren). Auch die in diesen Screenings eingesetzten Methoden/Prädiktoren (also z. B. körperliche Untersuchung, Sehtest, „kognitiver" Test, Reaktionstest, insbesondere mit Bildschirm-Testapparatur) erweisen sich als untauglich, da kein Zusammenhang mit der tatsächlichen Fahreignung und dem zukünftigen Unfallrisiko herzustellen ist. Gerade die Leistungen älterer Fahrer sind bei herkömmlichen Testverfahren scheinbar sehr schlecht. Viele Personen schneiden in Fahrverhaltensbeobachtungen erheblich besser ab, als nach Testergebnissen zu erwarten gewesen wäre, sie nutzen also ihr Kompensationspotenzial. Besonders empfehlenswert sind psychologische Fahrverhaltensbeobachtungen auf prototypischen und/oder repräsentativen Versuchsstrecken mit der Möglichkeit der Standardisierung über die Verkehrssituation/Fahraufgaben [9, 20, 21]. Die Unterschiede bei den Leistungen der älteren Fahrer im Vergleich zu jüngeren Probanden sind in den Beobachtungen erheblich geringer als die Untersuchungsergebnisse bei medizinischen und psychologischen Tests erwarten lassen.

Fast man das Lebensalter als soziodemografische Variable auf und unterteilt die Senioren in Gruppen verschiedener Altersklassen, so zeigen sich klare Unterschiede (s. Tabelle 7.3).

Tab. 7.3: Senioren > 70 Jahre als Fahrzeuglenker. Einteilung in Fallgruppen.

Fallgruppen
gesunde 70–80-Jährige
– Hochbetagte mit physiologischer Leistungsabnahme
– erreichen oft zwischen 80 und 90 Jahren ihre Leistungsgrenze: Bewegungsapparat, Visus, Dämmerungssehen
– kognitive Verlangsamung
– kranke Probanden mit verkehrsmedizinisch relevanten Einschränkungen: ca. 10–15 %

Für Fahrergruppen über bzw. unter 75 Jahren werden jeweils andere Verkehrssituationen kritisch. In der SCREEMO-Studie [8] zeigte sich das Absinken des Anteils korrekten Verhaltens besonders deutlich ab dem 75. Lebensjahr. Auch andere Autoren berichten nach Fahrverhaltensbeobachtungen bei älteren Probanden von gehäuften Fehlverhaltensweisen in den Bereichen Abstand, Sicherungsverhalten und Vorfahrtregelungen bei steigendem Lebensalter. Die häufigsten Fehler waren mangelndes Sichern, Spurungenauigkeiten und Geschwindigkeitsfehler (s. Tabelle 7.4).

Tab. 7.4: Typische Verkehrsauffälligkeiten älterer Autofahrer,
... nach oft jahrzehntelanger Unauffälligkeit, zunehmend mit höherem Alter.

– Spurwechsel ohne Rückspiegelbenutzung
– Vorfahrtsverletzung an Kreuzungen, teils nach langem Warten vor der Kreuzung
– riskante Abbiege- und Wendemanöver, Kurvenschneiden
– gefährliche Ausfahr- und Rückfahrmanöver
– Verkehrsknotenpunkte häufiges Problem
– Übersehen von Fußgängern an Überwegen z. B. in der Dämmerung
– unregelmäßige Geschwindigkeit

Allerdings sind nicht alle Fehler gleichermaßen alterstypisch: So korreliert das mangelnde Sichern nach rechts am höchsten positiv mit dem Alter der Fahrer, andere Fehler aber gar nicht oder sogar negativ (z. B. zu schnelles Fahren, in Lücken hineindrängeln oder zu geringer Längsabstand). Hier zeigt sich das bekannte Bemühen der Senioren nach Kompensation ihrer Defizite durch eine defensive Fahrweise. Überforderung der Senioren tritt vor allem dann ein, wenn eine Situation nicht nur komplex, sondern auch zeitkritisch ist. Das Nachlassen in der Fahrleistung wird insgesamt – mit großer Streuung – ab einem Alter von 75 Jahren deutlicher.

Eigene Untersuchungen bezüglich der Verkehrsunfallstatistik bestätigen diese Ergebnisse. Das Risiko, als Hauptverursacher für einen Verkehrsunfall verantwortlich zu sein, steigt ab Vollendung des 75. Lebensjahres erheblich an und ist mit zunehmendem Alter deutlich höher als bei der bisher als Hauptrisikogruppe eingeordneten Gruppe von jungen Fahranfängern (s. Abbildung 7.1).

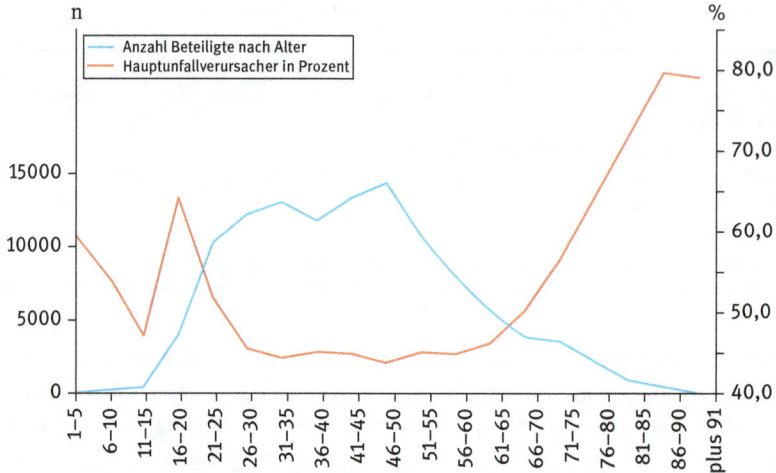

Abb. 7.1: Altersbezogene Verkehrsunfallstatistik (Hamburg 2013, nicht weiter differenziert; Anteil der Hauptunfallverursacher) [22].

Die Darstellung veranlasste eine Hamburger Tageszeitung zu der Warnung: „Vorsicht, Greis-Verkehr!"; die Zeitung resümiert: „Je älter die Fahrer, desto häufiger sind sie schuld, wenn's kracht" [22–24].

In Deutschland wurde bereits ein erstes Projekt entwickelt, in dem Ärzte die speziellen kommunikativen Techniken der Gesprächsführung mit ihren Patienten trainieren, um die schwierige Thematik medizinische Probleme/Fahreignung/Führerschein/Mobilität (auch im Hinblick auf das Lebensalter) zu behandeln. Wir sehen jedenfalls auf ärztlicher Seite große präventive Möglichkeiten im Hinblick auf die Verhinderung von Verkehrsunfällen, die auf gesundheitliche Probleme zurückzuführen sind. Das Rollenverständnis der Mediziner sollte insofern kreativ neu bzw. weiter definiert werden. Zu verfahren ist hierbei nach dem Leitbild: „Befähigen statt Aussondern" [25–27]. Durch gezielte rehabilitative Maßnahmen (z. B. auch erneuter/ zusätzlicher Fahrunterricht) kann die Mobilität im Straßenverkehr (sei es als Autofahrer, Fahrradfahrer oder Fußgänger) sicher länger und besser erhalten werden!

Bereits 2007 wurde im Rahmen der wissenschaftlichen Informationen aus der Bundesanstalt für Straßenwesen (BAST) die Frage nach „Verkehrssicherheitsbotschaften für Senioren" gestellt [28]. Es wurde ein Mobilitätsberatungskonzept für Ärzte entwickelt. Dies soll eine gezielte Aufklärungsarbeit hinsichtlich medizinisch relevanter Aspekte einer möglichst sicheren Verkehrsteilnahme ermöglichen. Später wurde ein Screening-Test zur Erfassung der Fahrkompetenz älterer Kraftfahrer entwickelt („SCREEMO", [8]), mit dessen Hilfe die Fahrkompetenz älterer Kraftfahrer im Rahmen der ärztlichen Mobilitätsberatung erfasst werden kann.

Verschiedene Autoren [8, 15, 16, 18, 20, 27, 29–31] haben die Defizite, Kompensationsmechanismen und Präventionsmöglichkeiten für ältere Verkehrsteilnehmer nochmals sehr differenziert und anschaulich zusammengefasst. „Ältere Verkehrsteilnehmer – gefährdet oder gefährlich!" ist ein sehr überzeugendes Nachschlagewerk zur Verkehrsplanung und -beratung für die sichere Teilnahme älterer Menschen am Straßenverkehr. Speziell hingewiesen sei auch auf das Projekt PROSA (Profile von Senioren mit Autounfällen). Ältere Unfallfahrer weisen besonders viele Erkrankungen auf und nehmen viele Medikamente ein.

Schließlich sei nochmals ausdrücklich die Verkehrssicherheitskommunikation [26] bemüht: „Da die Ärzte für ihre Patienten die wichtigsten und vertrauenswürdigsten Ansprechpartner in allen Fragen der Gesundheit darstellen, kann Ihnen in diesem Zusammenhang eine Schlüsselfunktion als „Lotse für ältere Verkehrsteilnehmer" zukommen. ... Nur 4 % der 1000 befragten Autofahrer geben an, dass der Arzt sie darauf angesprochen habe, ob der Gesundheitszustand sich auf ihre Fahrtüchtigkeit auswirkt, nur jeder 10. ältere Autofahrer spricht seinen Arzt auf das Thema „Gesundheit am Steuer" an, 67 % allerdings würden den Führerschein abgeben, wenn der Arzt dies raten würde – ein Hinweis auf die „Autorität", deren Urteil man in der Regel respektiert und akzeptiert. Allerdings müssen Ärzte auf eine solche Funktion als „Fahrtüchtigkeits"- bzw. „Mobilitätsberater" im Rahmen ihres Behandlungsalltages gezielter als bisher vorbereitet und entsprechend fortgebildet werden...".

7.2 Unfalltypen; Verkehrsunfall-Analysen

Schwerpunkt der nachfolgenden Analyse ist die verkehrsmedizinische Problematik. Zu Art und Umfang des Problems gibt es nur wenig gesicherte Häufigkeitsangaben [4]: „Insgesamt ist der Anteil medizinisch bzw. krankheitsbedingter Verkehrsunfälle im Vergleich zu anderen Ursachen wie Alkoholeinfluss u. a. nach verfügbaren Informationen eher gering einzuschätzen, z. B. im Bereich von 0,1 bis 0,15 pro 100 Unfälle und zwischen 1,5 bis 3,4 % tödlicher Unfälle." Eindeutige, detaillierte und einzelne Erkrankungen differenzierende, bundesweite statistische Angaben über krankheitsbedingte tödliche oder sonstige Verkehrsunfälle stehen nicht zur Verfügung. Vom statistischen Bundesamt werden lediglich Zahlen für „sonstige körperliche und geistige Mängel" aufgeführt, wobei zumindest auffällt, dass bundesweit stets viel mehr bei Verkehrsunfällen Getötete mit dieser Ursache aufgeführt sind als Getötete aufgrund von Alkoholeinfluss. Nach Unfallstatistiken der Versicherungswirtschaft werden jährlich rund 200 schwere Unfälle, bei denen rund 100 Menschen sterben, mit Ohnmachtsanfällen, Bewusstlosigkeit oder Herzinfarkt am Steuer in Verbindung gebracht. Frühere Literaturangaben [32] erlauben zumindest eine Einschätzung dergestalt, dass von 2000 Verkehrsunfällen mit medizinischer Ursache 38 % auf eine Epilepsie, 21 % auf eine Synkope, 18 % auf einen Diabetes mellitus bei Insulintherapie, 8 % auf eine Herzattacke, 7 % auf einen Schlaganfall und 7 % auf andere Ursache zurückzuführen seien... Insgesamt sollen nur etwa 1 bis 5 % plötzliche Herztodesfälle während des

Führens eines Kraftfahrzeugs auftreten, und eine plötzlich am Steuer auftretende Bewusstlosigkeit wird nur in etwa 0,9 bis 2,1 % von 1000 Verkehrsunfällen als ursächlich angenommen. Nach Einschätzungen von Kardiologen sei es sehr selten bis extrem selten, dass ein Herzinfarkt tatsächlich Unfallursache ist. Das sei eine allgemeine Floskel, die die Polizei gegenüber der Presse verwende, wenn ein Fahrer am Steuer das Bewusstsein verliere... – In einer früheren Studie über Verkehrstote [33] haben wir selbst 1045 Unfälle mit Todesfolge analysiert. In 6,2 % wurde eine natürliche Todesursache festgestellt; zwei Drittel der Toten waren älter als 60 Jahre. 50 % der tödlich Verunfallten waren PKW-Fahrer.

Im Hinblick auf eine Analyse des Unfallgeschehens sind Senioren im Straßenverkehr relativ stark vertreten bei Vorfahrsdelikten, unvorsichtigen Abbiege- und Wendemanövern, Fehlern beim Ein-, Aus- und Rückwärtsfahren, falschem Verhalten gegenüber Fußgängern und an Fußgängerüberwegen – und zwar mit höherem Alter der Fahrer häufiger (s. Tabelle 7.2).

> Welche Untersuchungen und Beweismittel kommen in Betracht, um bei zunächst scheinbar unerklärlichen Verkehrsunfällen aufzuklären bzw. nachzuweisen, dass eine Erkrankung und/oder eine Medikamenteneinnahme des Beschuldigten unfallursächlich waren? Z. B. [4, 34–42]:

- Feststellungen am Unfallort: Hierzu gehört die umfassende Dokumentation der Unfallspuren. Hinzu kommen äußerliche Auffälligkeiten bei den Beteiligten. Warum ist das Fahrzeug von der Straße abgekommen? Was ist beim Fahrzeugführer zu beobachten? Macht er einen verwirrten Eindruck? Hinweiszeichen auf einen epileptischen Anfall (z. B. Absence, Aura, Zungenbiss, Einnässen). Hinweiszeichen für eine Hypoglykämie?
- Hinzuziehen eines technischen und medizinischen Sachverständigen. In der Praxis bewährt hat sich die Hinzuziehung eines technischen Sachverständigen zu einem möglichst frühen Zeitpunkt. Bei scheinbar unerklärlichen Verkehrsunfällen sollte auch ein medizinischer Sachverständiger unverzüglich hinzugezogen werden, um ggf. physische/psychische Mängel zu dokumentieren (ggf. bereits am Unfallort, eventuell auf der Polizeiwache, eventuell auch während der ersten medizinischen Behandlung im Krankenhaus).
- Blutentnahme/Haarprobe/Urinprobe: Obligatorisch sollte in derartigen Fällen die Entnahme einer Blutprobe sein, um Alkoholkonsum oder eine Medikamenteneinnahme (eventuell auch Betäubungsmittel?) nachzuweisen, ggf. auch, ob verordnete Medikamente eventuell nicht eingenommen wurden. Finden sich beispielsweise Spuren eines Antiepileptikums im Blut, lässt sich eine entsprechende Grunderkrankung nachweisen. Irregularitäten bei der Medikamenteneinnahme ergeben sich u.U. aus Blutspiegeln unterhalb des therapeutischen Bereichs.
- Beschuldigten-/Zeugenvernehmungen: Bei der Vernehmung der Zeugen muss darauf geachtet werden, dass diese nicht nur genaue Angaben zum Unfallhergang, sondern auch zum Zustand des Fahrzeugführers (auch nach dem Unfall) machen.

- Schweigepflichtentbindung von behandelnden Ärzten: Der Unfallverursacher sollte danach befragt werden, ob er die ihn behandelnden Ärzte von der Schweigepflicht entbindet. Hiermit ist in den meisten Fällen eher nicht zu rechnen, da den betreffenden Autofahrern von zu Rate gezogenen Rechtsanwälten meist angeraten wird, keine Aussagen zu machen und keine Entbindung von der Schweigepflicht zu geben – insbesondere um sich nicht selbst zu belasten. Für die zukünftige Teilnahme am motorisierten Straßenverkehr ist dies natürlich wenig hilfreich, da die Krankenvorgeschichte sowie alle zuvor erhobenen (fach-) ärztlichen Befunde für eine sachkundige Einschätzung der Verkehrseignung erforderlich sind.
- Auch Ermittlungen im persönlichen Lebensbereich, z. B. Befragung von Arbeitskollegen, können zu Hinweisen auf Vorerkrankungen führen. Gab es in der Vergangenheit Anfälle am Arbeitsplatz? Hat der Beschuldigte mit Vorgesetzten oder Kollegen über seine Erkrankung gesprochen? Wurde vom Arbeitgeber eventuell sogar ein „Fahrverbot" für Dienstwagen auferlegt? Was wissen Nachbarn oder Sportkameraden von einer gesundheitlichen Einschränkung?

Körperliche Untersuchung gemäß § 81 a StPO: Für eine abschließende Beurteilung der Frage, ob beim Unfallverursacher ein geistiger/körperlicher Mangel vorliegt, sollte in Erwägung gezogen werden, diesen durch einen beauftragten Arzt/Gutachter unverzüglich untersuchen zu lassen. Dieser kann dann auch eine Prognose zur künftigen Fahrtauglichkeit/-eignung abgeben, um geeignete führerscheinrechtliche Maßnahmen in die Wege leiten und begründen zu können.

Ein Teil dieser Ermittlungsmaßnahmen unterliegt dem Richtervorbehalt bzw. diese Maßnahmen dürfen nur bei Gefahr im Verzug durch die Polizei bzw. die Staatsanwaltschaft angeordnet werden. Insbesondere bei der Frage des Nachweises von Alkohol, Drogen oder Medikamenten darf nicht verkannt werden, dass rasches Handeln erforderlich ist und die Blutproben zeitnah gewonnen werden müssen. – Ein chronischer Konsum kann ggf. auch noch später durch die Untersuchung von Haarproben überprüft werden.

Die UN gehen von etwa 1,3 Millionen Verkehrstoten weltweit aus. Viele Autoren belegen ein „underreporting" der Verkehrstoten mit konkreten Zahlen. Verkehrsunfälle werden mit einer sich ausbreitenden Pandemie verglichen. Dies gilt ausdrücklich nicht für europäische Länder. Hier gelten „safety first" und „vision zero". Möglichst niemand soll im Straßenverkehr ernsthaft verletzt oder getötet werden. In Europa ist in den letzten Jahrzehnten ein erheblicher Rückgang der Todesopfer im Straßenverkehr zu verzeichnen. Immerhin beziffert die EU-Kommission die volkswirtschaftlichen Kosten von Verkehrsunfällen auf jährlich über 130 Milliarden Euro. Die sichersten Straßen in Europa bietet Großbritannien. In Deutschland gibt es jährlich über 3.000 Verkehrstote, über 50.000 Schwerverletzte, über 300.000 Leichtverletzte und über 2 Millionen polizeilich erfasste Verkehrsunfälle. Zwei von drei Unfällen mit Personenschaden ereignen sich innerorts; rund ein Viertel der Verkehrsunfälle geschehen auf Landstraßen, hier sterben jedoch über 50 % der im Straßenverkehr Getöteten. Als

Hauptunfallursache bei Unfällen mit Personenschaden werden Fehler beim Abbiegen, Wenden, Rückwärtsfahren sowie Ein- und Anfahren festgestellt. Zweithäufigste Unfallursache ist nicht angepasste Geschwindigkeit. Alkoholunfälle sind durch eine überdurchschnittlich hohe Schwere gekennzeichnet. Im längerfristigen Vergleich hat sich die Verkehrssicherheit in Deutschland in den letzten Jahren/Jahrzehnten zunehmend verbessert. Die Zahl der Verkehrstoten und der Verletzten im Straßenverkehr ist im Laufe der letzten Jahrzehnte stark gesunken.

Diagnostizierte Krankheiten führen oft zu einer regelmäßigen Medikamenteneinnahme [3, 4, 36, 38, 43].

Dies gilt insbesondere für alte Menschen. Eine erfolgreiche Therapie kann nachhaltig zur Sicherung der Fahreignung beitragen. Bei zahlreichen Medikamenten ergibt sich allerdings ein Warnhinweis hinsichtlich des Reaktionsvermögens und eine Einschränkung der Verkehrtüchtigkeit, gerade bei Neuverordnungen.

Darüber wird oft hinweg gesehen, auch ist die Aufklärung seitens der verordnenden Ärzte unzureichend. Der verordnende Arzt ist gehalten, beim Patienten das Fahrverhalten zu erfragen und Überlegungen über eine allfällige Leistungsminderung durch das zu verordnende Präparat und mögliche Alternativen anzustellen (s. Tabelle 7.5). Über die Risiken ist der Patient stets aufzuklären. Andererseits hat sich der Patient selbst Informationen aus dem Beipackzettel und durch eigene Beobachtungen zu verschaffen (s. BGH-Urteil, s. o.).

Tab. 7.5: Adäquates Verhalten des Arztes.
Beispiel medikamentöse Therapie:

- Erfragung des Fahrverhaltens des Patienten
- Leistungsminderungspotential des avisierten Präparates?
- Präparat mit geringerem Gefahrenpotential therapeutisch sinnvoll?
- einschleichende bzw. ausschleichende Dosierung
- keine „automatische" Dosiserhöhung
- Vermeidung der simultanen Verschreibung psychoaktiver Substanzen
- Aufklärung: Gefahren, Verhalten zur Risikominimierung
- Nachfrage: Verhaltens-, Leistungsänderungen?

Nicht näher eingegangen wird hier auf die technischen Grundlagen der Unfallrekonstruktion. Die technische Rekonstruktion hat zum Ziel, die zeitlichen und räumlichen Aspekte des Unfallgeschehens zu klären, die Geschwindigkeiten und Bewegungsbahnen der beteiligten Fahrzeuge sowie die Anstoßkonstellation zu ermitteln. Dies ist wichtig für die Eingrenzung der biomechanischen Belastung, für Vermeidbarkeitsbetrachtungen und für forensische Fragestellungen. Außer den technischen Spuren sind bei Verkehrsunfallrekonstruktionen auch die rechtsmedizinisch-biomechanischen zu berücksichtigen, die Verletzungen der Unfallbeteiligten.

7.3 Gesetzliche Grundlagen (z. B. Fahrerlaubnisverordnung, Straßenverkehrsgesetz); Rolle/Bedeutung der Ärzteschaft

Zur Teilnahme am Verkehr auf öffentlichen Straßen ist jeder zugelassen, sofern nicht für einzelne Verkehrsarten eine Erlaubnis vorgeschrieben ist (§ 1 Fahrerlaubnisverordnung – FeV).

Wer sich infolge körperlicher oder geistiger Beeinträchtigungen nicht sicher im Verkehr bewegen kann, darf am Verkehr nur teilnehmen, wenn Vorsorge getroffen ist, dass er andere nicht gefährdet. Die Pflicht zur Vorsorge obliegt dem Verkehrsteilnehmer selbst (§ 2 Abs. 1 FeV). Dieser Grundsatz gilt für alle Verkehrsteilnehmer, also nicht nur Kraftfahrzeugführer, sondern insbesondere auch für Fußgänger und Fahrradfahrer [4, 5, 39].

Wer ein erlaubnispflichtiges (Kraft-)Fahrzeug führen möchte, muss darüber hinaus die in den §§ 7 ff. FeV genannten Voraussetzungen für die Erteilung einer Fahrerlaubnis erfüllen. Neben den formellen Voraussetzungen, wie z. B. einen Wohnsitz im Inland, den für einzelne Fahrerlaubnisklassen vorgeschriebenen Prüfungsnachweisen und dem Mindestalter, kommt der Eignungsüberprüfung eine besondere Bedeutung zu. Bewerber um eine Fahrerlaubnis müssen die hierfür notwendigen körperlichen und geistigen Anforderungen erfüllen (§ 11 Abs. 1 S. 1 FeV). In den Anlagen 4 und 5 zu § 11 FeV sind eine Reihe von fahreignungsrelevanten Mängeln aufgeführt. Dazu zählen beispielsweise Herz- und Gefäßkrankheiten, Diabetes mellitus, Alkoholmissbrauch und -abhängigkeit. – Dies gilt zunächst für Bewerber um eine Fahrerlaubnis, aber auch für Antragsteller, die nach vorangegangenem Entzug oder Verzicht eine Neuerteilung der Fahrerlaubnis anstreben (§ 20 FeV).

Eine regelmäßige Fahreignungsüberprüfung für Fahrerlaubnisinhaber findet in Deutschland, anders als in zahlreichen europäischen Staaten, nicht statt (s. auch Kapitel 9). Mit der 3. EU-Führerschein-Richtlinie vom 30.12.2006, die am 19.01.2009 in Kraft getreten ist, wurde festgelegt, dass die ab dem 19.1.2013 ausgestellten Führerscheine nur noch befristet (max. 15 Jahre) erteilt werden. Bis zum 19.1.2033 müssen auch alle davor ausgestellten Führerscheine umgetauscht werden. Die Ausstellung eines neuen Führerscheins wird nicht von einer (erneuten) Eignungsprüfung abhängig gemacht. Vielmehr handelt es sich um einen rein formellen Vorgang, ähnlich der Verlängerung eines Reisepasses. Den Vertragsstaaten der Europäischen Union war freigestellt worden, die Verlängerung von Bedingungen, wie z. B. einer durchzuführenden gesundheitlichen Prüfung, abhängig zu machen. Deutschland hat davon – im Gegensatz zu anderen europäischen Ländern – keinen Gebrauch gemacht.

Eine Überprüfung durch die Fahrerlaubnisbehörde soll stets dann erfolgen, wenn Tatsachen die Annahme rechtfertigen, dass der Führer eines Fahrzeuges zum Führen ungeeignet oder nur noch bedingt geeignet ist (§ 3 Abs. 2 FeV bei fahrerlaubnisfreien Fahrzeugen und § 46 Abs. 3 FeV bei Inhabern einer Fahrerlaubnis). In Frage kommen hier Tatsachen, die sich auf körperliche und geistige Mängel beziehen, Auffälligkeiten im Zusammenhang mit Alkohol und/oder Drogen und daneben allgemeine Verkehrsauffälligkeiten (z. B. aggressives Verhalten im Straßenverkehr, gehäufte Verkehrsverstöße).

Bei körperlichen und/oder geistigen Eignungsbedenken, kann die Fahrerlaubnisbehörde die Beibringung eines ärztlichen Gutachtens durch den Fahrerlaubnisinhaber anordnen (§ 11 Abs. 2 FeV). Dabei bestimmt die Behörde, von welchem Arzt (Facharzt mit verkehrsmedizinischer Qualifikation, Arzt des Gesundheitsamtes, Facharzt für Rechtsmedizin, Arzt einer Begutachtungsstelle für Fahreignung etc.) das Gutachten erstellt werden soll. Es sollte sich aber nicht um den behandelnden Arzt des Betroffenen handeln. Bei Zweifeln am Sehvermögen des Fahrerlaubnisinhabers kann die Behörde die Durchführung eines Sehtests von einer dafür amtlich anerkannten Stelle fordern.

? Woher kommen die „Tatsachen", die zu einer führerscheinrechtlichen Prüfung führen?

Diese Tatsachen können z. B. vom behandelnden Arzt mitgeteilt werden. Zunächst muss der Arzt – dazu ist er aufgrund des Behandlungsvertrages verpflichtet – den Patienten aufklären über seinen Gesundheitszustand und die daraus resultierenden Gefahren beim Führen von Kraftfahrzeugen. Trotz der auch gegenüber Behörden geltenden Schweigepflicht darf er ausnahmsweise die Fahrerlaubnisbehörde davon in Kenntnis setzen. Nach den Grundsätzen des rechtfertigenden Notstandes (§ 34 StGB) kann die Schweigepflicht zum Schutz eines höherwertigen Rechtsgutes (Schutz von Leib und Leben anderer Verkehrsteilnehmer) gebrochen werden (s. Tabelle 7.6).

Tab. 7.6: Stufenaufklärung des Patienten vor der Meldung an die Verwaltungsbehörde.

- Aufklärung (dokumentiert)?
- Vorschlag der Objektivierung der Leistungsmängel?
- Wiederholte Aufklärung mit schriftlicher Bestätigung des Patienten?
- Hinweis, dass ggf. Verwaltungsbehörde informiert wird?
- Information der Verwaltungsbehörde

Die Informationen können auch von Angehörigen kommen, die naturgemäß zuerst Kenntnis von den gesundheitlichen Einschränkungen von Familienangehörigen und Verwandten erlangen. Angehörige tun sich erfahrungsgemäß aber sehr schwer damit, den nahestehenden Menschen bei einer Behörde zu „denunzieren". Zudem sehen diese sich häufig dem Vorwurf der Entmündigung ausgesetzt.

Deshalb gelangen Erkenntnisse von Fahreignungseinschränkungen in den meisten Fällen durch Ermittlungsbehörden, wie z. B. Polizei und Staatsanwaltschaft, zu den Fahrerlaubnisbehörden. Nach Nr. 45 Abs. 2 der Anordnung über Mitteilungen in Strafsachen (MiStra) teilt die Staatsanwaltschaft „sonstige Tatsachen, die in einem Strafverfahren – gleichgültig, gegen wen es sich richtet – bekannt werden, der zuständigen Verwaltungsbehörde mit, wenn ihre Kenntnis für die Beurteilung erforderlich ist, ob die Inhaberin oder der Inhaber einer Fahrerlaubnis zum Führen von Fahrzeugen ungeeignet ist".

Gesetzliche Grundlage der Weitergabe der Informationen durch die Polizeidienststellen ist § 2 Abs. 12 Straßenverkehrsgesetz (StVG). Dort heißt es: „Die Polizei hat Informationen über Tatsachen, die auf nicht nur vorübergehende Mängel hinsichtlich der Eignung oder auf Mängel hinsichtlich der Befähigung einer Person zum Führen von Kraftfahrzeugen schließen lassen, den Fahrerlaubnisbehörden zu übermitteln ...".

Kommt die Fahrerlaubnisbehörde am Ende des durchgeführten Überprüfungsverfahrens zum Ergebnis, dass der Fahrerlaubnisinhaber nicht geeignet ist, wird die beantragte Fahrerlaubnis nicht erteilt bzw. hat die Fahrerlaubnisbehörde dem Inhaber die Fahrerlaubnis zu entziehen (§ 46 Abs. 1 FeV). Im Falle einer bedingten Eignung schränkt die Fahrerlaubnisbehörde, soweit notwendig, die Fahrerlaubnis ein oder ordnet die erforderlichen Auflagen an. Mögliche Auflagen können sein: Tragen einer Sehhilfe (Brille, Kontaktlinsen), nur zu bestimmten Zeiten oder bestimmte Strecken zu fahren.

Aber auch wenn bislang keine verwaltungsrechtliche Überprüfung erfolgte, können erkrankte und ungeeignete Führerscheininhaber keineswegs völlig bedenkenlos ein Kraftfahrzeug führen. Im Falle einer konkreten Gefährdung aufgrund eines körperlichen und/oder geistigen Mangels des Fahrers macht dieser sich wegen einer Straßenverkehrsgefährdung (§ 315 c Abs. 1 Nr. 1 b Strafgesetzbuch – StGB) strafbar.

Anders als bei alkoholisierten Fahrzeugführern, die wegen der damit verbundenen abstrakten Gefährdung wegen Trunkenheit im Verkehr (§ 316 StGB) strafrechtlich verfolgt werden, gibt es für die erkrankten Fahrzeugführer keinen vergleichbaren Tatbestand. Es kommt lediglich eine Ordnungswidrigkeit nach den §§ 2 oder 23 Abs. 2 i. V m. 75 Nr. 1 oder Nr. 9 FeV in Betracht.

Für eine strafrechtliche Verfolgung (Beispiel 1 und Beispiel 2; [40, 45 – 46]) ist also erforderlich, dass die in § 315 c Abs. 1 StGB genannten Folgen, nämlich ein Unfall (mit Personenschaden und/oder erheblichem Sachschaden) oder ein sog. „Beinaheunfall" eingetreten sind. Letzteres ist dann der Fall, wenn es zwar zu keinem Unfall mit Schaden kommt, aber das Fahrverhalten des Beschuldigten den Schluss zulässt, dass ein Schadenseintritt wahrscheinlicher ist als dessen Ausbleiben. – Voraussetzung dafür ist aber, dass dies für den Beschuldigten vorhersehbar war. Dies ist bei einem erstmaligen Ereignis nicht der Fall. Dies ist als „sozialadäquat" hinzunehmen.

Fallbeispiel 1:
Der 68jährige Pkw-Führer, ein praktizierender Arzt, kollidierte nachts beim Befahren einer innerstädtischen Straße mit 12 (!) am linken Fahrbahnrand geparkten Pkws und verließ unerlaubt die Unfallstelle. Das Fahrzeug wurde wenige hundert Meter entfernt unverschlossen aufgefunden. Im Fahrzeug befanden sich unter anderem ein Arztkoffer mit diversen Notfallmedikamenten, Spritzen und die Radkappe eines der beschädigten Fahrzeuge.
In der Mittagszeit des folgenden Tages meldete sich der Unfallfahrer bei der Polizei. Da der Mann eine verwaschene Aussprache hatte, wurde er zur Wache gebeten, wo ein Alkoholtest mit negativem Ergebnis durchgeführt wurde.

Im Auftrag der Staatsanwaltschaft und mit Einverständnis des Beschuldigten wurde eine körperliche Untersuchung gemäß § 81a StPO durchgeführt, da der Verdacht einer Erkrankung vorlag. Die Untersuchung durch einen Rechtsmediziner und einen Neurologen ergaben einen Diabetes sowie eine demenzielle Erkrankung auf vaskulärer Grundlage mit neurologischen Ausfallerscheinungen.

Im Hauptverhandlungstermin wurde der Angeklagte wegen nicht ausschließbarer Schuldunfähigkeit, aufgrund der diagnostizierten Demenzerkrankung, vom Vorwurf der Gefährdung des Straßenverkehrs freigesprochen und wegen des weiteren Vergehens des unerlaubten Entfernens vom Unfallort zu einer Geldstrafe verurteilt. Darüber hinaus wurde ihm die Fahrerlaubnis entzogen und eine Sperrfrist von insgesamt 5 Jahren verhängt [44].

Nach Mitteilung der Anklageschrift und einer weiteren Begutachtung wurde dem Angeklagten von der zuständigen Gesundheitsbehörde zudem die Approbation entzogen.

Fallbeispiel 2:
Der 78 Jahre alte Angeklagte litt seit Jahren unter Schwindel und wurde deswegen hausärztlich, neurologisch und auch stationär versorgt. Er wurde verurteilt wegen fahrlässiger Tötung gemäß § 222 StGB in Tateinheit mit fahrlässiger Körperverletzung nach § 229 StGB sowie fahrlässiger Gefährdung des Straßenverkehrs nach § 315c Abs. 1 Nr. 1 b und Abs. 3 StGB.
Bei einem Abbiegevorgang hatte der Mann in einer Kette von Fehlreaktionen einen Fußgänger angefahren und danach noch eine entgegenkommende Fahrradfahrerin auf der gegenüberliegenden Fahrbahn überfahren. – Dem Autofahrer wurde die Fahrerlaubnis auf Lebenszeit entzogen (aufgrund altersbedingter Einschränkung der Kognition und Schwindel). Der Urteilstenor lautet: „Jeder Patient muss erwarten dürfen, dass ein Hausarzt, zumal bei langjähriger Betreuung und Kenntnis der Krankengeschichte, das Thema Autofahren anspricht, wenn sich aus Sicht des Arztes Defizite zeigen, die zur Fahrunfähigkeit führen könnten. Aufgrund des bestehenden Vollzugsdefizits in der Praxis sind die Ärzte umso mehr aufgerufen, anhand von existenten Kriterienkatalogen aufmerksam ihre Patienten zu beobachten und im gegebenen Fall auf die Problematik hinzuweisen. Solange der Gesetzgeber jedoch davor zurückschreckt, allgemein verbindliche Tests für die Fahrfähigkeit einzuführen, muss jeder Führer eines Kraftfahrzeuges selbst kritisch darauf achten, ob er noch fahrfähig ist und entsprechend handeln" [45].

Aufgabe der Ermittlungsbehörden ist es also, gezielt aufzuklären, ob es sich tatsächlich um ein erstmaliges Auftreten einer körperlichen oder geistigen Beeinträchtigung handelt (z. B. erster Krampfanfall überhaupt, akute zuvor nicht manifestierte Herzrhythmusstörung), die zur Fahruntauglichkeit führt, oder ob es in der Vergangenheit bereits Hinweise auf eine Einschränkung der Fahrtauglichkeit gab, die vom Beschuldigten – vorwerfbar – als solche wahrgenommen werden konnte. – Insbesondere bei dementiellen Erkrankungen ist eine fehlende Einsichtsfähigkeit und mangelnde Selbstreflexion krankheitsimmanent und damit dem erkrankten Unfallverursacher nicht vorwerfbar.

Für die Strafverfolgungsbehörden ist von entscheidender Bedeutung zu erkennen, dass als Unfallursache eine Erkrankung des Fahrzeugführers in Betracht kommt. Deshalb müssen insbesondere auch scheinbar unerklärliche Verkehrsunfälle mit der nötigen Konsequenz und Sorgfalt aufgeklärt werden. Als Zeugen kommen, als tatnächste Beweismittel, die weiteren Unfallbeteiligten und unbeteiligte Personen, wie z. B. Passanten, in Betracht. Diese können zwar Angaben zum Unfallhergang aus ihrer Sicht machen, Erkenntnisse über mögliche geistige und/oder körperliche Mängel fehlen diesen allerdings in aller Regel. – Anders ist dies bei den nahestehenden Personen des Unfallverursachers (wie z. B. Ehepartner, Kinder etc.). Hier ist aber zu berücksichtigen ist, dass diesen ein Zeugnisverweigerungsrecht gemäß § 52 StPO zusteht. Davon wird im Lauf der Ermittlungen, spätestens im gerichtlichen Verfahren, meist Gebrauch gemacht. Auch andere Personen aus dem näheren Umfeld, z. B. Freunde der Familie, die evtl. zudem noch Fahrzeuginsassen zum Unfallzeitpunkt waren und die von einer Grunderkrankung des Beschuldigten wissen könnten, tun sich schwer damit, eine belastende Aussage zu machen und geraten in Gewissenkonflikte. Sie haben kein Zeugnisverweigerungsrecht.

Wurden dann die objektiven Beweismittel nicht sorgfältig und konsequent gesichert, kann dies in einer späteren Hauptverhandlung zu eklatanten Beweisproblemen führen. Ziel der genauen Ermittlung von Unfallursachen ist zuvörderst nicht, eine möglichst hohe Strafe (Geld- oder Freiheitsstrafe) zu verhängen. Entscheidende Bedeutung kommt vielmehr der Verhängung von führerscheinrechtlichen Maßnahmen zu.

Im Wesentlichen geht es darum, diese Kraftfahrzeugführer, die als „tickende Zeitbomben" am Straßenverkehr teilnehmen, als solche zu erkennen und – im wahrsten Wortsinn – ganz oder teilweise „aus dem Verkehr zu ziehen".

Bei der Entziehung der Fahrerlaubnis handelt es sich um eine Maßregel der Besserung und Sicherung (§ 61 Nr. 5 StGB). Und, genauso wie die Unterbringung eines gefährlichen Gewalttäters in einem psychiatrischen Krankenhaus dem Schutz der Allgemeinheit dient, verhält es sich auch damit, ungeeignete Kraftfahrer zu erkennen und erst wieder am Straßenverkehr teilnehmen zu lassen, wenn von diesen keine Gefahr mehr für andere Verkehrsteilnehmer ausgeht.

Auch wenn der angeklagte Kraftfahrzeugführer wegen Vorliegens einer Schuldunfähigkeit gem. § 20 StGB (oder weil dies nicht auszuschließen ist), in der Hauptverhandlung freigesprochen wird, weil ihm z. B. die Fähigkeit fehlt(e) zu erkennen, dass er aufgrund von geistigen/körperlichen Mängeln nicht fahrtauglich ist, kann ihm gleichwohl die Fahrerlaubnis entzogen werden (§ 69 Abs. 1 S. 1 StGB).

Im Falle einer Unfallverursachung aufgrund einer Erkrankung kann dies für den Kraftfahrzeugführer auch versicherungsrechtliche Konsequenzen haben, nämlich dass er den Versicherungsschutz verliert und ggf. die Versicherung ihn für den entstandenen Schaden in Regress nimmt. So ist zum Beispiel in den AKB (Allgemeine Bedingungen für die Kfz-Versicherung) unter Punkt A.4.10.2 geregelt, dass kein Versicherungsschutz besteht bei Unfällen des Fahrers durch Geistes- oder Bewusstseinsstörungen, auch soweit diese ... auf Schlaganfällen, epileptischen Anfällen oder anderen Krampfanfällen beruhen, die den ganzen Körper des Fahrers ergreifen. Zu beachten ist ferner, dass der Versicherung im Falle eines Schadensereignisses ein Kündigungsrecht zusteht und dadurch der Versicherungsschutz verloren gehen kann.

Im Schadensfall kann der Unfallverursacher von seiner Kfz-Haftpflicht-Versicherung in Regress genommen werden, wenn eine sog. „vertragliche Obliegenheitspflichtverletzung" vorliegt. Dies wäre dann der Fall, wenn der Kraftfahrzeugführer aufgrund grober Fahrlässigkeit den geistigen/körperlichen Mangel herbeiführt. Als Beispiel wäre hier denkbar, dass der diabetische Kraftfahrer es unterlässt, die vorgeschriebene Menge Insulin zu spritzen bzw. zu wenig Nahrung geregelt zu sich nimmt und anschließend aufgrund der während der Fahrt eingetretenen Unterzuckerung einen Verkehrsunfall verursacht.

Die gesetzlichen Grundlagen zur Fahreignungsbegutachtung, insbesondere zur Situation bei älteren Verkehrsteilnehmern, wurden ergänzt durch sehr eindrückliche Empfehlungen des 52. Deutschen Verkehrsgerichtstages in Goslar (2014). Hier heißt es: „Hinter einer relevanten Anzahl „rätselhafter" Verkehrsunfälle verbirgt sich großes menschliches Leid und der Verlust hoher Sachwerte. Die Verhinderung solcher Ereignisse erfordert präventive Maßnahmen sowie – unter Beachtung des Grundsatzes der Verhältnismäßigkeit, der Beschuldigtenrechte sowie der Opferinteressen – intensive strafprozessuale Aufklärung. Weiterhin müssen Fahrlehrer, Ärzte sowie Angehörige der Ermittlungsbehörden und Fahrerlaubnisbehörden für diese Problematik sensibilisiert und deren Aus- bzw. Fortbildung optimiert werden..."

Ursachen „rätselhafter" Verkehrsunfälle können z. B. Anfallsleiden, Schlafapnoe, Stoffwechselstörungen, Herz-/Kreislauferkrankungen sowie Nerven- und Geisteskrankheiten sein, die zu akuten Versagenszuständen führen. Der Arbeitskreis fordert die Ärzteschaft auf, verkehrsmedizinische Aspekte bei der Patientenaufklärung sorgfältig zu beachten. Dies gilt auch für die Wirkungen und Nebenwirkungen verordneter Medikamente sowie deren Wechselwirkungen. Der Arbeitskreis empfiehlt, die Fahrsicherheit beeinträchtigende Medikamente farblich/symbolisch zu kennzeichnen...

Zum Schutze Dritter sowie des Betroffenen selbst sind Vorkehrungen dahingehend erforderlich, dass Menschen mit fahreignungsrelevanten geistigen oder körperlichen Mängeln nicht ohne regelmäßige, verpflichtende Kontrolluntersuchung am motorisierten Straßenverkehr teilnehmen. Hierbei sind die Möglichkeiten medizinischer Rehabilitation und technischer Optimierung des Kraftfahrzeuges „auszuschöpfen" [35, 43, 46, 47].

Auch der Deutsche Ärztetag hat dies in einer Entschließung aufgegriffen [46, 48]: „Der 117. Deutsche Ärztetag 2014 bekräftigt die selbstverständliche Verpflichtung aller in der Patientenversorgung tätigen Ärztinnen und Ärzte, ihre Patientinnen und Patienten auch im Hinblick auf die Auswirkungen ihrer Erkrankung bzw. Medikamentenwirkungen auf die Verkehrssicherheit und Fahreignung zu beraten, um den Schutz der Sicherheit der Betroffenen und unbeteiligter Dritter zu gewährleisten. – Begründung: Die Hinweise verdichten sich, dass für eine beträchtliche Zahl „rätselhafter" Verkehrsunfälle akute Versagenszustände durch fahreignungsrelevante Erkrankungen ursächlich sind. Verkehrsunfälle älterer Kraftfahrer nehmen zu. Ärztinnen und Ärzte sind auch im wohlverstandenen Interesse ihrer Patientinnen und Patienten verpflichtet, verkehrsmedizinisch zu beraten, bei Einschränkungen Maßnahmen der Rehabilitation und z. B. technischen Beratung zu initiieren und ggf. Einsicht in notwendige Konsequenzen zu vermitteln."

Wir selbst haben bereits festgestellt [22, 35], dass Verkehrsunfälle nicht einfach geschehen, sondern dass sie von den Fahrern/Fahrerinnen verursacht werden! – Letztlich handelt es sich um einen vergleichsweise kleinen Prozentsatz aller Autofahrer, der allerdings im Alter (ab etwa 75 Jahren) deutlich zunimmt, wenn Multimorbidität und Demenz eine nachweisbar größere Rolle spielen. Angesichts der demografischen Entwicklung sind wir zum Handeln aufgefordert (insbesondere die Ärzteschaft).

Dabei geht es nicht primär um Einschränkungen und Verbote, sondern um Aufklärung, Problembewusstsein, Optimierung und Kompensation bzgl. erkannter körperlicher sowie insbesondere kognitiver Defizite.

Dafür ist die verkehrsmedizinische Kompetenz aller Ärzte zu verbessern. Entsprechende Fortbildungsangebote sind zu erweitern. Die seit Jahrzehnten aufgestellten Leitlinien zur Fahreignung müssen in der Ärzteschaft bekannt gemacht und dann alltäglich in der Praxis umgesetzt werden. Anreizsysteme im Hinblick auf die Einbindung von Aspekten der Mobilität, der Fahreignung und deren Kontrolle, Erhaltung bzw. Wiederherstellung müssen geschaffen werden (auch in abrechnungstechnischer Hinsicht). Dabei steht die Werbung für freiwillige Mobilitätschecks im Vordergrund. Positive Akzente für die Erhaltung der Mobilität trotz nachlassender Organfunktion sowie positive nicht diskriminierende Elemente bzw. Akzente sind hervorzuheben.

Literatur

[1] Redelmeier DA, Yarnell CJ, Thiruchelvam D, Trbshirani RJ. Physicians warnings for unfit drivers and the risk of trauma from road crashes. N Engl J Med 2012,367:1228–1236.
[2] Kranich U, Reschke K. Die Fahrkompetenzskala – ein Instrument zur Selbsteinschätzung für ältere Kraftfahrer. In: Risser R, Dittmann V, Schubert W (Hrsg.). Körperliche und geistige Gesundheit und Verkehrssicherheit. Tagungsband: 9. Gemeinsames Symposium der DGVM und DGVP am 27. und 28. September 2013 in Heringsdorf/Usedom. Bonn, Kirschbaum Verlag, 2014, S. 73–76.
[3] Gräcmann N, Albrecht M. Begutachtungsleitlinien zur Kraftfahreignung. Gültig ab 1. Mai 2014. In: Berichte der Bundesanstalt für Straßenwesen, Unterreihe „Mensch und Sicherheit", Heft M115. Bremen, Carl Schünemann Verlag, 2014.
[4] Haffner H-T, Skopp G, Graw M. Begutachtung im Verkehrsrecht: Fahrtüchtigkeit – Fahreignung – traumatomechanische Unfallrekonstruktion – Bildidentifikation. Berlin-Heidelberg, Springer-Verlag, 2012.
[5] Lewrenz H, Brieler P, Püschel K. Krankheit und Kraftverkehr. Fahreignungsdiagnostik aus medizinischer, juristischer und psychologischer Sicht. Hamburg, Verlag Dr. Kovac, 2006.
[6] Madea B, Mußhoff F, Berghaus G. Verkehrsmedizin – Fahreignung, Fahrsicherheit, Unfallrekonstruktion; 2. Aufl., Köln, Deutscher Ärzteverlag, 2012.
[7] Bonk H, Brummer M, Huth O, Kühl C-H, Laub G, Meyer R, Werner A. Autofahren für Aktive. Tipps für erfahrene Senioren. München, Verlag Heinrich Vogel, 2005.
[8] Engin T, Kocherscheid K, Feldmann M, Rudinger G. Entwicklung und Evaluation eines Screening-Tests zur Erfassung der Fahrkompetenz älterer Kraftfahrer (SCREEMO). In: Berichte der Bundesanstalt für Straßenwesen, Unterreihe „Mensch und Sicherheit", Heft M210. Bremerhaven Wirtschaftsverlag NW, 2010.

[9] Fastenmeier W. Die Rolle der Psychologischen Fahrverhaltensbeobachtungen im Beurteilungsprozess der Fahreignung von Senioren. In: Graw W, Dittmann V, Schubert W (Hrsg.). Interdisziplinäre Unfallrekonstruktion und Prävention. Tagungsband: 10. Gemeinsames Symposium der DGV und DGVP am 5. und 6. September 2014 in München. Kirschbaum Verlag, Bonn, 2015, S. 30–39.

[10] Gesamtverband der Deutschen Versicherungswirtschaft e.V. Unfallforschung der Versicherer: Fahreignung von Senioren. Blutalkohol 2016,53:98–101.

[11] Gerste RD. Ophthalmologie: Wenn Autofahren zur Gefahr wird. Dtsch Ärztebl 2015,112(51–51): C1754–1755.

[12] Schubert W, Dittmann V, Brenner-Hartmann J. Urteilsbildung in der Fahreignungsbegutachtung. Beurteilungskriterien. Bonn, Kirschbaum Verlag, 2013.

[13] Schubert W, Schneider W, Eisenmenger W, Stephan E. Begutachtungs-Leitlinien zur Kraftfahreignung. 2. Aufl., Bonn, Kirschbaum Verlag, 2005.

[14] Rompe KO. Unfallrisiken der Senioren am Steuer und Möglichkeiten zur Reduzierung durch intelligente Fahrzeugtechnik. Z. f. Verkehrssicherheit 2012,58:129–134.

[15] Brenner-Hartmann J, Wagner T, Mußhoff F, Hoffmann-Born H, Löhr-Schwaab S, Seidl J. Assessment of personal resources for safe driving. Bonn, Kirschbaum Verlag, 2014.

[16] Bundesanstalt für Straßenwesen (BAST). BAST: Studie zu älteren Verkehrsteilnehmern. Blutalkohol 2016,53:101–102.

[17] Casutt C, Jäncke L. Straßenverkehrsunfälle im Ländervergleich: Unterschiedliche Unfallrate bei Senioren zwischen Deutschland und der Schweiz. Schweiz. Z. f. Verkehrssicherheit 2015,61:7–20.

[18] Casutt G, Martin M, Jänke L. Alterseffekte auf die Fahrsicherheit bei Schweizer Kraftfahrern im Jahr 2010. Z. für Verkehrssicherheit 2013,59:84–91.

[19] Karthaus M, Willemssen R, Joiko S, Falkenstein M. Kompensationsstrategien von älteren Verkehrsteilnehmern nach einer VZR-Auffälligkeit. In: Berichte der Bundesanstalt für Straßenwesen, Unterreihe „Mensch und Sicherheit", Heft M254. Bremerhaven, Wirtschaftsverlag NW, 2015.

[20] Fastenmeier W, Brenner-Hartmann J, Wagner T, De Vol D, Graw M, Mußhoff F. Qualifizierte Beratung und Training oder Selektion: Wie kann die Mobilität älterer Fahrer aufrechterhalten werden? Grundsatzpapier und Empfehlungen der Fachgesellschaften DGVP und DGVM (Mai 2015). Blutalkohol 2015,52(4):257–260.

[21] Fastenmeier W, Gstalter H, Weimann-Schmitz C. Ältere Kraftfahrzeugführer. In: Graw W, Dittmann V, Schubert W (Hrsg.). Interdisziplinäre Unfallrekonstruktion und Prävention. Tagungsband: 10. Gemeinsames Symposium der DGV und DGVP am 5. und 6. September 2014 in München. Bonn, Kirschbaum Verlag, 2015, S. 116.

[22] Focken M, Püschel K, Grüschow H-H. Sind Senioren ein Verkehrsrisiko? In: Tagungsband: 11. Gemeinsames Symposium der DGVP und DGVM. Bonn, Kirschbaum Verlag, 2016 (im Druck).

[23] Kleinhubbert G. Freie Fahrt für freie Rentner. DER SPIEGEL 2012,12:62–63.

[24] Sußebach H. Verkehrssicherheit: Brunners letzte Fahrt. DIE ZEIT 27/2015. Im Internet unter: http://pdf.zeit.de/2015/27/verkehrssicherheit-senioren-unfaelle-gefahr.pdf (Abruf 18.05.2016).

[25] Rompe KO. Sichere Mobilität für Senioren – Nutzen von Fahrerassistenzsystemen. Vortrag an der Deutschen Hochschule der Polizei am 22. Juli 2014. Im Internet unter: https://www.dhpol.de/de/hochschule/Publikationen/seminarberichte/ seminar27_14.php (Abruf 18.05.2016).

[26] Rudinger G. Zielgruppe Seniorinnen und Senioren. Klimmt C, Maurer M, Holte H, Baumann E. Verkehrssicherheitskommunikation: Beiträge der empirischen Forschung zur strategischen Unfallprävention. Wiesbaden, Springer Verlag, 2015, S. 53–80.

[27] Rudinger G, Kocherscheid K. Ältere Verkehrsteilnehmer – Gefährdet oder gefährlich? Defizite, Kompensationsmechanismen und Präventionsmöglichkeiten. Bonn, University Press, Bonn, 2011.

[28] Kocherscheid K, Rietz C, Poppelreuter S, Riest N, Müller A, Rudinger G, Enging T. Verkehrssicherheitsbotschaften für Senioren. Nutzung der Kommunikationspotenziale im allgemeinmedizinischen Behandlungsalltag. In: Berichte der Bundesanstalt für Straßenwesen, Unterreihe „Mensch und Sicherheit", Heft M184. Bremerhaven, Wirtschaftsverlag NW, 2007.

[29] Poschadel S, Falkenstein M, Rinkenauer G, Mendzheritskiy G, Fimm B, Worriger B, Enging T, Kleinemas U, Rudinger G. Verkehrssicherheitsrelevante Leistungspotenziale, Defizite und Kompensationsmöglichkeiten älterer Autofahrer. In: Berichte der Bundesanstalt für Straßenwesen, Unterreihe „Mensch und Sicherheit", Heft M231. Bremerhaven, Wirtschaftsverlag NW, 2012.
[30] Henning, J. Verkehrssicherheitsberatung älterer Verkehrsteilnehmer. Handbuch für Ärzte. In: Berichte der Bundesanstalt für Straßenwesen, Unterreihe „Mensch und Sicherheit", Heft M189. Bremerhaven, Wirtschaftsverlag NW, 2007.
[31] Patermann, A., Schubert, W., Graw, M. Handbuch des Fahreignungsrechts. Leitfaden für Gutachter, Juristen und andere Rechtsanwender. Bonn, Kirschbaum Verlag, 2015.
[32] Parsons M. Fits and other causes of loss of consciousness while driving. Q J Med 1986,58:295–303.
[33] Trübner K, Kinzinger R, Miltner E, Püschel K. Deaths on the road that are no traffic accidents. J Traffic Med 1996,24: 33–38.
[34] Bachmann D, Schröder C, Focken M, Püschel K. Beweissicherung bei anfallsbedingten Unfällen im Straßenverkehr. Blutalkohol 2013,50:267–278.
[35] Focken M, Püschel K. Konsequenzen aus dem Arbeitskreis VI „Rätselhafte Verkehrsunfälle und strafprozessuale Aufklärungspflicht" beim 52. Verkehrsgerichtstag in Goslar. Blutalkohol 2014,51:148–158.
[36] Focken M, Püschel K, Iwersen-Bergmann S. Medikamente, Krankheit – Autofahren? Straßenverkehrsrecht 2015,15:201–207.
[37] Iwersen-Bergmann S, Andresen-Streichert H, Püschel K, Heinemann A, von Renteln-Kruse W. Ältere Menschen und psychotrope Substanzen im Straßenverkehr. Z Gerontol Geriat 2009,42:193–204.
[38] Grassberger M, Schmid H. Untersuchung tödlicher Verkehrsunfälle. In: Grassberger M, Schmid H (Hrsg.). Todesermittlung: Befundaufnahme und Spurensicherung. 2. Auflage, Stuttgart, Wissenschaftliche Verlagsgesellschaft, 2014, S. 180–195.
[39] Graw M, Adamec J. Unfallrekonstruktion aus rechtsmedizinischer Sicht. In: Püschel K, Dittmann V, Schubert W (Hrsg.). Fahrunsicherheit, Unfallvermeidung, Unfallrekonstruktion, Rehabilitation, Fahreignung. Tagungsband: 8. Gemeinsames Symposium für Verkehrsmedizin der DGVM und DGVP am 7. und 8. September 2012 in Hamburg. Bonn, Kirschbaum Verlag, 2013, S. 27–30
[40] Püschel K, Thayssen G, Kellerer P, Focken M. Unfallursache Krankheit. – Ermittlungsansätze sowie präventive Aspekte. In: Graw M, Dittmann V, Schubert W, (Hrsg.). Interdisziplinäre Unfallrekonstruktion und Prävention. Tagungsband: 10. Gemeinsames Symposium der DGVM und DGVP am 5. und 6. September 2014 in München. Bonn, Kirschbaum Verlag, 2015, S. 77–70.
[41] Wagner A, Rommel S, Mühlbauer J, Freßmann D, Fuch T, Peldschus S. Altersabhängige Anpassung von Menschmodellen für die passive Fahrzeugsicherheit. In: Berichte der Bundesanstalt für Straßenwesen, Unterreihe „Fahrzeugsicherheit", Heft F101. Bremen, Carl Schnünemann Verlag, 2015.
[42] Wilke N, Püschel K, Edler C. Alkohol, Alter und Verkehr. Z Gerontol Geriat 2009,42: 185–192.
[43] Deutsche Akademie für Verkehrswissenschaft e.V. (Hrsg.). 52. Deutscher Verkehrsgerichtstag 2014. Köln, Luchterhand Verlag, 2014.
[44] Amtsgericht Hamburg-Barmbek (Urteil vom 7. Februar 2014). Blutalkohol 2014,52:49–51.
[45] Amtsgericht Pinneberg (Urteil vom 28. Juni 2013). Blutalkohol 2013,52: 51–53.
[46] Püschel K, Focken M. Noch einmal: Krankheit und Kraftverkehr – mehr Konsequenz gefordert (insbesondere auf Seiten der Ärzteschaft). Blutalkohol 2015,52: 10–17.
[47] Halecker DM. Dokumentation: 52. Verkehrsgerichtstag vom 29. bis 31. Januar 2014 in Goslar. Blutalkohol 2014,51:66–74.
[48] Bundesärztekammer (Arbeitsgemeinschaft der deutschen Ärztekammern). 17. Deutscher Ärztetag, Düsseldorf 2014. Beschlussprotokoll. „Verkehrsmedizinische Kompetenz ist ein wesentliches Element der Patientenberatung". Berlin, 2014. Im Internet unter: http://www.aerzteblatt.de/download/files/2014/05/down87180219.pdf (Abruf 18. 05. 2016).

Rechtsquellen

BGH:	Urteil vom 20.10.1987: VIZR 280/86. Selbstprüfung eines älteren Kraftfahrers auf seine Fahrtüchtigkeit.
FeV:	Verordnung über die Zulassung von Personen zum Straßenverkehr (Fahrerlaubnis-Verordnung-FeV). Im Internet unter: http://www.gesetze-im-internet.de/fev_2010/ (Abruf: 18.05.2016).
§ 1 FeV	Grundregel der Zulassung.
§ 2 FeV	Eingeschränkte Zulassung.
§ 2 FeV	Einschränkung und Entziehung der Zulassung.
§ 7 FeV	Ordentlicher Wohnsitz im Inland.
§ 11 FeV	Eignung.
§ 13 FeV	Klärung von Eignungszweifeln bei Alkoholproblematik.
§ 14 FeV	Klärung von Eignungszweifeln im Hinblick auf Betäubungsmittel und Arzneimittel.
§ 20 FeV	Neuerteilung einer Fahrerlaubnis.
§ 23 FeV	Geltungsdauer der Fahrerlaubnis, Beschränkungen und Auflagen.
§ 46 FeV	Entziehung, Beschränkung, Auflagen.
§ 75 FeV	Ordnungswidrigkeiten.
StPO:	Strafprozeßordnung (StPO). Im Internet unter: https://www.gesetze-im-internet.de/stpo/ (Abruf: 18.05.2016).
§ 52 stopp	Zeugnisverweigerungsrecht der Angehörigen des Beschuldigten.
§ 81 a stopp	Körperliche Untersuchung des Beschuldigten; Zulässigkeit körperlicher Eingriffe.
StGB:	Strafgesetzbuch (StGB). Im Internet unter:https://www.gesetze-im-internet.de/stgb/ (Abruf: 18.05.2016).
§ 20 StGB	Schuldunfähigkeit wegen seelischer Störungen.
§ 34 StGB	Rechtfertigender Notstand.
§ 61 StGB	Übersicht.
§ 69 StGB	Entziehung der Fahrerlaubnis.
§ 222 StGB	Fahrlässige Tötung
§ 229 StGB	Fahrlässige Körperverletzung.
§ 315 c StGB	Gefährdung des Straßenverkehrs.
§ 316 StGB	Trunkenheit im Verkehr.
MiStra:	Anordnung über die Mitteilungen in Strafsachen (MiStra) vom 12. November 2015. Im Internet unter: http://www.verwaltungsvorschriften-im-internet.de/bsvwvbund_12112015_RB414313R21742015.htm (Abruf: 18.05.2016). Nr. 45 MiStra Fahrerlaubnissachen.
StVG:	Straßenverkehrsgesetz (StVG). Im Internet unter: https://www.gesetze-im-internet.de/stvg/ (Abruf: 18.05.2016). § 2 StVG Fahrerlaubnis und Führerschein.
EU	Richtlinie 2006/126/EG des Europäischen Parlaments und des Rates vom 20. Dezember 2006 über den Führerschein (Neufassung). Im Internet unter: http://eur-lex.europa.eu/legal-content/DE/TXT/PDF/?uri=CELEX:32006L0126&from=de (Abruf: 18.05.2016).

Paul Brieler

8 Fahrtauglichkeit von Menschen mit kognitiven Einschränkungen

Die aktive Teilnahme am Straßenverkehr ist „eine ausgesprochene Mehrfach-Tätigkeit. Neben der Beobachtung des laufenden Verkehrs, der Verarbeitung der Informationen und der antizipierenden Erfassung von Verkehrssituationen müssen die eigenen Aktionen geplant, ausgeführt und fortlaufend den sich weiter entwickelnden Gegebenheiten angepasst werden" [1, S. 363]. Hinzu kommen noch Beeinflussungen und Ablenkungen durch Beifahrer, Autoradio, Mobiltelefon oder das Informations- und Navigationssystem. Von einem Verkehrsteilnehmer muss erwartet werden, die Anforderungen beim Führen eines Kraftfahrzeugs durch ein ausreichendes und stabiles Leistungsniveau sowie die sichere Beherrschung von Belastungssituationen jederzeit zu bewältigen [2].

8.1 Was sind kognitive Einschränkungen und welche gibt es?

Kognitive Einschränkungen sind Einschränkungen der Wahrnehmung, des Erkennens, des Erinnerns, des Denkens, des Schlussfolgerns und des Urteilens. Diese Beeinträchtigungen können zu
- Gedächtnisstörungen,
- Denkstörungen,
- Konzentrationsstörungen,
- Unfähigkeit zur Abstraktion,
- Verlust der selektiven und der geteilten Aufmerksamkeit,
- Rigidität sowie
- Abnahme der kognitiven Verarbeitungsgeschwindigkeit sowie des Reaktionsvermögens

führen.

Wodurch entstehen kognitive Beeinträchtigungen? **?**

Ursache für Einschränkungen der zerebralen Leistungsfähigkeit können Schädelhirnverletzungen sowie neurologische oder psychische Erkrankungen und Intoxikationen wie Alkohol- oder Drogenmissbrauch sein. Aber bereits der normale Alterungsprozess führt zu kognitiven Einschränkungen.

8.1.1 Degenerativer Abbau im Alter

CATELL führte 1963 die Dichotomisierung der Intelligenz in „fluide" und „kristalline" Intelligenz ein. Die kristalline Intelligenz bleibt bis ins hohe Alter konstant (dazu gehört z. B. Wissen). Die fluide Intelligenz betrifft Funktionen wie die Informationsverarbeitung und nimmt dagegen im Alter ab.

Nach MOSER et al. [3] beeinflussen allein die normal zu erwartenden Altersprozesse vier auch für das Führen von (Kraft-)Fahrzeugen wesentliche Leistungsbereiche:

Exekutive Funktionen
Mit dem Terminus „exekutive Funktionen" werden in der Hirnforschung und Neuropsychologie geistige Funktionen bezeichnet, mit denen Menschen ihr Verhalten unter Berücksichtigung der Bedingungen ihrer Umwelt steuern. Zu den exekutiven Funktionen zählen u. a.
- das Setzen von Zielen,
- strategische Handlungsplanung zur Erreichung dieser Ziele,
- Einkalkulieren von Hindernissen auf dem Weg dorthin,
- Entscheidung für Prioritäten,
- Impulskontrolle und emotionale Selbstbeherrschung,
- bewusste Aufmerksamkeitssteuerung,
- zielgerichtetes Initiieren, Koordinieren und Sequenzieren von Handlungen,
- motorische Umsetzung, Beobachtung der Handlungsergebnisse und Selbstkorrektur,
- Problemlösefähigkeit sowie
- kognitive Flexibilität.

Diese Funktionen sind wesentlich, um in komplexen Fahrsituationen richtig zu reagieren. Das neurologische Substrat dieser Funktionen ist das Frontalhirn, das stärker vom Alterungsprozess betroffen sein soll als andere Hirnbereiche. Nach dem 60. Lebensjahr kommt es zu einer deutlichen Abnahme der frontal-exekutiven Funktionen [4].

Aufmerksamkeitsleistungen
Die Fähigkeit, Aufmerksamkeit über einen längeren Zeitraum aufrecht zu erhalten, die Vigilanz, nimmt im Alter ab. Ältere Menschen ermüden schneller und benötigen längere Regenerationszeiten, was insgesamt zu einer Beeinträchtigung der allgemeinen Aufmerksamkeits- und Konzentrationsfähigkeit führt.

Vom Alterungsprozess beeinflusst wird auch die *selektive Aufmerksamkeit*, d. h. die durch die Sinnesorgane aufgenommenen Informationen werden nicht angemessen selektiert: Wesentliches wird von Unwesentlichem nicht oder nicht klar genug unterschieden. Für den Autofahrer wird es mit zunehmendem Alter schwieriger, für die aktuell zu bewältigende Fahraufgabe unwichtige Elemente, wie z. B. die Werbung am Straßenrand, zu ignorieren und sich voll auf den Verkehr zu konzentrieren. Auch die *geteilte Aufmerksamkeit*, also die Fähigkeit Aufgaben parallel zu bewältigen bzw. gleichzeitig unterschiedliche Sinnesreize wahrzunehmen, ist mit zunehmendem Alter beeinträchtigt. Ältere Personen erkennen zudem wichtige Informationen in komplexen Reizkonfigurationen bei kurzzeitiger Darbietung signifikant schlechter als jüngere; sie verharren auch zu lange bei einmal Wahrgenommenen (träges Blickverhalten).

Gedächtnisleistungen
Das normale Altern bringt Leistungseinbußen in den Gedächtnisfunktionen mit sich. Das liegt an der Abnahme des Hippocampus-Volumens im Alter. Vor allem das Lernen neuer Fakten verschlechtert sich im Alter.

Psychomotorische Geschwindigkeit
Im modernen Straßenverkehr spielt die Reaktions-, Entscheidungs- und Informationsverarbeitungsgeschwindigkeit eine große Rolle. Schon ab 50 Jahren kommt es zu einer zunehmenden Verlangsamung. 70-Jährige sind in ihren kognitiven Leistungen noch nicht einmal halb so schnell wie 20-Jährige. Ursache ist möglicherweise ein Rückgang der Dopamin-Neuronen von 5–10 % pro Lebensdekade. Problematisch im Straßenverkehr sind zu spät einsetzende oder stark verlangsamte Reaktionen, unsichere oder situationsunangemessene Reaktionen und / oder unpräzise, ungeschickt oder überhastet ausgeführte Reaktionen [3].

SPOERER [5] nennt noch weitere Punkte, in denen sich Ältere von Jüngeren unterscheiden: Alte Menschen neigen dazu, veraltete Lösungsstrategien auf neuartige Situationen anzuwenden, sie erkennen komplexe Reizfigurationen bei kurzzeitiger Darbietung schlechter als jüngere, sie brauchen mehr Informationen als jüngere, bevor sie eine Entscheidung treffen, und sie machen mehr Fehler bei komplexen Aufgaben.

8.1.2 Degenerativer Abbau durch Krankheitsprozesse

Leichte kognitive Beeinträchtigung (Mild Cognitive Impairment, MCI)
Diese Störung bezeichnet eine Beeinträchtigung der Denkleistung, die über das nach Alter und Bildung des Betroffenen Normale hinausgeht, jedoch im Alltag noch keine wesentliche Behinderung darstellt, aber sich schon beim Autofahren als hochkom-

plexer Tätigkeit hinderlich auswirkt. Es kommt zu Gedächtnisstörungen, zu Defiziten des Planens und der räumlichen Vorstellung.

Demenzerkrankungen

„Demenz" ist nach HENNING [6] ein Sammelbegriff für verschiedene Hirnleistungsstörungen, die zur Abnahme von kognitiven Fähigkeiten und zu Persönlichkeitsveränderungen führen können. Es werden reversible und irreversible Demenzen unterschieden. *Reversible Demenzen* entstehen durch Stoffwechselerkrankungen, toxische Einflüsse oder auch psychische Erkrankungen. Ein Beispiel für eine reversible Demenz ist die „Pseudodemenz", die bei älteren Menschen oft als Folge einer Depression auftritt.

Die häufigste *irreversible Demenz* ist die *Alzheimer-Demenz*. Sie entsteht durch Absterben von Nervenzellen mit Bildung von sog. „Plaques". Im Laufe der Alzheimer-Demenz tritt eine progrediente Verschlechterung der kognitiven Funktionen ein. Es werden verschiedene Stufen unterschieden: leichte, mittelschwere und schwere Demenz. Bei der schweren Alzheimer-Demenz ist die erkrankte Person so behindert, dass eine kontinuierliche Aufsicht benötigt wird.

Weitere irreversible Demenzerkrankungen sind die *vaskulären Demenzen*, wozu auch die Multi-Infarkt-Demenz gehört. Ursachen sind arteriosklerotische Veränderungen im Gehirn. Der Verlauf einer vaskulären Demenz ist ein anderer, er beginnt im Gegensatz zur Alzheimer-Demenz relativ abrupt. Es sind auch Mischformen möglich.

Zur Diagnostik der Demenz: Nach der internationalen Klassifikation psychischer Störungen DSM IV liegt ein dementielles Syndrom vor, wenn „gravierende Gedächtnisstörungen und intellektuelle Einbußen zu einer erheblichen Beeinträchtigung der sozialen Kompetenz geführt haben, wenn ein progredienter Verlauf zu beschreiben ist und wenn Defizite in mindestens zwei verschiedenen Bereichen von Gedächtnis, Merkfähigkeit und anderen Bereichen der Kognition (Sprache, Erkennen, Handeln oder exekutive Funktionen) zu quantifizieren sind" [6, S. 48].

Wie wirkt sich der degenerative Abbau auf verkehrsrelevante kognitive Bereiche aus?

Bei degenerativen Erkrankungen wie z. B. der Alzheimer-Demenz ist es schwierig festzustellen und zu entscheiden, zu welchem Zeitpunkt der Erkrankung der Patient das Autofahren unterlassen sollte. Nicht alle Patienten mit der Diagnose „Demenz" müssen aber als total fahrbeeinträchtigt eingestuft werden, vor allem nicht die Patienten im Anfangsstadium der Erkrankung, also bei „leichter" Demenz oder bei der Diagnose ‚Leichte Kognitive Beeinträchtigung' (MCI) [3].

Einfluss des degenerativen Abbaus auf exekutive Funktionen: Eingeschränkte Exekutiv-Funktionen führen zu eingeschränkter Anpassungsfähigkeit im Straßenverkehr und damit zu riskantem Fahrverhalten: Bereits das gesunde Alter bringt Veränderungen in der kognitiven Flexibilität und in den Inhibitionsmechanismen (Hemmung unwichtiger Reize) mit sich. Patienten mit der Diagnose ‚Leichte Kognitive Beeinträchtigung' weisen jedoch in diesen Bereichen deutlich reduzierte Leistungen auf [3, S. 26]. Im Verlauf einer Demenzerkrankung kommt es zu weiteren Schwierigkeiten, den relevanten Reizen den Vorzug zu geben und die irrelevanten zu unterdrücken. Die Erkrankung führt zu deutlichen Inhibitionsproblemen und Interferenzstörungen. Andere Erkrankte zeigen schon im frühen Stadium der Demenz ein riskantes Verhalten im Straßenverkehr (Stopp-Schilder werden missachtet, die Geschwindigkeitsanpassung ist eingeschränkt).

Einfluss des degenerativen Abbaus auf die Aufmerksamkeit: Patienten mit leichter kognitiver Beeinträchtigung sind in den Aufmerksamkeitsleistungen schlechter als eine Vergleichsgruppe gesunder Älterer. Bei Demenzkranken verschlechtert sich auch die Daueraufmerksamkeit. Auch werden Verkehrszeichen häufiger nicht richtig erkannt oder auch gar nicht registriert. In einem Versuch auf einer Teststrecke in einer Großstadt fand man heraus, dass besonders die geteilte und die visuell-räumliche Aufmerksamkeit die besten Prädiktoren für die Fahrleistung von Personen mit MCI oder leichter Alzheimer-Demenz waren [7]. Die geteilte Aufmerksamkeit ermöglicht das Beachten mehrerer Objekte zur selben Zeit oder mit geringer zeitlicher Versetzung und damit das Reagieren auf ein oder mehrere Objekte unter Beachtung anderer, wie z. B. beim Einbiegen nach links unter Beachtung der Vorfahrt [8].

Einfluss auf das Gedächtnis: Im Verlauf der Demenzerkrankung kommt es zu Beeinträchtigungen im räumlichen und verbalen Gedächtnis und zum Orientierungsverlust, der zunächst nur selten frequentierte Strecken betrifft. Auch werden Verkehrsregeln vergessen und Verkehrsschilder werden unzureichend wieder erkannt. Im Laufe der Erkrankung geht auch implizites Wissen (z. B. die Handhabung des Autos) verloren.

Einfluss auf die psychomotorische Geschwindigkeit: Diese ist gegenüber gesunden Älteren deutlich weiter reduziert. Es konnte ein signifikanter Zusammenhang zwischen der Unfallhäufigkeit und der Reduktion der psychomotorischen Geschwindigkeit festgestellt werden.

8.1.3 Kognitive Beeinträchtigungen durch andere neurologische Erkrankungen

Zustand nach einem Schlaganfall oder Hirninfarkt

„Schlaganfall" bzw. „Hirninfarkt" bezeichnet ein Syndrom, das durch ein plötzlich einsetzendes zentralnervöses Defizit aufgrund einer Durchblutungsstörung entsteht. Die Schlaganfallinzidenz nimmt mit steigendem Lebensalter zu, etwa die Hälfte der Patienten ist über 70 Jahre alt. In der Folge von Schlaganfällen können vielfältige Defizite entstehen und verbleiben, die jeweils Auswirkungen auf die Fahrsicherheit haben. Als Defizite im Bereich der kognitiven Funktionen erwähnt die Begutachtungsleitlinie zur Kraftfahreignung die Minderung der optischen Orientierung, der Konzentrationsfähigkeit, der Aufmerksamkeit, der Reaktionsfähigkeit und der Belastbarkeit [1].

Parkinson-Syndrom
Unter dem Begriff Parkinson-Syndrom wird nach MADEA [1] auch eine Vielzahl unterschiedlicher Erkrankungen zusammengefasst. Die häufigste ist der *Morbus Parkinson* (= Parkinson'sche Krankheit). Die Hauptsymptome sind Akinese, Rigidität und Ruhetremor. Die Prävalenz steigt mit dem Lebensalter. Mit der Parkinson'schen Erkrankung geht eine Verlangsamung der Denkabläufe einher. Ein spezielles Problem dieser Erkrankung ist das plötzliche Einschlafen, angeblich ohne wesentliche vorherige Müdigkeit. Die Behandlung mit Dopamin kann noch zu einer Verstärkung dieser Tagesmüdigkeit führen. Allein für Fahrzeugklassen der Gruppe 1 (PKW, Motorrad) kann eine bedingte Fahreignung bei leichten Fällen und erfolgreicher Therapie bejaht werden [2].

8.1.4 Kognitive Beeinträchtigungen durch Alkohol, Drogen oder Medikamente

Alkohol
Schon geringe Mengen Alkohol haben Auswirkungen auf die exekutiven Hirnfunktionen: sie führen zu einer Minderung der hemmenden und kontrollierenden Funktionen, zu einer Steigerung des Bewegungsdranges, des Leichtsinns, und damit verbunden zu einer Schwächung des Verantwortungsgefühls. Auch führt der Alkoholkonsum zu einer verminderten Aufmerksamkeit: Der alkoholbeeinflusste Verkehrsteilnehmer „ist nicht in der Lage, sich über längere Zeit auf einen Vorgang zu konzentrieren und gleichzeitig in kurzer Folge sich anderen Vorgängen zuzuwenden. Das Funktionieren in einer solchen komplexen Anforderungssituation ist für jeden Autofahrer erforderlich. Er muss gefährliche Situationen voraussehen und die ständig wechselnde Verkehrslage erfassen. Er muss Entfernungen und Geschwindigkeiten schätzen sowie das Augenmaß und das feine Gefühl für die Bestimmung des Bremswegs haben. All diese Fähigkeiten und Funktionen sind umso stärker gestört, je höher der Alkoholisierungsgrad ist" [9, S. 533]. Bereits im Bereich niedriger Alkoholkonzentrationen um 0,5 ‰ sind sämtliche kraftfahrspezifischen Leistungsfunktionen wie Beobachtungfähigkeit, Reaktionsfähigkeit, Konzentrationsfähigkeit und intellektuelle Leistungsfähigkeit beeinträchtigt, bei einigen Autofahrern auch schon bei einer geringeren Blutalkoholkonzentration (BAK). Ab 0,6 – 0,7 ‰ ist die Leistung bei der Mehrheit der Autofahrer beeinträchtigt; ab 1,0 – 1,1 ‰ gibt es niemanden, der nicht irgendwelche kraftfahr-relevante Störungen aufweist [9, 10].

Da im Alter etliche dieser Funktionen wie oben beschrieben ohnehin reduziert sind, wirkt sich deshalb bei Älteren der Konsum von Alkohol vor dem Autofahren noch problematischer aus. Entsprechend sollten behandelnde Ärzte gerade älteren Patienten Alkoholnüchternheit am Steuer nachdrücklich empfehlen.

Drogen

Drogen, hier sind illegale Betäubungsmittel gemeint, werden vorwiegend von Jüngeren konsumiert, und zunehmend finden sich auch in der älteren Population Konsumenten von Drogen (z. B. im Rahmen einer Eigenmedikation). Behandelnde Ärzte sind daher aufgefordert, Drogenkonsum zu thematisieren.

Cannabis
Nach dem Konsum von Cannabis sind folgende Leistungseinschränkungen beobachtet worden:
- „Störungen des Zeitgefühls,
- Verlängerung der Reaktions- und Entscheidungszeit (z. B. Fehleinschätzung der für Überholvorgänge erforderlichen Zeit),
- Einschränkung der Konzentrationsfähigkeit,
- Leistungsminderung bei der ‚Vigilanz' (= Fähigkeit, seltene Signale bei einer ereignisarmen oder langweiligen Aufgabe zu entdecken und zu beantworten) und
- Leistungsminderung bei der 'Perzeption' (= Vorgang des Auffassens bzw. Erkennens eines Gegenstandes)" [1, S. 478].

Diese Leistungseinschränkungen sind in vielen Studien dokumentiert, es bestehen aber weiterhin unterschiedliche Auffassungen über mögliche Grenzwerte für den Tatbestand einer absoluten Fahrunsicherheit.

Opiate, Heroin
Die Auswirkungen von Opiatkonsum sind verschieden, je nachdem ob es sich um akuten oder chronischen Konsum, opiattolerante oder nicht-opiattolerante Drogenkonsumenten handelt. Bei den opiattoleranten Personen, vor allem bei chronischen Heroinkonsumenten, die in der Regel relativ hohe Opiatdosen konsumieren, ist mit Schläfrigkeit bis hin zur Benommenheit zu rechnen. Bei den nicht-opiattoleranten Personen kommt es wegen der zentralen Sedierung zumindest zu einer Verlängerung der Reaktionszeiten.

Kokain
Kokainkonsum führt häufig zu Ruhelosigkeit mit beschleunigter „innerer Uhr", zu ungehemmter Agitiertheit bis hin zur Aggression mit Widerstandsleistungen sowie zu einem situationsinadäquaten übersteigerten Selbstwertgefühl. Im Rauschstadium kann es zu paranoiden Ideen sowie visuellen und taktilen Halluzinationen kommen. Nach Abklingen des Rausches können auch Müdigkeit, Ängstlichkeit, Antriebsverlust

Tab. 8.1: Drogen und ihre Auswirkungen auf die Fahrtauglichkeit. Zusammen gestellt nach [1, 11].

Droge	Verkehrsrelevante Wirkungsweisen
Cannabis	Sedierung; starke Müdigkeit; Konzentrations- und Aufmerksamkeitsschwächen; Verlängerung der Reaktionszeit; Häufungen falscher, inadäquater Reaktionen; wechselnde Fahrgeschwindigkeiten, Abdriften von der Fahrspur
Opiate, Heroin	Zentrale Dämpfung und Sedierung, Apathie und Benommenheit mit Konzentrationsschwächen; verlängerte Reaktionszeiten; kurz nach Konsum oder auch auf Entzug langsame unsichere Fahrweise mit Abkommen von der Spur und Auffahrunfällen; nach Abklingen der stark hypnotischen Wirkung evtl. aggressive, enthemmte Fahrweise
Kokain	Enthemmte und risikobereite Fahrweise mit unangepasst hoher Geschwindigkeit und Überschätzung des eigenen Leistungsvermögens; Unruhe, Fahrigkeit; mangelnde Aufmerksamkeit; Reizbarkeit und Aggressivität; nachlassende Konzentrationsfähigkeit Aber auch: aufgrund körperlicher Erschöpfung Schwierigkeiten beim Spurhalten, nicht selten aufgrund von Verfolgungswahn Fahrerflucht mit Verfolgungsfahrten
Amphetamin, Designerdrogen	In akuter Wirkphase enthemmte und risikobereite Fahrweise mit unangepasst hoher Geschwindigkeit und Überschätzung des eigenen Leistungsvermögens, dann z. T. massiver Leistungsabfall mit verminderter Aufmerksamkeit, Orientierungslosigkeit, Verwirrtheit und müdigkeitsspezifischen Fahrauffälligkeiten (wechselnde Fahrgeschwindigkeit, Schwierigkeiten beim Spurhalten)
Halluzinogene	Verwirrtheit, wahnhaftes Erleben, Halluzinationen, Verkennung der realen Situation führen zu Fahruntauglichkeit

und eine depressive Stimmungslage vorherrschen. Auswirkungen auf die Fahrsicherheit: zunächst gesteigerte Aufmerksamkeit und Unterdrückung von Müdigkeitserscheinungen; aber Leistungseinbußen durch Unruhe und Fahrigkeit, mangelnde zielgerichtete Aufmerksamkeit und Nervosität. In der euphorischen Phase eine enthemmte und risikobereite, aggressive Fahrweise mit hoher Geschwindigkeit und riskanten Überholmanövern.

Amphetamin und Designerdrogen
Ähnlich wie beim Kokain führt Amphetaminkonsum zu einem übersteigerten Selbstwertgefühl, zu Unruhe, Fahrigkeit, zu einer enthemmten und risikobereiten Fahrweise mit unangepasst hoher Geschwindigkeit. Bei den Designerdrogen kann außer diesen Wirkungen z. T. eine mehr oder weniger ausgeprägte halluzinogene Wirkkomponente dazukommen.

Halluzinogene
Das bekannteste, aber nicht mehr so verbreitete Halluzinogen ist das LSD (Lysergsäurediethylamid). Einige Pilze enthalten halluzinogene Substanzen wie z. B. Psilocybin. Ein Konsum mit halluzinogenen Stoffen ist wegen der emotionalen Beein-

flussbarkeit sowie der Wahrnehmungsverzerrungen mit einer sicheren Teilnahme am Straßenverkehr nicht vereinbar.

Medikamente

Medikamente werden in der Regel nicht zum Genuss oder zur Berauschung eingenommen, sondern um eine Unpässlichkeit oder Krankheit zu therapieren und können dann, wenn diese Unpässlichkeiten oder die Krankheitssymptome durch Medikamente adäquat behandelt werden, die Fahrleistung verbessern oder erst ermöglichen. Sie können aber auch durch ihre Nebenwirkungen die Fahrleistung verschlechtern oder – im Fall der Abhängigkeit von Medikamenten, ausschließen.

Der Arzt ist verpflichtet, den Patienten über die Auswirkungen einer Medikation auf die Fahrtüchtigkeit aufzuklären. Dabei sind insbesondere Wechselwirkungen unter den verabreichten Arzneimitteln zu berücksichtigen.

Zu den verkehrsmedizinisch relevanten Arzneimittelgruppen gehören vor allem die *Psychopharmaka* und hier vor allem die *Benzodiazepine*. Die Psychopharmaka sind die bedeutendste Arzneimittelgruppe mit Relevanz für die Verkehrssicherheit:

Tranquilizer wirken schlafanstoßend, angstlösend und muskelentspannend. Sie werden häufig auch in Selbstmedikation zur Linderung als unangenehm empfundener Spannungszustände eingesetzt. Als (für den Straßenverkehr) unerwünschte Wirkung treten Schläfrigkeit, Stumpfheit und Teilnahmslosigkeit und Konzentrationsstörungen auf.

Antidepressiva wirken stimmungsaufhellend, psychomotorisch hemmend oder auch anregend. Für die Fahrtauglichkeit relevant sind vor allen Dingen die Sedierung und die hiermit verbundene Verlangsamung und gleichgültigere Haltung gegenüber äußeren Reizen.

Neuroleptika wirken psychomotorisch verlangsamend, emotional ausgleichend und bedingen eine affektive Indifferenz. Insbesondere zu Beginn der Behandlung ist mit deutlichen Fahrleistungseinbußen zu rechnen. Speziell bei Neuroleptika ist die Grunderkrankung zu berücksichtigen, die in der Regel die Fahreignung ausschließt.

Hypnotika, Sedativa: Schlaf- und Beruhigungsmittel sind dann eine Gefahr für den Straßenverkehr, wenn sie tagsüber genommen werden und zu einer starken Sedierung führen, oder wenn es sich um länger wirkende Substanzen handelt, deren Wirkzeit über 18 Stunden nach der Einnahme hinausreicht und deren Wirkstoffe bei regelmäßiger Einnahme im Organismus kumulieren.

Analgetika: Die Opiate oder Opioide unter den Schmerzmitteln führen aufgrund ihrer sedierenden Effekte zu Beginn der Therapie zu Fahrunsicherheit.

Narkosemittel: Fahrrelevante Leistungseinbußen sind in den ersten beiden Stunden nach Ende der Narkose zu erwarten.

Stimulanzien: Die Gefährdung durch diese Arzneimittelgruppe liegt in der Selbstüberschätzung der eigenen Leistungsfähigkeit, der Unkonzentriertheit und der inneren Unruhe.

Bei den *Antiepileptika*, etlichen Antihistaminika und einigen Antihypertonika besteht die Gefahr, dass sie sedierend wirken.

8.1.5 Kognitive Beeinträchtigungen durch psychische Erkrankungen

Affektive Erkrankungen

Zu den affektiven Erkrankungen werden nach ICD-10 die folgenden Störungsbilder gerechnet:
– manische Episode,
– bipolare affektive Störung,
– depressive Episode sowie
– rezidivierende depressive Störungen.

Depressive Störungen gehören zu den häufigsten Erkrankungen. Eine schwere Depression kann zu einer erheblichen psychomotorischen Verlangsamung, zu stuporösen Phänomenen und zu einer Hemmung und Einengung des Denkens führen [1, S. 412]. Die an einer Depression Erkrankten können auch solche kognitive Einbußen zeigen, dass sie dement wirken; man spricht dann von einer „Pseudodemenz". Depression und Demenz können aber auch gleichzeitig vorhanden sein, z. B. wenn eine demente Person wegen ihrer Demenz depressiv reagiert. Aber außer gehemmt kann der Depressive auch agitiert reagieren, was möglicherweise auch zum Ausleben von Suizidimpulsen führen kann.

In einer manischen Episode gibt es dagegen andere kognitive Auswirkungen. Die Selbsteinschätzung des Manikers ist total überhöht bis zum Größenwahn. Diese manische Grandiosität ist oft verbunden mit großer Reizbarkeit und einer Unfähigkeit, Risiken richtig einzuschätzen. Außerdem führt der ständige Handlungsdrang des Manikers zu großer Ungeduld im Straßenverkehr [1, S. 413].

Bei jeder schweren Depression mit evtl. wahnhaften Symptomen, mit erheblicher psycho-motorischer Verlangsamung, mit stuporösen Phänomenen oder mit akuter Suizidalität sowie bei allen manischen Phasen ist ein risikofreies Autofahren nicht gegeben. Erst mit einer medikamentösen Therapie oder nach Abklingen der Depression bzw. der Manie ist ein sicheres Autofahren wieder möglich. Allerdings müssen die Nebenwirkungen der Medikamente berücksichtigt werden [2].

Schizophrenien, wahnhafte Störungen

Die Schizophrenie ist eine Erkrankung, die im Allgemeinen in den jüngeren und mittleren Lebensjahren beginnt. Etwa ein Drittel der schizophrenen Patienten leidet im Alter an chronischen Verlaufsformen oder einer ausgeprägten Residualsymptomatik. Häufig stehen bei schizophrenen Störungen im Alter sog. „Negativ-Symptome" im Vordergrund. Dazu gehören formale Denkstörungen, kognitive Störungen, Aufmerksamkeitsstörungen, Anhedonie, verflachter Affekt, Antriebsmangel. Zumindest Pkw und Motorräder können nach abgelaufener akuter Psychose wieder geführt werden, wenn „keine Störungen (z. B. Wahn, Halluzination, schwere kognitive Störung) mehr nachweisbar sind, die das Realitätsurteil erheblich beeinträchtigen" [2].

8.2 Feststellung der psychophysischen Leistungsfähigkeit

Selbstkritische Autofahrer sollten, besonders wenn sie eine oder sogar mehrere der folgenden Anzeichen bei sich feststellen, die Frage ihrer Fahrtauglichkeit überprüfen lassen [12]:
- Fußgänger oder andere Fahrzeuge werden im letzten Moment wahrgenommen,
- plötzlich auf der Autobahn überholt werden, ohne das Fahrzeug vorher im Rückspiegel gesehen zu haben,
- vermehrt in Situationen mit Beinahe-Unfällen geraten,
- andere Autofahrer fahren schlechter und anders als erwartet,
- das Gefühl, andere Autofahrer irgendwie zu behindern,
- häufiger durch andere Verkehrsteilnehmer gewarnt werden,
- das Gefühl, durch Autofahren bis an die Grenze der Belastbarkeit gefordert zu sein,
- kritische Rückmeldungen von Dritten aus Sorge um ihre Person.

Wie können kognitive Einschränkungen festgestellt werden? „Die psychische Leistungsfähigkeit wird mit geeigneten, objektivierbaren psychologischen Testverfahren untersucht. Ausschlaggebend ist, ob die Mindestanforderungen erfüllt werden" [2].

Die zu untersuchenden, für die Kraftfahreignung relevanten, Funktionsbereiche ergeben sich aus der Fahrerlaubnis-Verordnung: Belastbarkeit, Orientierungsleistung, Konzentrationsleistung, Aufmerksamkeitsleistung und Reaktionsfähigkeit (s. Anlage 5 FeV). Die Testverfahren, die zur Untersuchung dieser Merkmale eingesetzt werden, müssen von einer unabhängigen Stelle als geeignet bestätigt worden sein. Eingesetzt werden diese Testverfahren auf jeden Fall in den amtlich anerkannten Begutachtungsstellen für Fahreignung (www.bast.de), aber auch bei Ärzten mit der Gebietsbezeichnung ‚Arbeitsmedizin' oder der Zusatzbezeichnung ‚Betriebsmedizin'.

In der Regel werden die erreichten Ergebnisse in Prozenträngen angegeben. In einer vergleichbaren Stichprobe steht ein Prozentrang von 100 für die bestmögliche erreichte Leistung, ein Prozentrang von 0 für die schlechtmöglichste Leistung. Die vergleichbare Gruppe ist die Gesamtheit aller Kraftfahrer, d. h. die Normwerte sind altersunabhängig. Die Mindestanforderungen an die psychophysische Leistungsfähigkeit betragen für die Gruppe 1 (Pkw, Motorrad) die Erreichung des Prozentrangs 16 in allen Testverfahren, für die Gruppe 2 (Lkw, Bus) muss ein Prozentrang von 33 in allen Testverfahren erreicht werden. Bei Unterschreitung der Grenzwerte kann entweder durch weitere Verfahren geprüft werden, ob die Testperson die gezeigten Leistungsmängel kompensieren kann (z. B. durch eine sicherheitsbetonte Grundhaltung, vorausschauendes Denken oder ein ausgeprägtes Risikobewusstsein). Oder es wird im Rahmen einer Fahrverhaltensbeobachtung, durchgeführt in einem Fahrschulfahrzeug und begleitet durch einen Psychologen einer amtlich anerkannten Begutachtungsstelle für Fahreignung, überprüft, ob die Testergebnisse der gerade für ältere Kraftfahrer ungewohnten computergestützten Testsituation nicht doch durch die Erfahrungen aus langjähriger Fahrpraxis im realen Verkehrsgeschehen kompensiert werden können.

Anders als in der Begutachtung ist die Frage nach der Verursachung psychophysischer Leistungsmängel für den behandelnden Arzt durchaus von Bedeutung, gerade wenn es darum geht, durch eine ärztliche Therapie oder auch durch ein neuropsychologisches Training die Defizite mindestens so weit zu behandeln, dass eine im Interesse des Betroffenen liegende weitere Verkehrsteilnahme ermöglicht wird.

8.3 Defizitkompensierendes Fahrverhalten

Ältere haben vor allem mit komplexen Verkehrssituationen Probleme. So wurden nach FALKENSTEIN et al. [13] im EU-Projekt AGILE bestimmte Fahrszenarien identifiziert, bei denen Ältere Probleme haben (in Klammern die kognitiven Leistungsdefizite älterer Verkehrsteilnehmer):
- Befahren von Knotenpunkten (Geschwindigkeits- und Distanzschätzungen, Entscheidung, Informationsverarbeitung, Reaktionszeit),
- Einfädeln (Geschwindigkeits- und Distanzschätzung; Reaktionszeit),
- Fahren in komplexer Umgebung (selektive Aufmerksamkeit),
- Fahren mit einer Zweitaufgabe (verteilte Aufmerksamkeit) sowie
- Vorbeifahren und Überholen (Geschwindigkeits- und Distanzschätzung, Reaktionszeit).

Zu den psychologischen Kompetenzen vieler älterer Menschen zählt ihre Fähigkeit, mit Leistungseinbußen ausgleichend umzugehen und so ihre Mobilität weitestgehend risikoarm zu gestalten.

> Ein Weg ist z. B., ungünstige Verkehrszeiten und -situationen zu vermeiden und die Defizite durch eine defensive, vorsichtige und langsame Fahrweise auszugleichen. So ist es ratsam, nicht zu den Hauptverkehrszeiten in der „Rush-Hour" zu fahren, auf Straßen zu fahren, die wenig befahren werden, auch das Auto bei ungünstigem Wetter stehen zu lassen. Günstig wirkt sich natürlich die Erfahrung und Routine aus, indem der ältere erfahrene Kraftfahrer manche Situationen entweder vorhersieht oder aufgrund seiner Erfahrung umgehen kann.

Ältere Verkehrsteilnehmer haben auch im Allgemeinen den Vorteil, dass sie nicht unter Zeitdruck stehen (es sei denn sie sind noch berufstätig) und eine Autofahrt stressfrei planen und absolvieren können, wobei sie auch genügend Pausen einlegen können.

In einer Studie von KARTHAUS et al. [14] wurden ältere Autofahrer, die nur einen Eintrag im Verkehrszentralregister bekommen hatten, verglichen mit solchen, die mehrfach aufgefallen waren. Die Fahrer mit nur einem Eintrag vermieden mehr kritische Situationen als die anderen, so z. B. das Fahren in der Dunkelheit, sie waren auch weniger von ihrer Fahrkompetenz überzeugt. Die Senioren mit mehreren Einträgen im Verkehrszentralregister schätzten ihre Fahrkompetenz häufig als „besser als die von jüngeren Fahrern" ein.

Die Studie „Ältere Menschen im Straßenverkehr (AEMIS)" belegt: Die überwiegende Zahl der Autofahrer, als ‚funktionale Kompensierer' bezeichnet, stellt mit zunehmendem Alter ihr Fahrverhalten mit dem Ziel der Risikoreduktion um. Im Gegensatz zu den „dysfunktionalen Kompensierern", die die Tendenz hatten, erkannte Leistungseinbußen zu ignorieren und ihr gewohntes Fahrverhalten beizubehalten. Zu letzterer Gruppe gehörte vor allem die Altersgruppe der 54- bis 64-Jährigen. Dysfunktional kompensierende Fahrer führten eher einen Lebensstil, bei dem die Suche nach Aufregungen eine wichtige Rolle spielt, während die funktional kompensierenden Fahrer eher einen moderaten Lebensstil aufwiesen [15].

Grundsätzlich bietet sich in diesen Fällen wie auch im Falle erstmal uneinsichtiger Patienten die Zusammenarbeit mit einem auf diese Zielgruppe spezialisierten Fahrlehrer (z. B. in Norddeutschland unter www.verkehrsinstitut-hanse.de) an.

8.4 Bedingte Eignung

Erhält die Fahrerlaubnisbehörde Kenntnis über möglicherweise bestehende Eignungsmängel bzw. –defizite, fordert sie „zur Vorbereitung von Entscheidungen (…) über die Anordnung von Beschränkungen oder Auflagen die Beibringung eines ärztlichen Gutachtens" (§ 11 Abs. 2 FeV). Das Gutachten kann bei festgestellten psychischen Leistungsmängeln eine bedingte Eignung feststellen. Die Fahrerlaubnis kann in einem solchen Fall durch geeignete Auflagen und Beschränkungen eingeschränkt werden, wenn das Risiko dadurch auf ein vertretbares Maß gesenkt werden kann:
- „die Fahrtätigkeit wird nur unter bestimmten Auflagen (z. B. Einhaltung einer Höchstgeschwindigkeit, Fahren nur innerhalb festgelegter Lenkzeiten) ausgeübt,
- die Fahrtätigkeit wird nur innerhalb eines begrenzten Umkreises gestattet,
- die Fahrtätigkeit wird auf eine bestimmte Fahrzeugart oder ein bestimmtes Fahrzeug beschränkt (z. B. auf Fahrzeuge mit einer bauartbedingten reduzierten Höchstgeschwindigkeit)" [2].

Die Fahrerlaubnisbehörde prüft vor Erteilung einer eingeschränkten Fahrerlaubnis auf den Einzelfall bezogen, ob die vorgesehenen Auflagen oder Beschränkungen praktikabel und effektiv sind; evtl. werden Fristen zur Vorlage von Nachuntersuchungen festgelegt.

Literatur

[1] Madea B, Mußhoff F, Berghaus H (Hrsg.). Verkehrsmedizin. Köln, Deutscher Ärzte-Verlag, 2007.
[2] Gräcmann N, Albrecht M. Begutachtungsleitlinien zur Kraftfahreignung. Gültig ab 1. Mai 2014. In: Berichte der Bundesanstalt für Straßenwesen, Unterreihe „Mensch und Sicherheit", Heft M115. Bremen, Carl Schünemann Verlag, 2014.
[3] Moser B, Kurzthaler I, Kopp M, Deisenhammer EA, Hinterhuber H, Weiss E. Fahrtauglichkeit im Alter – Welchen Einfluss hat die Kognition? Zeitschrift für Verkehrssicherheit 2012,58:24–28.
[4] Treitz FH, Heyder K, Daum I. Differential course of executive control changes during normal aging. Neuropsychol Dev Cogn B Aging Neuropsychol Cogn 2007,14:370–393.
[5] Spoerer E. Altersbedingte Leistungseinbußen bei KraffahrerInnen. In: Frank H, Kalwitzki K, Risser R, Spoerer E (Hrsg.). 65plus – Mit Auto mobil? Mobilitätsprobleme von SeniorInnen und verkehrspsychologische Lösungsansätze. In motion 2 – Humanwissenschaftliche Beiträge zur Sicherheit und Ökologie des Verkehrs. Köln und Salzburg, AFN und INFAR, 2005.
[6] Henning J. Verkehrssicherheitsberatung älterer Verkehrsteilnehmer. Handbuch für Ärzte. In: Berichte der Bundesanstalt für Straßenwesen, Unterreihe „Mensch und Sicherheit", Heft M189. Bremerhaven, Wirtschaftsverlag NW, 2007.
[7] Fimm B, Blankenheim A, Poschadel S. Dementia and Road Safety. Ageing and Safe Mobility: International interdisciplinary conference. Bergisch-Gladbach, 27./28.11.2014. Im Internet unter: http://www.bast.de/DE/Verkehrssicherheit/Publikationen/ Veranstaltungen/U-Ageing-2014/Downloads-Presentations/Fimm-Vortrag.pdf?__blob= publicationFile&v=1 (Abruf 19.05.2016).
[8] Schubert W, Schneider W, Eisenmenger W, Stephan E (Hrsg.). Begutachtungs-Leitlinien zur Kraftfahrereignung. Kommentar. Überarb. u. erw. 2. Aufl., Bonn, Kirschbaum, 2005.
[9] Gerchow J. Alkohol im Straßenverkehr. In: Singer MV, Theyssen M (Hrsg.): Alkohol und Alkoholfolgekrankheiten. Grundlagen – Diagnostik – Therapie. 2. Auflage, Heidelberg, Springer Medizin Verlag, 2005, S. 532–540.
[10] Bartl G, Lager F, Domesle L. Testleistungen bei Minderalkoholisierung. Blutalkohol 1996, 3:3–16.
[11] Zentgraf M, Brieler P, Rötzscher A. Drogen und ... – Informationen und Arbeitsbögen (Kursmaterial § 70 FeV Kurs zur Wiederherstellung der Kraftfahreignung GOOD). Hamburg, Institut für Schulungsmaßnahmen, o. J.
[12] Bonk H, Brummer M, Huth O, Kühl C-H, Laub G, Meyer R, Werner A Autofahren für Aktive – Tipps für die Generation 50+. München, Verlag Heinrich Vogel, 2005.
[13] Falkenstein M, Poschadel S. Erkenntnisstand zu Verkehrssicherheitsmaßnahmen für ältere Verkehrsteilnehmer. In: Berichte der Bundesanstalt für Straßenwesen, Unterreihe „Mensch und Sicherheit", Heft M248. Bremerhaven, Wirtschaftsverlag NW, 2014.
[14] Karthaus M, Willemssen R, Falkenstein M. Age-related compensation strategies of driving errors. Ageing and Safe Mobility: International interdisciplinary conference. Bergisch-Gladbach, 27./28.11.2014. Im Internet unter: http://www.bast.de/DE/ Verkehrssicherheit/Publikationen/ Veranstaltungen/U-Ageing-2014/Downloads-Papers/ Karthaus-2.pdf?__blob=publicationFile&v=2 (Abruf 19.05.2016).
[15] Rudinger G, Jansen E. Self-initiated compensations: Results and suggestions from the study AEMEÏS. In: Schaie KW, Wahl HW, Mollenkopf H, Oswald WD (Hrsg.). Ageing in-dependently: Living arrangements and mobility. New York, Springer Publishing Company, 2003, S. 220–233.

Rechtsquellen

FeV: Verordnung über die Zulassung von Personen zum Straßenverkehr (Fahrerlaubnis-Verordnung-FeV). Im Internet unter: http://www.gesetze-im-internet.de/fev_2010/ (Abruf: 18.05.2016).
§ 11 FeV Eignung.
Anlage 5 Eignungsuntersuchungen für Bewerber und Inhaber der Klassen C, C1, D, D1 und der zugehörigen Anhängerklassen E sowie der Fahrerlaubnis zur Fahrgastbeförderung (zu § 11 Absatz 9, § 48 Absatz 4 und 5).

Ulrike Dapp, Jennifer Anders

9 Fahrtauglichkeit im Alter: Ein Blick in andere europäische Länder

9.1 Befragung von Mitgliedern der Europäischen Akademie für Altersmedizin

In Deutschland erwirbt man seinen Führerschein (Fahrerlaubnis) zeitlich unbegrenzt. Dies gilt jedoch nicht für alle Länder in Europa. In einigen Nachbarländern müssen sich PKW-Fahrer und -Fahrerinnen ab einem bestimmten Alter einer ärztlichen Gesundheitsprüfung unterziehen, um ihre Fahrerlaubnis zu erneuern. In Finnland gilt dies z. B. ab einem Alter von 45 Jahren, in Luxemburg und Italien ab 50 Jahren sowie in den Niederlanden, Portugal, Irland, Schweden und Großbritannien ab einem Alter von 70 Jahren. Die Frequenzen der medizinischen Wiedervorstellung variieren in Europa je nach Alter der Fahrer und Fahrerinnen zwischen 2, 3 und 5 Jahren. In Norwegen erlischt die Fahrerlaubnis zum 100sten Geburtstag. In Österreich ist der Führerschein 100 Jahre lang gültig, somit also unbegrenzt wie auch in Belgien, Frankreich und – eingangs genannt – in Deutschland. Detaillierte Länderangaben finden sich – soweit auf Basis der Informationen der Europäischen Kommission (aktueller Stand Jahr 2002) [1] sowie der OECD (aktueller Stand Jahr 2001) [2] vorhanden in Tabelle 9.1.

Diese uneinheitliche Gemengelage zwischen verpflichtenden Untersuchungen mit juristischen Konsequenzen, Empfehlungen ohne juristische Konsequenzen und unbegrenzter Gültigkeit der Fahrerlaubnis im Alter ohne jegliche Einschränkungen oder Empfehlungen hat die beiden Autorinnen dieses Kapitels dazu bewogen, europäischen Geriatern und Geriaterinnen einen Fragebogen mit 20 Aussagen zu Fahrtauglichkeit und Führerscheinbesitz im Alter vorzulegen, um ihre Expertise einzuholen. Der einseitige Fragebogen wurde 78 Mitgliedern der Europäischen Akademie für Altersmedizin (European Academy for Medicine of Ageing, EAMA) aus 19 Ländern vorgelegt, die an der Jahrestagung 2014 in Treviso, Italien teilnahmen [3]. 34 Personen aus 10 Ländern (Deutschland, Niederlande, Belgien, Schweiz, Norwegen, Frankreich, Italien, Spanien, Griechenland, Türkei) füllten adhoc den Fragebogen aus (44 % Rücklaufquote), davon 14 Frauen (41 %) und 20 Männer (59 %). Das Durchschnittsalter lag für alle Personen bei 46,8 Jahren (Standardabweichung ± 7,5), davon für Frauen bei 46,3 (± 6,6) und für Männer bei 47,1 (± 8,8) Jahren.

Zwei der 34 Befragten gaben nicht an, für welches Land sie ihre Einschätzung abgaben, so dass die Beantwortung der Frage „Gibt es irgendeine gesetzliche Restriktion bezüglich des Autofahrens im Alter in Ihrem Land?" für 32 Befragte ausgewertet werden konnte. Abbildung 9.1 zeigt, dass 9 Befragte angaben, dass es in ihrem Land eine gesetzliche Regelung gäbe (grün), 9 gaben an, dass es lediglich Empfehlungen ohne gesetzliche Konsequenzen gäbe (gelb), und die übrigen 14 gaben an, dass

Tab. 9.1: Fahrtauglichkeit im Alter: ein Blick in andere europäische Länder. Vergleichender Überblick über die einzelstaatlichen Vorschriften für die Gültigkeit der Führerscheine [1, 2].[a]

Land	Gültigkeit	Einschränkungen der Fahrerlaubnis im Alter	Besonderheiten / Ärztliche Untersuchungen
Belgien	unbegrenzt	nein [2]	nein [2]
Dänemark		gültig bis zum 70. Geburtstag des Inhabers gültig für 4 Jahre, wenn der Inhaber 71 Jahre alt ist für 3 Jahre, wenn er 72 Jahre und für 2 Jahre, wenn er 73 – 79 Jahre alt ist für 1 Jahr, wenn der Inhaber über 80 Jahre alt ist [1]	ärztliches Attest erforderlich [2]
Deutschland	unbegrenzt	keine Altersabhängige Verlängerung [2]	nein [2]
Finnland		B: Gültigkeit nach Ausstellung: 2 Jahre; nach Ablauf dieser Frist: gültig bis zum 70. Geburtstag des Inhabers; für 5 Jahre, wenn der Inhaber über 70 Jahre alt ist A1, A, C1, C: gültig bis zum 70. Geburtstag des Inhabers; für 5 Jahre, wenn der Inhaber über 70 Jahre alt ist1; ab 45 Jahre Erneuerung alle 5 Jahre, ab 70 Jahre hängt die Verlängerungszeit vom Arzt ab [2]	regelmäßige ärztliche Untersuchung: mit 45, 60 und 70 Jahren; danach alle 5 Jahre [1] Ab 45 Jahren erfolgen die medizinischen Untersuchungen alle fünf Jahre, diese decken den allgemeinen Gesundheitszustand und die Sehkraft ab. Für die Verlängerung ist eine medizinische Untersuchung und Überprüfung durch zwei Personen notwendig [2]
Frankreich	unbegrenzt	keine Erneuerung notwendig [2]	nein [2]
Griechenland		gültig bis zum 65. Geburtstag des Inhabers; danach für 3 Jahre [1]	
Irland		gültig für 3 – 10 Jahre (fakultativ) bis zum 60. Geburtstag des Inhabers für 3 Jahre, wenn der Inhaber 60 – 69 Jahre alt ist für 1 – 3 Jahre (bestimmt durch die ärztliche Untersuchung), wenn der Inhaber über 70 Jahre alt ist [1]	ab 70 ist eine Bescheinigung über die medizinische Eignung erforderlich [2]
Italien		gültig für 10 Jahre bis zum 50. Geburtstag des Inhabers für 5 Jahre, wenn der Inhaber 51 – 70 Jahre alt ist für 3 Jahre, wenn der Inhaber über 70 Jahre alt ist [1, 2]	medizinischer Test für Verlängerung erforderlich [2]

Tab. 9.1: Fahrtauglichkeit im Alter: ein Blick in andere europäische Länder. Vergleichender Überblick über die einzelstaatlichen Vorschriften für die Gültigkeit der Führerscheine [1, 2].[a] *(Fortsetzung)*

Land	Gültigkeit	Einschränkungen der Fahrerlaubnis im Alter	Besonderheiten / Ärztliche Untersuchungen
Luxemburg		gültig bis zum 50. Geburtstag des Inhabers für 10 Jahre, wenn der Inhaber 51–70 Jahre alt ist für 3 Jahre, wenn der Inhaber über 70 Jahre alt ist für 1 Jahr, wenn der Inhaber über 80 Jahre alt ist [1]	
Niederlande		für 10 Jahre bis zum 60. Geburtstag des Inhabers bis zum 70. Geburtstag des Inhabers, wenn er 60–65 Jahre alt ist für 5 Jahre, wenn der Inhaber über 64 Jahre alt ist [1]	regelmäßige ärztliche Untersuchung: mit 70 Jahren; danach alle 5 Jahre [1, 2] Je nach Gesundheitszustand kann eine medizinische Untersuchung häufiger durchgeführt werden, ein Sehtest ist erforderlich [2]
Norwegen		gültig bis zum 100. Geburtstag des Inhabers [1]	
Österreich	unbegrenzt	in Anwendung von § 27(1)4. FSG ist der Führerschein 100 Jahre lang gültig [1]	
Portugal		gültig bis zum 65. Geburtstag des Inhabers für 5 Jahre, wenn der Inhaber über 65 Jahre alt ist für 2 Jahre, wenn der Inhaber über 70 Jahre alt ist [1]	ab 70 wird eine ärztliche Untersuchung alle zwei Jahre erforderlich [1]
Schweden		für 10 Jahre [1]; keine Erneuerung erforderlich [2]	regelmäßige ärztliche Untersuchung: mit 70 Jahren [1]; nein [2]
Spanien		gültig für 10 Jahre bis zum 45. Geburtstag des Inhabers für 5 Jahre, wenn der Inhaber 45–70 Jahre alt ist für 2 Jahre, wenn der Inhaber über 70 Jahre alt ist [1]	
Großbritannien		Papiermodell: bis zum 70. Geburtstag des Inhabers Plastikkarte: 10 Jahre; für 3 Jahre, wenn der Inhaber über 70 Jahre alt ist [1]	regelmäßige ärztliche Untersuchung: mit 70 Jahren; danach alle 3 Jahre [1] Selbsterklärung über die notwendigen Sehkraftstandards ist zu erfüllen

Tab. 9.1: Fahrtauglichkeit im Alter: ein Blick in andere europäische Länder. Vergleichender Überblick über die einzelstaatlichen Vorschriften für die Gültigkeit der Führerscheine [1, 2].[a] *(Fortsetzung)*

Land	Gültigkeit	Einschränkungen der Fahrerlaubnis im Alter	Besonderheiten / Ärztliche Untersuchungen
		ab 70 Jahre obligatorische Verlängerung für Zeiträume von drei Jahren [2]	jede Erkrankung, die die Fahrtauglichkeit einschränkt, ist der Genehmigungsbehörde anzuzeigen [2]

[a] Hinweis: Eigene Zusammenstellung auf Basis der aktuellen Dokumente [1, 2].

es in ihrem Land keine gesetzlichen Regelungen gäbe (rot). Nur die Befragten aus Deutschland (alle nein = rot) und Norwegen (alle ja = grün) waren sich einig bezüglich der Regulierungen zur Fahrerlaubnis im Alter in ihrem Land. Dies liegt vermutlich daran, dass es in Deutschland keine obere Altersbegrenzung gibt und in Norwegen die Fahrerlaubnis bis zum 100. Geburtstag gilt. Die europäische Heterogenität und zum Teil intransparenten gesetzlichen Grundlagen und/oder Empfehlungen für Gesundheitsprüfungen zur Überprüfung der Fahrtauglichkeit zu bestimmten Altersgrenzen spiegelt sich entsprechend wider bei den übrigen Länder-Rückmeldungen (wenn mehr als eine Rückmeldung pro Land) und werden in den entsprechenden farblichen Schraffierungen in Abbildung 9.1 dargestellt.

Die Sinnhaftigkeit einer kalendarischen Altersgrenze zur Bestimmung bzw. Überprüfung der Fahrerlaubnis im Alter, wie in vielen europäischen Ländern vorgesehen (s. Tabelle 9.1), wurde von der Mehrheit der befragten EAMA Mitglieder angezweifelt. Zwar stimmten 80 % der Befragten zumindest in einem gewissen Grad zu, dass Kompetenz und Fähigkeit ein Auto zu fahren mit dem Alter abnehmen (Aussage 1, s. Tabelle 9.2 und Abbildung 9.2), jedoch lehnten nahezu alle Befragten (93 %) eindeutig ab, dass Menschen aufgrund eines bestimmten Alters aufhören sollten, Auto zu fahren bzw. auf ihren Führerschein verzichten sollten (Aussage 7).

Auch die Sinnhaftigkeit eines eindeutigen Grenzwertes (wie z. B. Alter) bzw. eines diagnostischen Instruments zur Bestimmung der Fähigkeit, ein Auto zu führen, wurde von nahezu allen Befragten (97 %, davon 82 % vollständig und 15 % teilweise) bezweifelt (Aussage 2). Dies liegt an ihrer geriatrischen Expertise, dass Fahrtauglichkeit im Alter weder in erster Linie durch körperliche Beeinträchtigungen (Aussage 4), noch in erster Linie durch kognitive Beeinträchtigungen (Aussage 5) eingeschränkt wird, sondern dass Fahrtauglichkeit im höheren Lebensalter durch komplexe Einflüsse wie Flexibilität, Mobilität, Stimmung und Medikamente eingeschränkt wird. 86 % der Befragten unterstreichen diese Aussage 6.

9 Fahrtauglichkeit im Alter: Ein Blick in andere europäische Länder

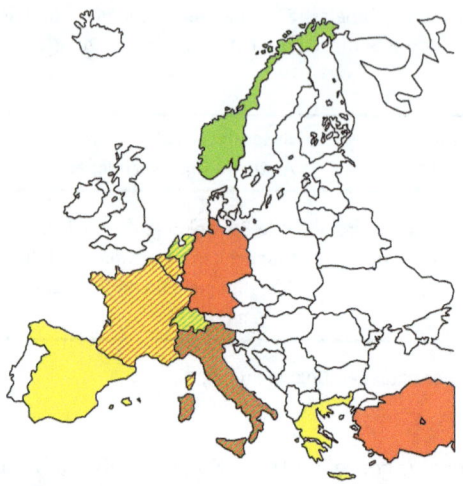

Land	Gesetzliche Regelung	
Deutschland	Nein, es gibt keine gesetzlichen Regelungen	
Deutschland	Nein, es gibt keine gesetzlichen Regelungen	
Deutschland	Nein, es gibt keine gesetzlichen Regelungen	
Deutschland	Nein, es gibt keine gesetzlichen Regelungen	
Deutschland	Nein, es gibt keine gesetzlichen Regelungen	
Deutschland	Nein, es gibt keine gesetzlichen Regelungen	
Deutschland	Nein, es gibt keine gesetzlichen Regelungen	
Deutschland	Nein, es gibt keine gesetzlichen Regelungen	
Deutschland	Nein, es gibt keine gesetzlichen Regelungen	
Niederlande	Ja, es gibt gesetzliche Regelungen	
Niederlande	Ja, es gibt gesetzliche Regelungen	
Niederlande	Ja, es gibt gesetzliche Regelungen	
Niederlande	Ja, es gibt gesetzliche Regelungen	
Niederlande	Nur Empfehlungen ohne gesetzliche Konsequenzen	
Niederlande	Nur Empfehlungen ohne gesetzliche Konsequenzen	
Belgien	Nur Empfehlungen ohne gesetzliche Konsequenzen	
Belgien	Nur Empfehlungen ohne gesetzliche Konsequenzen	
Belgien	Nein, es gibt keine gesetzlichen Regelungen	
Belgien	Nein, es gibt keine gesetzlichen Regelungen	
Schweiz	Ja, es gibt gesetzliche Regelungen	
Schweiz	Nur Empfehlungen ohne gesetzliche Konsequenzen	
Schweiz	Nur Empfehlungen ohne gesetzliche Konsequenzen	
Norwegen	Ja, es gibt gesetzliche Regelungen	
Norwegen	Ja, es gibt gesetzliche Regelungen	
Norwegen	Ja, es gibt gesetzliche Regelungen	
Frankreich	Nur Empfehlungen ohne gesetzliche Konsequenzen	
Frankreich	Nein, es gibt keine gesetzlichen Regelungen	
Italien	Ja, es gibt gesetzliche Regelungen	
Italien	Nein, es gibt keine gesetzlichen Regelungen	
Spanien	Nur Empfehlungen ohne gesetzliche Konsequenzen	
Griechenland	Nur Empfehlungen ohne gesetzliche Konsequenzen	
Türkei	Nein, es gibt keine gesetzlichen Regelungen	

Abb. 9.1: Gesetzliche Restriktion bezüglich des Autofahrens im Alter in einigen Ländern Europas, Einschätzung Europäischer Geriater und Geriaterinnen des EAMA Netzwerks (n = 32, da n = 2 ohne Angabe Land).

Tab. 9.2: Wortlaut der 20 Aussagen EAMA-Fragebogen zur Fahrtauglichkeit im Alter.

Aussagen (A1–A20) gem. EAMA-Fragebogen	Bewertete Aussagen laut Fragebogen zu Fahrtauglichkeit und Führerscheinbesitz im Alter
Aussage 1	Die Kompetenz und die Fähigkeit ein Auto zu fahren sinkt naturgemäß im Alter
Aussage 2	Es gibt einen eindeutigen Grenzwert bzw. diagnostisches Instrument, um die Fähigkeit ein Auto zu fahren, bestimmen zu können
Aussage 3	Ältere Menschen können problemlos mobil bleiben und sich an allen Aktivitäten ohne Auto beteiligen
Aussage 4	Fahrtauglichkeit im Alter wird in erster Linie durch körperliche Beeinträchtigungen eingeschränkt
Aussage 5	Fahrtauglichkeit im Alter wird in erster Linie durch geistige Beeinträchtigungen eingeschränkt
Aussage 6	Fahrtauglichkeit im Alter wird durch komplexe Einflüsse wie Flexibilität, Mobilität, Stimmung und Medikamente eingeschränkt
Aussage 7	Ich bin der Meinung, dass Menschen ab einem bestimmten Alter aufhören sollten, Auto zu fahren bzw. auf ihren Führerschein verzichten sollten
Aussage 8	Ich bin der Meinung, die Menschen sollten ab einem bestimmten biologischen Alter / ab einem bestimmten Niveau funktioneller Beeinträchtigungen aufhören, Auto zu fahren bzw. ihren Führerschein abgeben
Aussage 9	Ich bin der Meinung, dass die Fahrtauglichkeit ab einem bestimmten Alter getestet werden sollte
Aussage 10	Ich bin der Meinung, dass ein geriatrisches Screening ab einem bestimmten Alter angeboten werden sollte
Aussage 11	Ich bin der Meinung, dass ein geriatrisches Assessment ab einem bestimmten Alter angeboten werden sollte
Aussage 12	Es ist altersdiskriminierend ein hohes Alter mit schlechter Fahrweise zu assoziieren
Aussage 13	Alte Autofahrer sind für die meisten Autounfälle verantwortlich
Aussage 14	Demenz birgt für ältere Patienten ein hohes Risiko für Verkehrsunfälle – mit dem Auto, mit dem Fahrrad und sogar zu Fuß
Aussage 15	Neuropsychologische Testbatterien sind hilfreich, um die Fahrtauglichkeit zu beurteilen
Aussage 16	Ein Gesundheits-Check-Up sollte durch einen praktischen Fahrtest ergänzt werden
Aussage 17	Dieses Thema zu diskutieren, beunruhigt ältere Patienten
Aussage 18	Wenn ich in Rente gehe, werde ich meinen Führerschein abgeben
Aussage 19	Metropolregionen sollten versuchen den Verkehr / das Transportwesen an die Bedürfnisse einer älter werdenden Gesellschaft anzupassen

Tab. 9.2: Wortlaut der 20 Aussagen EAMA-Fragebogen zur Fahrtauglichkeit im Alter. *(Fortsetzung)*

Aussagen (A1–A20) gem. EAMA-Fragebogen	Bewertete Aussagen laut Fragebogen zu Fahrtauglichkeit und Führerscheinbesitz im Alter
Aussage 20	Städtische Straßen während der Grünphase von Fußgängerampeln zu überqueren ist ein Problem, das die Mobilität von Gebrechlichen einschränkt

Dementsprechend einheitlich ist in Aussage 10 die geriatrische Empfehlung abzulesen, dass zur Erkennung dieser komplexen Einflüsse auf die Fahrtauglichkeit ein geriatrisches Screening ab einem bestimmten Alter angeboten werden sollte; fast alle Befragten (94 %) stimmten zu, davon 85 % vollständig und 9 % teilweise. Das Angebot eines umfassenden geriatrischen Assessments ab einem bestimmten Alter befürworteten drei Viertel der Befragten (55 % vollständige Zustimmung und 23 % teilweise, s. Aussage 11). Hier gilt sicher der geriatrische Grundsatz, dass sich ein vertiefendes Assessment – bestehend aus Diagnostik einschließlich vertiefender Befragungen und Performance-Testungen – an einen voraus gegangenen auffälligen Screeningbefund anschließt.

Die Testung der Fahrtauglichkeit befürworteten knapp 90 % der Befragten (Aussage 9); welche Komponenten diese jedoch beinhalten oder ergänzen sollten, wurde von den Expertinnen und Experten differenzierter betrachtet. So waren drei Viertel (76 %) dafür (davon 41 % volle Zustimmung und 35 % teilweise), dass ein Gesundheits-Checkup von einem praktischen Fahrtest begleitet werden sollte (Aussage 16). Die Durchführung umfangreicher neuropsychologischer Testbatterien zur Beurteilung der Fahrtauglichkeit fanden 91 % der Befragten hilfreich, darunter 32 % mit voller Zustimmung und 59 % stimmten in einem gewissen Grad zu (Aussage 15).

Kognitive Auffälligkeiten und deren Testung sind laut Einschätzung der europäischen Expertinnen und Experten ein sensibles Thema. So stimmten insgesamt 79 % zu (davon 44 % voll und 35 % teilweise), dass es ältere Patienten beunruhigt dieses Thema in Bezug auf ihre Fahrtauglichkeit zu diskutieren (Aussage 17). Wie wichtig dies jedoch ist, zeigt die ganz überwiegende Zustimmung zu der Aussage, das Demenz für ältere Patientinnen und Patienten ein hohes Risiko für Verkehrsunfälle birgt, und zwar nicht nur mit dem Auto, sondern auch als sonstiger Verkehrsteilnehmer mit dem Fahrrad und zu Fuß (Aussagen 14).

Aus diesen Gründen befürworteten mit 97 % (davon 79 % mit voller und 18 % mit teilweiser Zustimmung) fast alle Befragten, dass Metropolregionen aufgefordert sind, ihre Verkehrsplanung an die Bedürfnisse der älter werdenden Gesellschaft anzupassen (Aussage 19). Im Vordergrund steht hier nicht die Sorge, dass alte Autofahrer für die meisten Autounfälle verantwortlich sind – 97 % wussten, dass diese Aussage falsch ist (Aussage 13), sondern die Sorge um die Einschränkung selbstbestimmter und selbstständiger Mobilität. So lehnten zwei Drittel der Befragten (65 %) Aussage 3 ab, in der postuliert wird, dass ältere Menschen problemlos mobil bleiben können und sich

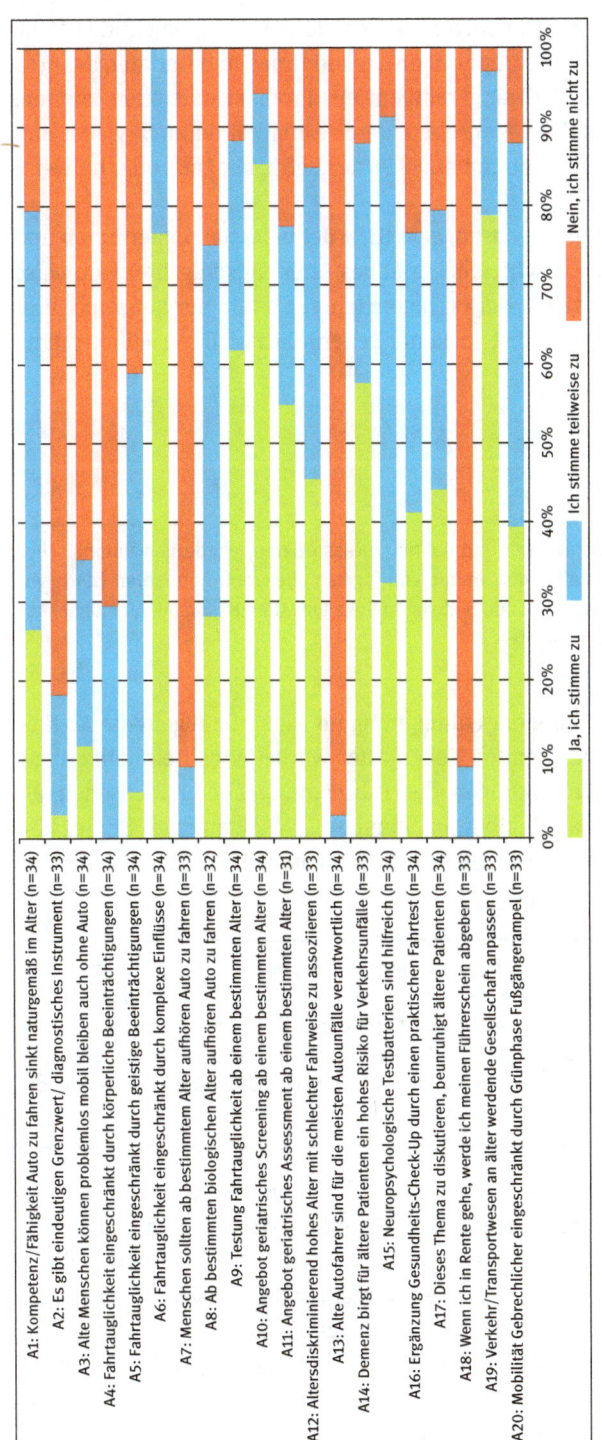

Abb. 9.2: Ergebnisse einer adhoc Befragung von Mitgliedern der Europäischen Akademie für Altersmedizin (EAMA) im Jahr 2014, Aussagen 1–20 (n = 34).

an allen Aktivitäten auch ohne Auto beteiligen können. Berücksichtigung finden sollte hierbei auch laut Einschätzung der europäischen Geriaterinnen und Geriater, dass (zu kurz) getaktete Grünphasen an Fußgängerampeln ein Problem darstellen können, insbesondere für gebrechliche ältere Menschen, deren Mobilität dadurch weiter eingeschränkt wird. Dieser Aussage 20 stimmten 88 % der Befragten ganz oder teilweise zu.

Abschließend wird darauf hingewiesen, dass 85 % der befragten Expertinnen und Experten es als diskriminierend erachteten, ein hohes Alter mit schlechter Fahrweise zu assoziieren (Aussage 12), und 91 % der Befragten lehnten es ab, nur aufgrund ihres kalendarischen Alters (wenn sie selbst in Rente gehen), später ihren Führerschein abzugeben (Aussage 18).

9.2 Fazit und Ausblick

Höheres Lebensalter a priori mit schlechtem Autofahren zu assoziieren, wurde von europäischen Geriaterinnen und Geriatern klar als altersdiskriminierend (Ageism) benannt. Autofahren wurde von ihnen als ein bedeutsamer Teil von Mobilität und Selbstständigkeit im Alter und damit der Möglichkeit zu gesellschaftlicher Teilhabe wahrgenommen.

Befürwortet wurde die Überprüfung der Fahreignung im Alter; die regelhafte Abgabe des Führerscheins ab einem bestimmten Lebensalter wurde jedoch einhellig abgelehnt. Da Ursachen für Einschränkungen der Fahreignung älterer Menschen als komplex bewertet wurden (u. a. Flexibilität, Stimmung, Medikamente, Sinne, körperliche Mobilität) wurden medizinische Testungen favorisiert, die auch neuropsychologische Tests einschließen können.

Ein umfassendes geriatrisches Assessment, das auch durch eine praktische Fahrprüfung ergänzt werden könnte, sollte nur durchgeführt werden, wenn ein vorgeschaltetes multidimensionales Screening Auffälligkeiten gezeigt hat. Dadurch steht für Geriaterinnen und Geriater weniger das kalendarische Alter zur Bewertung der Fahrtauglichkeit im Vordergrund, sondern das biologische Alter einschließlich des individuellen Niveaus funktioneller Beeinträchtigungen. Dies kann per se über das Lebensalter nicht ermittelt werden (s. hierzu Kapitel 3).

Geriatrische Expertise sollte zukünftig, insbesondere bei komplex gelagerten Fällen, bei der Beurteilung der Fahrtauglichkeit älterer Menschen systematisch einbezogen werden [4]. Muss die Abgabe des Führerscheins – ein sensibles Thema in der altersmedizinischen Routine – in Erwägung gezogen werden, sollten gleichzeitig Empfehlungen ausgesprochen werden, wie Mobilität und soziale Teilhabe auch ohne das eigene Auto aufrechterhalten werden können. Kommunen sind aufgerufen, bei ihren Planungen auch die Bedürfnisse der älter werdenden Gesellschaft zu berücksichtigen. Dies betrifft bezüglich der Fahrtauglichkeit im Alter nicht nur das öffentliche Transportwesen und Verkehrssystem, sondern auch das Richten der Aufmerksamkeit auf gesundheitliche Maßnahmen wie – sehr pragmatisch – die Motivation zur Teilnahme an präventiven Fahrtrainingskursen (s. hierzu Teil II, Kapitel 3–6).

Literatur

[1] Mitteilungen der Kommission zu Auslegungsfragen über den Führerschein in der EG (2002/C 77/03). Amtsblatt der Europäischen Gemeinschaften vom 28.3.2002. o. O., 2002. Im Internet unter: http://www.eu-info.de/static/common/files/1299/mitteilungkommission.pdf (Abruf: 17.05.2016).
[2] European Commission. Mobility and Transport. Assessing the fitness to drive. Licensing procedures in some European countries (Source: OECD, 2001). o. O., 2015. Im Internet unter: http://ec.europa.eu/transport/road_safety/specialist/knowledge/old/ what_can_be_done_about_it/assessing_the_fitness_to_drive_en.htm (Abruf: 17.05.2016).
[3] EAMA – European Academy for Medicine of Ageing. Im Internet unter: http://www.eama.eu/mvc/index.jsp (Abruf: 17.05.2016).
[4] AGS – American Geriatric Society. Clinicians Guide to Assessing and Counseling Older Drivers, 3rd Edition An Update of the Physician's Guide to Assessing and Counseling Older Drivers, 2015. Im Internet unter: http://geriatricscareonline.org/ProductAbstract/clinician's-guide-to-assessing-and-counseling-older-drivers/B022 (Abruf: 18.05.2016).

Teil III: **Bewertung von Mobilität und Fahrtauglichkeit im Alter**

Wolfgang von Renteln-Kruse

10 Mobilität und Fahrtauglichkeit vor dem Hintergrund geriatrischer Ziele

Altersmedizin dient unmittelbar und mittelbar der Lebensqualität im Alter durch Förderung, Erhalt und Wiederherstellung selbstständiger und möglichst autonomer Lebensgestaltung – auch bei chronischen Erkrankungen und Multimorbidität. Dabei werden erfolgreiche Mechanismen älterer Menschen in der Auseinandersetzung mit Herausforderungen und gesundheitlichen Störungen, nämlich mittels Selektion (Vermeidung extremer Belastung/ Überforderung), Adaptation (gefördert durch Training) und Kompensation (z. B. durch den Einsatz von Hilfsmitteln) gefördert bzw. unterstützt.

Ausgehend von Hintergrundinformationen zur Mobilität und Verkehrssicherheit auf Basis offizieller Statistiken (Kapitel 2) verdeutlicht das geriatrische Verständnis von Mobilität (Kapitel 3) die weitgehende Bedeutung von Mobilität für erfolgreiches und gesundes Altern. Zur Förderung und den Erhalt der Mobilität dienen populationsbasierte, altersmedizinische Screening-Instrumente, die frühzeitig die Entwicklung funktionaler Beeinträchtigung auf dem Weg zur Frailty sowie Sturzgefahr erkennen können (Kapitel 4). Ihr Einsatz, z. B. in der Hausarztpraxis, kann dazu beitragen, Lebensqualität positiv zu beeinflussen. Die Ausführungen zum Umgang mit Mobilitätseinschränkungen (Kapitel 5) unterstreichen den Handlungsbedarf zur Förderung von Mobilität und Verkehrssicherheit auch bei eingeschränktem Aktionsradius. Anhand des Praxisbeispiels des Netzwerkes „Pakt für Prävention" in Hamburg wird gezeigt, wie Erkenntnisse aus geriatrisch-/gerontologischer Forschung der LUCAS Langzeitkohorte für die Praxis genutzt werden können (Kapitel 6). Raumstrukturelle, soziodemografische und gesundheitsbezogene Faktoren (Kapitel 2) sind dabei zu berücksichtigen.

Alltagsrelevante Mobilität einschließlich Autofahren, verstanden als Möglichkeiten zu aktiver Teilhabe (Partizipation), im Rahmen selbstständiger Lebensgestaltung sollte unter Berücksichtigung der eigenen Sicherheit und der Sicherheit anderer Verkehrsteilnehmer lange möglich sein. Physiologische Veränderungen des Alterns, sich entwickelnde Gebrechlichkeit (Frailty) und v. a. Krankheitsfolgen gefährden und beeinträchtigen die funktionale Kompetenz älter werdender Menschen und führen zu Verlusten alltagsrelevanter Fähigkeiten. So sind bestimmte Krankheitsbilder eindeutig und unabhängig vom Lebensalter nicht mit dem Autofahren vereinbar. Insbesondere für neurologische Krankheiten und beispielsweise Residualzuständen nach zentralnervösen Schädigungen sind deshalb geregelte Vorgehensweisen zur Beurteilung und ggf. Re-Evaluationen üblich.

Schwieriger ist eine zutreffende Beurteilung aktiver Fahrtauglichkeit hingegen bei beginnender funktionaler Beeinträchtigung und Kombinationen funktionaler Einschränkungen, die, wie ausgeführt, sowohl durch Erfahrung, gesteigerte Vorsicht, selektives, strategisches und taktisches Fahrverhalten und zunehmend häufig auch den Einsatz passiver sowie aktiver technischer Assistenzsysteme kompensiert bzw. unterstützt werden können. Bedingt durch die wachsende Zahl älter werdender Menschen, insbesondere auch chronisch Kranker, die fortgeschrittene Stadien ihrer Erkrankungen sowie Frailty erleben, werden die Anforderungen angemessenen Umgangs mit Fragestellungen zur Fahrtauglichkeit im Alter steigen.

Weitestgehender Konsens besteht aus den dargelegten Gründen darüber, selbstständiges Autofahren möglichst lange im Lebenslauf zu ermöglichen und ältere Menschen hierin zu unterstützen. Zum Autofahren unfähige bzw. ungeeignete Personen zu identifizieren ist wegen der multiplen Ursachen, speziell im höheren Lebensalter prinzipiell eine interdisziplinäre Aufgabe, die spezifische ärztliche, geriatrische, (neuro-)psychologische und verkehrs-psychologische Kompetenzen erfordert. Aber auch anderen Berufsgruppen im Gesundheitswesen und Angehörigen kommt diesbezüglich zunehmend Bedeutung zu [1–3]. Es gibt vielfältige Ansätze ältere Risiko-Personen zu identifizieren.

Entwicklungen, vorwiegend im nordamerikanischen Raum, setzen detektierende Elemente ein, die sich hauptsächlich auf kognitive, sensorische bzw. integrative oder die exekutiven Funktionen fokussieren [4]. Sie setzen damit an Funktionen an, die bei älteren Personen, die an PKW-Unfallgeschehen verwickelt sind, häufig beeinträchtigt sind. In diesem Zusammenhang ist erwähnenswert, dass auch die Hörfunktion bedeutsam für sicheres Autofahren ist [5, 6]. Noch wenig bekannt ist, dass auch Hinweise aus systematischen elektronischen Ganganalysen (z. B. Gaitrite ®), insbesondere unter Dual-Task Bedingungen, frühzeitig auf kognitive Funktionsstörungen hinweisen und entsprechend für weitergehende Klärung genutzt werden können [7].

Trotz derartiger Ansätze zur Untersuchung älterer Personen auf eingeschränkte Kraftfahreignung (Kapitel 8) ist die Evidenz für dessen Nutzen bezüglich der Verkehrssicherheit und Unfallhäufigkeit älterer Kraftfahrerinnen und Kraftfahrer nicht vorhanden [8, 9]. Auch speziell die Testung kognitiver Funktionen (s. Kapitel 9) bei vorliegendem Verdacht auf das Vorliegen einer demenziellen Erkrankung muss stets mehrere Dimensionen umfassen. Das allgemeine Funktionsniveau muss ebenfalls berücksichtigt und eine ergänzende Fahrprobe sollte durchgeführt werden [10, 11]. Lediglich Leistungstestergebnisse als Grundlage der Beurteilung der Fahrtauglichkeit kann zur Unterschätzung älterer Autofahrer führen [12].

Ein Cochrane Review kam zu dem Schluss, dass anhand verfügbarer Literatur (randomisiert kontrollierte Studien) kein Nutzen von Fahrtauglichkeits-Assessments bezüglich des Erhalts von Mobilitätskapazität ('preserving transport mobility') und Reduktion von Autounfällen ('reducing motor vehicle accidents') bei Personen mit Demenz nachweisbar war [13]. Es ergibt sich insgesamt die Schlussfolgerung, dass Befunde aus der Literatur nur mit großer Zurückhaltung direkt auf die Alltagspraxis bzw. klinische Praxis zu übertragen sind. Ist eine demenzielle Erkrankung diagnostiziert, wird empfohlen, Verlaufskontrollen in 6-monatigen Abständen durchzuführen [12]. Es ist weiterhin aus formalrechtlichen sowie auch aus therapeutischen Gründen notwendig, zeitnah über zukünftige Folgen der fortschreitenden Erkrankung für die Fahreignung (dokumentiert) aufzuklären und die Problematik möglichst unter Einbeziehung von Angehörigen eingehend zu erörtern. In diesem Zusammenhang ist von praktischer Bedeutung, dass Ärztinnen und Ärzte gegenüber öffentlichen Stellen ihre Schweigepflicht brechen können, dann aber in einer juristischen „Grauzone" agieren. Es ist also persönliches Abwägen zwischen Schweigerecht und Schutz der Allgemeinheit [14]. Für die Praxis bedeutet dies, dass eine individuell mögliche Lösung unter Einbeziehung von Angehörigen anzustreben ist. Der eigenen Erfahrung nach gelingt dies überwiegend auch einvernehmlich, ausreichend Zeit und angemessene Gesprächsatmosphäre vorausgesetzt. Allgemeingültige Regeln gibt es hierfür nicht.

Aufgrund der Vertrauensbasis, die ältere Personen/ Patienten v. a. allem ihren Hausärzten gegenüber haben, kommt Ärztinnen und Ärzten neben Angehörigen häufig eine wichtige, wenn nicht die wichtigste Funktion in der Ansprache des Themas Mobilität und Verkehrssicherheit/ Fahreignung zu. Ihrer Empfehlung bzw. ihrem Rat wird sehr häufig auch vertraut und gefolgt [15]. In Kenntnis verordneter Medikamente kommt Ärzten auch im Rahmen der Kommunikation zur Verkehrssicherheit generell die Pflicht und Aufgabe zu, potenzielle Risiken, die von Arzneimitteln ausgehen können, anzusprechen und pro-aktiv darüber zu informieren [3, 16].

Wie schließlich das Kapitel 9 anhand der Ergebnisse einer Befragung u. a. auch eindrücklich zeigt, sind auch Altersmedizinerinnen und -mediziner verschiedener europäischer Länder nicht völlig frei von Ambivalenz speziell zur Thematik des Autofahrens im höheren Lebensalter.

Offene Fragen der Mobilität, Verkehrssicherheit und des Autofahrens betreffen:
- differenziertere und umfassende Kommunikation dieses zentralen Themas in der Gesellschaft insgesamt wie auch unter den Professionen, die mit älteren und sehr alten Menschen arbeiten [17].
- Ergänzung wissenschaftlicher Querschnittsuntersuchungen durch Langzeiterhebungen
- Aspekte der aktiven und passiven Sicherheit durch technische Systeme [18, 19], die Bedürfnisse älterer Menschen zu berücksichtigen haben [20].

Ist lange Jahre gewohnt selbstständige Mobilität als Fußgänger, Fahrrad- und/oder Autofahrer aus unterschiedlichsten Gründen nicht mehr möglich, so hat dies Auswirkungen auf den Gesundheitszustand sowie Lebensqualität älterer Personen [21]. Wegen der wachsenden älteren Bevölkerung bedarf dies zukünftig weitergehender und intensiverer Untersuchungen. Dazu gehören auch konzertierte Aktionen von Betroffenen, Wissenschaft, Praxis sowie Politik, das Leben bei eingeschränkter Mobilität im näheren wie erweiterten Raum mittels geeigneter Strukturgestaltung und Bereitstellung adäquater Alternativen anzupassen.

Literatur

[1] O'Connor MG, Kapust LR, Lin B, Hollis AM, Jones RN. The 4Cs (crash history, family concerns, clinical condition, and cognitive functions): a screening tool for the evaluation of the at-risk driver. J Am Geriatr Soc 2010,58:1104–1108.

[2] Vaughan l, Hogan PE, Rapp SR, Dugan E, Maottoli RA, Snively BM, Shumaker SA. Driving with mild cognitive impairment or dementia: cognitive test performance and proxy report of daily life function in older women. J Am Geriatr Soc 2015,63:1774–1782.

[3] AGS – American Geriatric Society. Clinicians Guide to Assessing and Counseling Older Drivers, 3rd Edition An Update of the Physician's Guide to Assessing and Counseling Older Drivers, 2015. Im Internet unter:
http://geriatricscareonline.org/ProductAbstract/clinician's-guide-to-assessing-and-counseling-older-drivers/B022 (Abruf: 18.05.2016).

[4] Niewoehner PM, Henderson RR, Dalchow J, Beardsley TL, Stern RA, Carr DB. Predicting road performance in adults with cognitive or visual impairment referred to a Veterans Affairs medical center driving clinic. J Am Geriatr Soc 2012,60:2070–2074.

[5] Munro CA, Jefferys J, Gower EW, Muñoz BE, Lyketsos CG, Keay L, Turano KA, Bandeen-Roche K, West SK. Predictors of lane-change errors in older drivers. J Am Geriatr Soc 2010,58:457–464.

[6] Hickson L, Wood J, Chaparo A, Lacherez P, Marszalek R. Hearing impairment affects older people's ability to drive in the presence of distracters. J Am Geriatr Soc 2010,58:1097–1103.

[7] Bridenbaugh SA, Kressig RW. Quantitative gait disturbances in older adults with cognitive impairments. Curr Pharmaceut Design 2014,20:3165–3172.

[8] Gstalter H. Psychologische Aspekte der Fahrfähigkeit von Senioren im Straßenverkehr. In: Püschel K, Dittmann V, Schubert W. (Hrsg.). Tagungsband 8. Gemeinsames Symposium der DGVM und DGVP am 7. und 8, September 2012 in Hamburg. Bonn, Kirschbaum Verlag, 2013, S. 67–68.

[9] Fastenmeier W, Brenner-Hartmann J, Wagner T, De Vol D, Graw M, Mußhoff F. Qualifizierte Beratung und Training oder Selektion: Wie kann die Mobilität älterer Fahrer aufrechterhalten werden? Grundsatzpapier und Empfehlungen der Fachgesellschaften DGVP und DGVM (Mai 2015). Blutalkohol 2015,52(4):257–260.

[10] Davis JD, Papandonatos GD, Miller LA, Hewitt SD, Festa EK, Heindel WC, Ott BR. Road test and naturalistic driving performance in healthy and cognitively impaired older adults: does environment matter? J Am Geriatr Soc 2012,60:2056–2062.

[11] Meuser TM, Berg-Weger M, Carr DB, Shi S, Stewart D. Clinician effectiveness in assessing fitness to drive of medically at-risk older adults. J Am Geriatr Soc 2016,64:849–854.

[12] Wolter DK. Beginnende Demenz und Fahreignung. Teil 1: Grundlagen. und Teil 2: Das Assessment und seine praktischen Konsequenzen. Z Gerontol Geriat 2014;47:243–252 und 345–355.

[13] Martin AJ, Marottoli R, O'Neill D. Driving assessment for maintaining mobiloity in drivers with dementia. Cochrane Database of Systematic Reviews 2013, Issue 8.,Art. No. CD006222.

[14] Weichelt RD, Seichter-Mäckle D. Wann Ärzte schweigen müssen. Dtsch Ärztebl 2015,35–36; 31. August 2015.

[15] Redelmeier DA, Yarnell CJ, Thiruchelvam D, Trbshirani RJ. Physicians warnings for unfit drivers and the risk of trauma from road crashes. N Engl J Med 2012,367:1228–1236.

[16] Iwersen-Bergmann S, Andresen H, Püschel K, Heinemann A, von Renteln-Kruse W. Ältere Menschen und psychotrope Substanzen im Straßenverkehr. Z Gerontol Geriat 2009;42:193–204.

[17] Nikolaus Th, von Renteln-Kruse W. Straßenverkehr und Alter (Editorial). Z Gerontol Geriat 2009,42:183–184.

[18] Schulz R, Wahl H-W, Matthews JT, De Vito Dabbs A, Beach SR, Czaja SJ. Advancing the aging and technology agenda in gerontology. Gerontologist 2015,55:724–34.

[19] Dapp U, von Renteln-Kruse W. Altern und Wohngestaltung. Dtsch Med Wochenschr 2015,140:1495–8.
[20] Nitsch M, Lambacher O, Howe J. Cars for elderly drivers. Braunschweiger Gerontological Series Vol 2,DOI 10.15491-JKH297182.
[21] Chihuri S, Mielenz TJ, DiMaggio CJ, Betz ME, DiGuiseppe C, Jones VC, Li G. Driving cessation and health outcomes in older adults. J Am Geriatr Soc 2016,64:332–341.

Register

Aktionsraum 54–58, 65, 78–80
Aktive Gesundheitsförderung im Alter 91
Alkohol 31, 36f., 39, 101, 105–109, 111, 119f., 123–126, 129, 143
Allgemeine Bedingungen für die Kfz-Versicherung 113
Ältere Menschen im Straßenverkehr
– Studie 131
Altern
– funktionales 2, 147
Aufmerksamkeit 101, 120, 124, 126, 129, 143
– Aufmerksamkeitsleistung 120, 123, 129
– geteilte 52, 119, 121, 123, 130
– selektive 119, 121, 130
– visuell-räumliche 123

Begutachtungsleitlinien zur Kraftfahreignung 100f.
Begutachtungsstelle für Fahreignung 110, 130
Beinaheunfall 111
Beteiligte 23, 27f., 104, 106, 108, 112
Biopsychosoziales Modell 13
Bundesanstalt für Straßenwesen (BAST) 104, 129

Critical-Life-Events 73

Demenz 37f., 101f., 112, 115, 122f., 128, 138–140, 148
Depression 38–40, 43, 46, 53, 122, 128
Drogen 101, 107, 109, 119, 124–126

Erreichbarkeit 10f., 54, 78–80, 86
Europäische Führerscheinrichtlinie 100

Fahreignung 36, 99–102, 104, 108f., 114f., 124, 127, 129f., 142, 148f.
Fahreignungsbegutachtung 114
Fahren 1f., 23, 35, 85, 101, 119, 134
– Auto 1f., 19, 26, 28–31, 48, 69f., 78–80, 83–85, 103f., 106, 108, 111f., 121f., 125, 128–131, 134, 137–140, 142, 147–149
– Fahrrad 1f., 18–20, 25f., 28–30, 48, 53, 67, 70, 78–80, 83–86, 104, 109, 139f., 149
Fahrerlaubnisverordnung 100, 109f., 129
Fahrtauglichkeit 10, 20, 31, 99, 107, 112, 119, 126f., 129, 134–137, 139–142, 147f.

Fahrtauglichkeits-Assessment 148
Frailty 1, 13, 39, 41, 49–53, 55, 57, 61–65, 77, 147f.
– Instrumente 50
– Karriere 49
– Kaskade 41, 49
– Prozess 41, 49
– psychogene 43
– soziale 64
Funktion 2, 13f., 36, 43, 46f., 49, 54–57, 61f., 66, 77–80, 88, 90, 92, 139, 142, 147–149
– exekutiv 120, 122–124, 148
Funktionsklassen 50
Funktionsstatus 48, 56f., 63, 66, 72, 78, 81–86, 88f., 91

Gedächtnisleistung 121
Geographisches Informationssystem 90
Geriatrische Institutsambulanz 42, 51, 90f.
Geriatrische Syndrome 1, 13, 38f., 46, 48f., 77
Geriatrisches Assessment 39–43, 51, 63, 65f., 69, 91, 139f., 142
Gesundheit
– funktionale 10, 12–14, 31, 46f., 90
– somatische 10, 12
– subjektive 10, 12
Gesundheitsförderung 34, 52, 77, 89
Getötete 23–27, 105, 107

Hauptschuld 23, 27
Hauptverursacher 23, 27f., 103
Hausärztliches Basisassessment 42
Health Evidence Network 91
Hochbetagte 7, 76, 103

International Classification of Functioning, Disability and Health (ICF) 13f., 36, 46f., 54, 58, 91
International Classification of Impairments, Disabilities and Handicaps (ICIDH) 46f.
International Statistical Classification of Diseases and Related Health Problems (ICD) 12, 128
Internationale Klassifikation physischer Störungen (DSM IV) 122

Kognition 13, 35 f., 39, 42, 46 f., 52–54, 73, 86, 89, 90, 103, 115, 119–132, 137, 140, 148
Kognitive Beeinträchtigung 13, 35 f., 39, 42, 46 f., 52–54, 73, 86, 89, 90, 103, 115, 119–132, 137, 140, 148
– leichte (MCI) 121–123
Kompensation 36, 40, 42, 51, 68, 71, 101–103, 105, 115, 130, 147
– dysfunktional 131
– funktional 131
Kontextfaktoren 46, 58

Lebenserwartung 1, 7, 10, 62, 64, 76
– fernere 7
Leichtverletzte 23 f., 26, 107
Lokomotorische Störungen 52
Lokomotorischen Fähigkeiten 52
Lokomotorisches System 52
Longitudinale Urbane Cohorten-Alters-Studie (LUCAS) 31, 34 f., 41, 46–60, 62–64, 67, 72, 76–95, 147
LUCAS Funktions-Index 31, 41, 49–51, 55–57, 62 f., 65, 86, 88 f.

Medikamente 37 f., 52 f., 65, 67, 73, 99–101, 105–108, 114, 124, 127 f., 137, 139, 149
Mild Cognitive Impairment (MCI) 121–123
Mobilität 1 f., 10–15, 17 f., 20, 31, 34–43, 46–48, 53–55, 57 f., 61, 63, 65 f., 68 f., 71, 73 f., 76 f., 89, 92, 99, 104 f., 115, 130, 137, 139–142, 147–149
– intergenerationale 35
– soziale 35
Mobilitätskennzahlen 15–18
Modal Split 10 f., 18–22, 25

Neuropsychologisches Training 130

Pakt für Prävention 58, 77 f., 147
Parkinson-Syndrom 38, 46, 101, 124
Partizipation 2, 13, 47, 57, 78, 92, 147
Prävention 1, 9, 51 f., 77, 88–92, 105
Präventionsgesetz 76

Präventiver Hausbesuch 51, 62 f., 74, 91
Profile von Senioren mit Autounfällen 105
Psychomotorische Geschwindigkeit 121, 123

Realismus 72
Resilienz 40, 42 f., 72

Schwerverletzte 23 f., 107
Screening 39, 41, 49, 52 f., 56 f., 91, 102, 104, 139–142, 147
Selbstwirksamkeit 40
Strafgesetzbuch 110–113
Straßenverkehrsgesetz 109, 111
Straßenverkehrsverhalten 27, 31
Sturz 2, 39, 49–54, 56, 66, 86, 147
– Sturzrisiko 2, 13, 39 f., 46 f., 50–54, 56, 78
Sturzrisiko-Manual 42, 50–54, 56–58

Teilhabe 2, 14, 39, 47, 57, 67, 77, 142
– soziale 36 f., 54, 78, 84, 86, 89–91, 142

Umweltverbund 18
Unfälle mit Personenschaden 23
Unfalltypen 105–108
Unfallursachen 23, 27–31, 113
Urban Health 89

Verkehrsaufkommen 10 f., 19
Verkehrsleistung 10 f., 19
Verkehrssicherheit 10, 12, 22–31, 48, 61, 104 f., 108, 114, 127, 147–149
Verunglückte 23–27
Vigilanz 120, 125

Wahrnehmungsfähigkeit 27
Walkability 90
Wegezweck 10 f., 21 f.

Zu Fuß gehen 1, 18–20, 24–28, 35, 48, 50, 70, 83 f., 90, 102, 104, 106, 109, 129, 139 f., 149
Zufriedenheitsparadox 72